Liwen 术式治疗肥厚型心肌病

——从基础到临床应用实践

主　编　刘丽文

主　审　葛均波　张　运　周晓东

顾　问　钱蕴秋

科学出版社

北京

内 容 简 介

本书介绍了肥厚型心肌病的研究成果和实际诊疗经验。全书分成肥厚型心肌病的基础概述、Liwen术式治疗肥厚型心肌病、Liwen术式治疗肥厚型心肌病病例分享三大部分，包括肥厚型心肌病的概念、诊断标准、鉴别诊断，基因学，病理学特征，影像学特征及治疗，重点介绍了创新术式——Liwen术式，详细介绍了Liwen术式的定义、创新研发设备、患者规范化管理等方面的内容。

本书图文并茂，实用性强，指导性强，适合研究肥厚型心肌病的超声介入及心血管病医师阅读参考。

图书在版编目（CIP）数据

Liwen术式治疗肥厚型心肌病：从基础到临床应用实践 / 刘丽文主编.
—北京：科学出版社，2021.11
ISBN 978-7-03-070441-2

Ⅰ.①L… Ⅱ.①刘… Ⅲ.①肥厚型心肌病－诊疗 Ⅳ.① R542.2

中国版本图书馆 CIP 数据核字（2021）第 223120 号

责任编辑：路 弘／责任校对：张 娟
责任印制：赵 博／封面设计：龙 岩

科 学 出 版 社 出版
北京东黄城根北街 16 号
邮政编码：100717
http://www.sciencep.com

三河市春园印刷有限公司 印刷
科学出版社发行 各地新华书店经销

*

2021 年 11 月第 一 版 开本：787×1092 1/16
2021 年 11 月第一次印刷 印张：23 1/4
字数：600 000

定价：190.00 元
（如有印装质量问题，我社负责调换）

主　　编　刘丽文

主　　审　葛均波　张　运　周晓东

顾　　问　钱蕴秋

副 主 编　张　军　David H.Hsi　葛舒平　刘　兵
　　　　　刘金成

主编助理　雷常慧　周梦垚

编　　者　（按姓氏汉语拼音排序）
　　　　　常　康　空军（第四）军医大学西京医院
　　　　　David H.Hsi　Stamford Hospital，USA
　　　　　葛舒平　St.Christopher's Hospital for
　　　　　　　　　Children，USA
　　　　　韩　超　空军（第四）军医大学西京医院
　　　　　何　金　空军（第四）军医大学西京医院
　　　　　何光彬　空军（第四）军医大学西京医院
　　　　　胡　丹　武汉大学人民医院
　　　　　胡　芮　空军（第四）军医大学西京医院
　　　　　侯丽宏　空军（第四）军医大学西京医院
　　　　　雷常慧　空军（第四）军医大学西京医院
　　　　　李　静　空军（第四）军医大学西京医院
　　　　　李　晴　空军（第四）军医大学西京医院
　　　　　李　莹　空军（第四）军医大学西京医院

李小娟　空军（第四）军医大学西京医院
梁常婷　空军（第四）军医大学西京医院
刘　兵　空军（第四）军医大学西京医院
刘　莹　空军（第四）军医大学西京医院
刘金成　空军（第四）军医大学西京医院
刘佳妮　空军（第四）军医大学西京医院
刘丽文　空军（第四）军医大学西京医院
林逸贤　香港亚洲心脏病中心
鲁孝楠　空军（第四）军医大学西京医院
马　恒　空军（第四）军医大学
欧绪梅　空军（第四）军医大学西京医院
屈　东　空军（第四）军医大学西京医院
宋　雷　中国医学科学院阜外医院
拓胜军　空军（第四）军医大学西京医院
王　博　空军（第四）军医大学西京医院
王　静　空军（第四）军医大学西京医院
王子豪　西安交通大学
徐　博　空军（第四）军医大学西京医院
杨倩利　空军（第四）军医大学西京医院
姚　璐　空军（第四）军医大学西京医院
赵　家　空军（第四）军医大学西京医院
赵宏亮　空军（第四）军医大学西京医院
张　军　空军（第四）军医大学西京医院
张　娟　空军（第四）军医大学西京医院
左　蕾　空军（第四）军医大学西京医院
祝美好　空军（第四）军医大学西京医院
周梦垚　空军（第四）军医大学西京医院
朱晓丽　空军（第四）军医大学西京医院

秘　书　罗澜　孙瑜

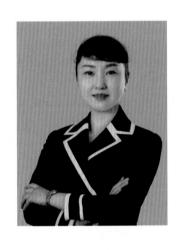

刘丽文，主任医师、教授，博士研究生导师，空军军医大学医学博士、空军军医大学西京医院超声医学科主任、空军高层次科技人才、空军军医大学西京医院肥厚型心肌病中心主任，陕西省肥厚型心肌病多学科会诊中心主任，空军军医大学西京医院肥厚型心肌病国际合作中心主任，美国Thomas Jefferson大学及Drexel大学访问学者，陕西省超声医师规范化培训基地负责人，Liwen术式治疗肥厚型心肌病创始人，Liwen术式治疗心脏肿瘤创始人，Liwen术式心肌活检创始人。中华医学会超声医学分会委员，中国超声医学工程学会超声心动图专业委员会副主任委员，解放军超声医学专业委员会常务委员，解放军介入诊疗学专业委员会常务委员。长期从事心血管超声临床和科研工作，不断积极开展新技术、新业务，有丰富的临床经验及研究经历。主要研究方向：心肌病的遗传及诊治转化研究；肥厚型心肌病猝死危险分层研究；肥厚型心肌病与心脏肿瘤超声介入治疗基础与临床研究等研究方向。近年来，以第一负责人身份获得军队装备重点课题1项，国家国际科技合作专项基金1项，国家自然科学基金面上项目3项，全军后勤科研基金面上项目1项，陕西省重点项目1项，陕西省国际合作计划项目1项；发表SCI论文及中文核心期刊论文200余篇，其中以第一作者或通讯作者发表SCI论文30余篇，单篇最高影响因子24.094。申请专利合作条约（Patent Cooperation Treaty，PCT）国际专利1项，获批国家专利8项，计算机软件著作权2项。2019年带领科室荣获全国三八红旗集体荣誉称号、空军军医大学集体三等功。

肥厚型心肌病是一种常见遗传性心血管疾病，在普通人群发病率为0.2%～0.5%，是青年人和运动员猝死的首要原因，儿童或青年患者猝死率为2%～4%，备受国内外心血管医师的关注。目前肥厚型心肌病尚无根治方法，对于药物治疗无效的左心室流出道梗阻患者，指南推荐采用外科室间隔旋切术或经皮酒精消融术进行适当的室间隔减容以缓解左心室流出道梗阻，进而改善症状、提高生存率。

2012年开始，刘丽文教授团队专注于肥厚型心肌病的相关研究，并成立了肥厚型心肌病多学科诊治与遗传咨询中心，致力于肥厚型心肌病基因、影像和临床综合预测猝死的转化研究。2016年6月，开展了世界首例超声引导下经皮心肌内室间隔射频消融术（percutaneous intramyocardial septal radiofrequency ablation，PIMSRA），即Liwen术式治疗梗阻性肥厚型心肌病。2018年在美国经导管心血管治疗会议（Transcatheter Cardiovascular Theraputics，TCT）和国际结构性心脏病介入治疗年大会（CSI）上向世界展示了该术式，其研究成果发表在心血管领域国际顶级期刊*Journal of the American College of Cardiology*（IF：24.094）杂志。为了促进和规范推广Liwen术式治疗梗阻性肥厚型心肌病的临床应用，《Liwen术式治疗肥厚型心肌病——从基础到临床应用实践》一书应运而生。

由刘丽文教授主编的《Liwen术式治疗肥厚型心肌病——从基础到临床应用实践》的第一部分全面介绍了肥厚型心肌病的流行病学、病理学、遗传学、心电学、影像学及治疗等基础章节；第二部分详细介绍了Liwen术治疗梗阻性肥厚型心肌病的流程、适应证、禁忌证、围手术期管理、并发症的预防和处理；第三部分介绍该术式治疗肥厚型心肌病的各种典型病例。全书不仅全面阐述了肥厚型心肌病和Liwen术式的相关基础知识，还紧密结合临床，以丰富的病例介绍了该术式的疗效及并发症的预防和处理。

该书完整体现了临床诊断和评估，遗传检测和家系筛查，介入治疗及医患共同决策的诊疗模式，并详细介绍 Liwen 术式，图文并茂，可读性强，既展示了最新的科研成果，又结合临床实际，为从事肥厚型心肌病介入治疗的超声医学科、心血管内外科、放射科、麻醉科等相关专业人士提供参考。

空军军医大学西京医院超声医学科第一届主任

钱蕴秋

2021 年 8 月

肥厚型心肌病是一种常见的遗传性心肌病，随着基因检测技术和家系筛查的推广及心脏磁共振等更先进的影像技术的应用，肥厚型心肌病的患病率高达1∶200。肥厚型心肌病主要表现为左心室肥厚、心室腔变小、左心室流出道梗阻、左心室舒张功能减低及心肌缺血，虽然临床表现及预后具有高度异质性，但是劳动耐力受限、心房颤动、进展性心力衰竭及猝死等仍然是相当一部分患者的主要临床问题，严重影响患者的生存质量。

有症状的梗阻患者的初始治疗通常采用β受体阻滞药及钙拮抗剂。然而，仍有一部分患者持续存在严重症状，对药物治疗无反应，这部分患者可采用室间隔减容治疗，包括外科室间隔旋切术和酒精消融术，以减轻患者的临床症状、改善预后及降低风险。

2016年，西京医院超声科刘丽文团队基于微创和精准的指导理念，原创了Liwen术式（超声引导下经皮心肌内室间隔射频消融术）治疗肥厚型心肌病，取得了良好效果，具有不开胸、术后恢复时间短、不损伤传导束等优点。《Liwen术式治疗肥厚型心肌病——从基础到临床应用实践》是刘丽文教授多年临床经验及手术技巧的总结，从病因、病理、诊断、治疗进行了完整展现，简明扼要，重点突出，虽简约但不简单，尤其典型病例的管理，让人印象深刻。相信该书对致力于肥厚型心肌病临床与研究的医师和学者具有重要的指导意义和实用价值。

中国科学院院士

葛均波

2021年8月

肥厚型心肌病是一种具有遗传倾向的以左心室室壁非对称性肥厚为主要病理特征的心肌疾病，严重的室间隔肥厚可导致左心室流出道梗阻，产生所谓梗阻性肥厚型心肌病，临床患者可出现呼吸困难、胸痛、晕厥的症状甚至猝死。近年来，随着影像学和遗传学技术的进步，肥厚型心肌病的早期诊断已为期不远，但此病的治疗一直缺乏有效的手段。虽然外科室间隔旋切术或经导管室间隔酒精消融术可缓解左心室流出道的梗阻，但这些方法的创伤性较大，从而产生较多的围手术期并发症。因此，发展治疗梗阻性肥厚型心肌病的新技术和新方法，对于实现健康中国的伟大战略，具有重大的社会效益。

2016年，西京医院刘丽文教授领导的课题组在国际上首先开展了超声引导下经皮心肌内室间隔射频消融术（即Liwen术式），为梗阻性肥厚型心肌病的治疗提供了一种全新的微创治疗方法，该术式不同于以往的外科室间隔旋切术和经导管室间隔酒精消融术，对于降低左心室流出道压差、增加患者的运动耐量、改善左心室功能具有突出的疗效且安全、可行。2018年10月16日，美国心脏病学会杂志 *Journal of the American College of Cardiology* 发表了刘丽文教授等撰写的长篇论文，在国际上首次报道了Liwen术式，引起了国际心脏病学术界的高度关注。3年来，刘丽文教授在积极组织全国多中心梗阻性肥厚型心肌病Liwen术式临床试验的同时，大力推广这一技术，使这一崭新技术在祖国大地上不断开花、结果，从而造福于越来越多的梗阻性肥厚型心肌病患者。

刘丽文教授长期致力于肥厚型心肌病的研究，在此领域倾注了大量的心血，取得了突出的科研成果。然而，关于Liwen术式治疗梗阻性肥厚型心肌病的相关知识目前尚无著作出版，为此，刘丽文教授领导的专家组撰写了这本《Liwen术式治疗肥厚型心肌病——从基础到临床应用实践》的专著，堪称梗阻性肥厚型心肌病介入治疗领域中的一本拓荒之作。该书基于西京医院肥厚型心肌病诊治中心的诊疗经验并参考大量国内外最新文献，从基础理论到临床实践，系统阐述了梗阻性肥厚型心肌病的系统知识和最新进展。本书分为三部分，第一部分全面介绍了肥厚型心肌病的基础知识；第二部分详细介绍了 Liwen 术式治疗梗阻性肥厚型心肌病的具体方法和操作经验；第三部分介绍了经该术式治疗成功的临床典型病例。该书内容翔实、图文并茂，为从事肥厚型心肌病介入治疗的心内科、心外科和心脏超声科医师提供了一本不可多得的工具书。我相信，此书的出版，对于我国肥厚型心肌病介入治疗技术的发展，必将产生重大的推动作用。有感于此，乐为作序。

中国工程院院士

张 运

2021年9月

序
四

超声引导的介入治疗方法的创立在疾病诊疗史上有着重要意义。1990年意大利学者Rossi提出了采用经皮射频消融治疗肝肿瘤的可能性，并于1993年首次发表了临床研究，20世纪90年代，超声引导下的热消融技术治疗肝癌取得重大进展。随着影像技术的不断进步，超声成像可用于多种侵入性操作的引导和精确定位，从而催生了许多全新的诊断和治疗技术，促进了微创外科的发展。

目前超声引导消融技术已广泛应用于许多实质脏器肿瘤的治疗，如肝癌、肺癌、肾癌、子宫肌瘤、脑膜瘤等。其安全性和有效性均受到临床认可。空军军医大学西京医院超声医学科从2004年开展高强度聚焦超声（HIFU）、射频、微波治疗肝肿瘤、子宫肌瘤等多种实质脏器肿瘤技术，目前已完成手术病例数千例。

刘丽文团队于2016年6月将超声引导消融用于治疗心脏疾病，获得的成果具有开创性。在前期动物实验基础上，首次挑战超声引导下经皮心肌内室间隔射频消融术（Liwen术式）治疗梗阻性肥厚型心肌病，并拓展应用于心脏肿瘤的消融治疗。该术式突破了在跳动的心脏上射频消融的世界性难题，是继外科手术与心导管这两种现有路径之外的另一种进入心脏进行介入诊疗的创新路径，具有路径短、不开胸、不依赖于周围血管、避免X线辐射及造影剂损伤等优势，其研究成果在《中华心血管病杂志》和 *Journal of the American College of Cardiology* 等心血管领域国内外顶级期刊发表。同时将该术式简称为Liwen术式。

刘丽文团队长期致力于肥厚型心肌病的规范化诊疗，尤其在Liwen术式治疗肥厚型心肌病方面积累了大量经验，并使得该术式在全国广泛推广。《Liwen术式治疗肥厚型心肌病——从基础到临床应用实践》是刘丽文团队长期工作的经验积累和研究总结，其宗旨是更好地促进 Liwen 术式的规范化应用。

该书内容丰富，理论基础结合临床实践，是各级超声医学科、心血管内外科、放射科和麻醉科等从事肥厚型心肌病诊疗的医疗工作者必备参考用书。

空军军医大学西京医院超声医学科第二届主任

周晓东

2021年8月

前言

　　Liwen术式是指在超声引导下将特制活检针、消融针及注射针等诊疗装置，在跳动的心脏上，经皮经心肌穿刺抵达心脏靶区，进行诊断和治疗心脏疾病的新术式。超声引导下经皮经心肌内室间隔射频消融术治疗梗阻性肥厚型心肌病是Liwen术式的治疗方法之一。Liwen术式经过千锤百炼，终于获得国内外同行的认可，本书总结和凝练了Liwen术式治疗肥厚型心肌病的相关经验。

　　回想当年笔者在国外做访问学者，在葛舒平导师的建议下，开始对《肥厚型心肌病基因型和临床综合预测猝死的转化研究》课题进行研究，当时国内关于肥厚型心肌病的相关研究开展甚少，2011年底笔者在美国做研究时，同时指导国内左蕾、拓胜军医生共同启动并规范收集第一例肥厚型心肌病患者及其家属的资料。2013年6月回国后，笔者带领团队完善了肥厚型心肌病的临床和科研工作，进一步规范了肥厚型心肌病患者的诊疗流程，并启动肥厚型心肌病患者的基因测序、验证及家系筛查。

　　肥厚型心肌病目前并没有特别理想的治疗方法，外科室间隔心肌切除术（Morrow术式）虽然作为治疗肥厚型心肌病的标准术式，但是该手术需开胸，创伤较大，操作复杂，对患者基础状况要求高，患者接受度低，而且非常容易造成完全性左束支传导阻滞；另外对术者和中心的经验要求极高，较难普及。酒精化学消融术（alcohol septal ablation，ASA）是一种微创的治疗方法，部分患者靶血管位置与肥厚梗阻部位不匹配，复发率高；易出现酒精外溢，造成大面积心肌梗死。能否创新一种微创的方法治疗肥厚型心肌病，既安全，又有效，还可以保护传导束？酒精消融术时，每个患者要做心肌造影以观察间隔支是否与肥厚心肌相匹配，能否将科室成熟的肝癌射频消融术，用于肥厚型心肌病室间隔消融？既可以消融第一间隔支，还可以同时消融第二、三、四等及后间隔支，无论间隔支是否与肥厚部分相匹配，这种方法都可以做到精准消融，还可以避免酒精外溢，从而探索出一种新的微创治疗术式。

　　回国后，在科室周晓东、张军和何光彬等教授的支持和帮助下，开展了一系列动物实验：离体猪心传导束染色，犬、羊的经胸室间隔激光、射频等消融术。通过这些实验，初步探讨了经心尖室间隔激光/射频消融术的安全性和有效性及量效关系。2016年通过西京医院伦理委员会批准，6月团队正式开展国际首例超声引导下经皮心肌内室间隔射频消融术（Liwen 术式）治疗梗阻性肥厚型心肌病。同时还将此术式拓展应用于治疗心脏肿瘤和心肌活检。同年，由笔者带领超声医学科牵头西京医院15个科室成立了国内首家"肥厚型心肌病多学科诊治及遗传咨询中心"，随后建立了省级肥厚型心肌病会诊中心，并与德国法兰克福心脏中心主任，CSI大会主席 Horst Sievert 教授，美国哥伦比亚大学心血管中心主任、TCT大会主席 Martin Leon 教授合作建立西京医院肥厚型心肌病国际合作中心。

本书共13章，分别从肥厚型心肌病基础、Liwen 术式治疗肥厚型心肌病、典型病例三部分加以介绍。从肥厚型心肌病的流行病学、病理学、遗传学、诊断学和治疗学不同维度深度介绍肥厚型心肌病，着重介绍 Liwen 术式治疗肥厚型心肌病的详细过程及疗效，希望本书对研究肥厚型心肌病的各级超声介入及心血管病医师在临床实践中有所帮助。

本书在编写过程中，得到葛均波院士、张运院士、钱蕴秋、周晓东、张军、David H.His、葛舒平、刘兵、刘金成等教授的精细审核和指导。Liwen 术式得以推广，感谢各级领导和同仁们的信任和支持，以及本书中所有编者的辛苦付出，在此表示衷心感谢。

本书基于笔者和团队多年来从事 Liwen 术式治肥厚型心肌病所获经验，可能存在认识局限性，术中难免有疏漏之处，敬请广大读者和同道们批评指正，以便再版时更正。

空军军医大学西京医院超声医学科主任

西京医院肥厚型心肌病中心主任

刘丽文

2021年7月

目录

第一部分

肥厚型心肌病的基础概述

第1章　肥厚型心肌病的概述

肥厚型心肌病（hypertrophic cardiomyopathy，HCM）是临床最常见的遗传性心血管疾病，也是青少年和运动员心脏性猝死（sudden cardiac death，SCD）的首要原因，发病率为1/500～1/200，大多是由于编码心肌肌小节收缩蛋白的基因突变导致。HCM患者的临床表现具有高度异质性，所有年龄段均可发病，有些患者无明显症状或症状轻微，但有些患者却在婴儿和青少年期就表现出明显的心肌肥厚，导致胸闷、胸痛、呼吸困难、晕厥，甚至早期发生心力衰竭、SCD等严重后果。在三级医疗中心就诊的HCM患者年死亡率为2%～4%，主要死亡原因是恶性心律失常导致SCD、进行性心力衰竭，以及HCM相关心房颤动导致的脑卒中。

一、定义和流行病学

2014年ESC《肥厚型心肌病诊断和管理指南》和2017年《中国成人肥厚型心肌病诊断与治疗指南》认为，HCM是一种以心肌肥厚为特征的心肌疾病，通常不伴有左心室腔的扩大，还需排除左心室后负荷增加如高血压、主动脉瓣狭窄和先天性主动脉瓣下隔膜等引起的左心室壁增厚，以及运动性心室肥厚。最新的由美国心脏协会（American Heart Association，AHA）和美国心脏病学会（American College of Cardiology，ACC）推出的2020《AHA/ACC肥厚型心肌病诊断及治疗指南》将HCM定义为一类由肌小节蛋白编码基因变异（或肌小节蛋白相关基因变异），或遗传病因不明的左心室心肌肥厚为特征的心脏疾病，需排除有明确证据证实其他心脏、系统性或代谢性疾病导致左心室肥厚的情况。

HCM是全球范围内常见的常染色体显性遗传性心脏病，美国、日本和欧洲以超声心动图筛查为依据的流行病学研究表明，HCM的患病率为0.17%～0.23%，据此估算全球约2000万例患者。我国以超声心动图筛查为依据的流行病学资料显示，HCM的患病率为0.18%，据此估算我国成人HCM患者超过100万例。但由于缺乏规范的遗传筛查体系导致目前临床确诊率仅为10%，大部分HCM患者一生未得到及时诊断和治疗。近年来，随着基因检测技术和家系筛查的推广使大量无临床症状的HCM一级亲属和基因突变携带者被筛查出来，加之心脏磁共振等更先进影像技术的应用进一步提高了HCM的检出率。目前认为HCM的患病率为1/500～1/200，巨大的患病人群使HCM成为全球亟待解决的公共医疗问题。

二、病因学和发病机制

HCM大多呈现家族聚集发病，遗传因素是主要病因。40%～60%的HCM是由编码心肌肌小节收缩蛋白的基因突变引起的，其中编码肌小节粗肌丝的β肌球蛋白重链（β-MHC）基因（*MYH7*）和编码心脏型肌球蛋白结合蛋白C（cMYBPC）的基因（*MYBPC3*）突变是最常见的两种致病基因突变，约占70%；而其他基因（*TNNI3*、*TNNT2*、*TPM1*、*MYL2*、*MYL3*、*ACTC1*）突变各占一小部分，为1%～5%。另外，有25%～30%的HCM发病原因尚不清楚。此外，还有5%～10%的类似HCM室壁肥厚是由其他遗传性或非遗传性疾病以及糖尿病母亲的新生儿和他克莫司、羟氯喹、类固醇等药物导致，然而2020《AHA/ACC肥厚型心肌病诊断及治疗指南》将这些类似HCM室壁肥厚患者排除在HCM临床定义之外。

基因突变引起HCM的发病机制目前仍不明确。有研究者推测基因突变导致肌纤维收缩功能受损，从而代偿性引起心肌肥厚和舒张功能障碍；也有研究提出基因突变导致钙循环或钙敏感性受扰，能量代谢受到影响，从而出现心肌肥厚、心肌细胞排列紊乱、心肌纤维化以及舒张功能改变。目前存在的主要学说有"毒肽"学说、"单倍体不足"学说和心肌能量缺乏学说等。

三、病理解剖

HCM的心脏在解剖形态上主要表现为心脏重量增加、心室壁增厚，左心室腔通常变小，左心房扩大，部分患者可造成左心室流出道梗阻。肥厚心肌多为不均匀性肥厚，即左心室壁肥厚程度不一致，称为非对称性肥厚。肥厚部位以室间隔上部的主动脉瓣下区域多见，常形成左心室流出道狭窄。

HCM的组织病理学主要表现为心肌细胞肥大和心肌细胞排列紊乱，可伴有不同程度的心肌纤维化，心肌细胞脂肪变性，肌束结构破坏呈螺旋状，以及心室壁内的冠状动脉管壁内-中膜增厚、管腔狭窄伴血管周围纤维组织增生等表现（图1-1-1）（详见第2章）。

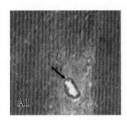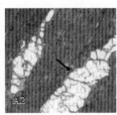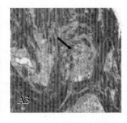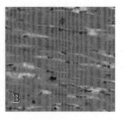

图1-1-1 HCM和正常心肌病理改变（标本来源：西京医院肥厚型心肌病诊治中心）

A1. 微血管内中膜增厚、扩张伴血管周围纤维化（箭头所示，HE染色，×10）；A2. 心肌细胞存在部分脂肪变性（箭头所示，HE染色，×10）；A3. 心肌细胞肥大和排列紊乱，肌束结构破坏呈螺旋状（箭头所示，HE染色，×10）；B. 正常心肌组织病理改变（HE染色，×10）

四、病理生理

HCM的主要病理生理特征包含多个方面，如心肌肥厚、左心室流出道和左心室腔内梗阻、二尖瓣收缩期前向运动和二尖瓣反流、心肌缺血、心室舒张功能减退、心室收缩功能障碍，以及自主神经功能障碍。对于特定的HCM患者，其临床表现可能是以其中一种病理生理机制为主，也可能是多种机制共同作用的结果。

1. 心肌肥厚　心室壁心肌肥厚是HCM最主要的病理学特征，可以是任何形式，也可以发生在室壁任何部位，以左心室为主，也可以累及右心室；多呈非对称、非均匀性肥厚，最常见的部位是前间隔基底段与左心室前壁，亦可呈对称性均匀性肥厚。肥厚部位的心肌收缩速度及幅度明显降低。室壁过度肥厚（最大左心室壁厚度＞30 mm）是HCM发生SCD的危险因素之一，若累及右心室，猝死的风险更高。

HCM心室壁心肌肥厚的类型和心脏形态学改变对治疗方式及预后都有影响。根据室间隔形态学变化可将HCM分为非对称性肥厚（室间隔明显增厚）、对称性肥厚（室间隔与左心室游离壁普遍增厚）及特殊部位肥厚（心尖肥厚、室间隔中部肥厚、左心室前壁肥厚、左心室后壁肥厚等）。

2. 左心室流出道和左心室腔内梗阻　由于HCM肥厚的室间隔收缩期向左心室流出道凸出，二尖瓣收缩期前向运动与室间隔接触，加之左心室心腔变小，导致左心室流出道狭窄，进而引起梗阻。因此，影响左心室流出道梗阻的因素分为：①左心室流出道结构异常，包括心室壁心肌肥厚部位和程度，主动脉-二尖瓣环夹角＜120°等；②二尖瓣器结构异常，包括二尖瓣瓣叶和（或）腱索发育异常和冗长、乳头肌发育异常和肥大或直接嵌插入二尖瓣瓣叶、乳头肌向心室腔中心移位等；③左心室功能及血流动力学变化，包括左心室心腔容积减小、高动力性左心室收缩功能亢进、外周循环容量不足、循环阻力相对减低等。这些因素共同作用引起左心室流出道梗阻。左心室流出道梗阻导致左心室收缩压增加、左心室舒张末期压力增高和心排血量减少，并可引起体循环动脉压下降，冠状动脉灌注不足，射血时间延长，心室做功增加，舒张功能进一步减低，心肌耗氧量进一步增加，诱发心肌细胞损伤、心肌纤维化甚至心力衰竭和SCD。

临床上应用多普勒超声测量左心室流出道峰值压差，评估左心室流出道梗阻情况，对临床治疗决策有指导意义。静息时较高的左心室流出道峰值压差（≥30 mmHg，1 mmHg＝0.133 kPa）是HCM患者发生SCD的危险因素之一；左心室流出道峰值压差≥50 mmHg则有血流动力学危害，是介入治疗的指征。需要注意的是，HCM患者的左心室流出道压差是动态变化的，受各种改变心肌收缩力和心脏负荷因素（如饱食、饮酒、运动、体位、用药等）的影响。25%～30%的HCM患者在静息状态下存在左心室流出道梗阻，约1/3或更多的HCM患者在激发状态下方出现梗阻。因此，对静息状态无左心室流出道梗阻的患者，需要在激发状态（瓦氏动作、运动或硝酸甘油类药物作用）下进行评估。目前认为，运动负荷超声心动图是安全、有效、最符合生理过程的激发方式，有助于评估负荷后梗阻的严重程度及其病理生理机制。2014年ESC《肥厚型心肌病诊断和管理指南》指出，对于有症状的HCM患者，如果静息状态或床旁瓦氏动作后左心室流出道压差＜50 mmHg者需进行运动负荷超声心动图检查，以进一步评估左心室流出道梗阻的情况，这对后续治疗方案选择具有重要意义。

临床上根据左心室流出道有无梗阻将HCM分为4种类型。①静息梗阻型：无论在静息或激发状态下均存在左心室流出道梗阻（左心室流出道峰值压力阶差≥30mmHg）；②非梗阻型：无论是在静息还是在激发状态下均不存在左心室流出道梗阻（左心室流出道峰值压力阶差＜30mmHg）；③隐匿性梗阻型：静息时无左心室流出道梗阻（左心室流出道峰值压力阶差＜30mmHg），但在激发状态时出现左心室流出道梗阻（左心室流出道峰值压力阶差≥30mmHg）；④变异性梗阻型：是一种较特殊的形式，表现为患者静息状态下不同时段左心室流出道峰值压力阶差出现较大的变化，常由非梗阻变为梗阻。

此外，部分HCM患者呈现左心室腔内梗阻，包括左心室中部肥厚型和心尖肥厚型。其中，左心室中部梗阻性肥厚型心肌病是HCM中相对罕见的亚型，主要特征为左心室中部乳头肌与室间隔部呈非对称性肥厚，左心室收缩期末左心室中部几乎完全闭塞并伴有左心室心尖部与左心室基底部之间形成压差，伴或不伴左心室流出道梗阻。有研究认为，左心室中部梗阻患者的临床表现及预后与梗阻性HCM相同，甚至更差。心尖肥厚型心肌病也是HCM中相对少见的一种亚型，肥厚部位主要累及左心室心尖部，心肌肥大局限于左心室乳头肌水平以下，少数伴有左心室流出道梗阻；患者一般临床预后较好，少数患者可发生心肌梗死、心房颤动、脑卒中等心血管事件，老年患者预后不良。

3.二尖瓣收缩期前向运动和二尖瓣反流　二尖瓣收缩期前向运动（systolic anterior motion，SAM）是梗阻性HCM的特征性征象之一，前向运动的可以是二尖瓣前叶和（或）后叶，也可以是部分腱索或乳头肌。早期研究认为SAM征主要是由左心室流出道梗阻引起的，收缩期射血时梗阻加重，血流加快而压强减小，使二尖瓣叶被血流推入左心室流出道，即Venturi效应。但随后研究发现，很多HCM的SAM征发生在左心室流出道流速正常，甚至较低的情况下。事实上，HCM二尖瓣器的解剖结构也常会出现异常，包括瓣叶冗长脱垂、腱索延长、乳头肌向心室腔中心（向前、向内）移位及瓣环钙化，这些因素造成二尖瓣边缘张力增加而瓣叶中心松弛，加之左心室腔变小引起室间隔与二尖瓣前叶之间的距离显著缩短，改变了左心室射血冲击二尖瓣的角度，在左心室流出道下端阻断前向血流，引起SAM征。室间隔无明显肥厚的HCM，前乳头肌对二尖瓣前叶的嵌插也可以产生SAM征。在评估SAM时还需考虑心率、外周血压等因素引起的左心室功能和血流动力学变化，其引起收缩期二尖瓣各结构受到邻近血流涡旋运动作用力的影响，而使二尖瓣复杂的几何位置关系进一步发生变化。

由于二尖瓣前叶前向运动幅度大于后叶前向运动幅度，导致了二尖瓣叶对合不良而出现反流通道，在收缩中晚期出现后向的二尖瓣高速反流，其严重程度与左心室流出道狭窄程度相关，亦可作为反映梗阻性患者治疗效果的指标。需要注意的是，在HCM患者中，并非所有的二尖瓣反流都与SAM征有关，如瓣叶发育异常、脱垂、穿孔、钙化、腱索冗长、断裂等原发二尖瓣病变也可导致二尖瓣反流，此时需与继发于SAM征的二尖瓣反流相鉴别。继发于SAM征的动力性二尖瓣反流束呈后向，且以收缩中晚期为著；当发现中心性或前向二尖瓣反流束时，需仔细评估二尖瓣结构，寻找二尖瓣反流的原因。

4.心肌缺血　HCM患者可发生严重的心肌缺血甚至心肌梗死，这多与心肌血供不匹配有关。HCM由于室壁内小动脉内-中膜增厚、管腔变小以及合并存在的心肌致密化不全和微小冠状动脉瘘等均可导致冠状动脉微循环障碍，造成心肌缺血缺氧；左心室流出道梗阻亦引起室壁张力增加、心内膜血流灌注不足；心室壁心肌肥厚进一步加重心肌整体氧供和需求失衡，最终导致心肌缺血。此外，心肌壁间小动脉受压亦导致冠状动脉供血不足。

5.心室舒张功能减退　HCM患者多伴有明显的心肌舒张功能减退，肥厚心肌内小血管内-中膜增厚，血管周围纤维化，血管内皮功能紊乱造成微循环障碍，心肌能量供应不足，导致心肌主动松弛能力受损；心肌肥厚、左心室流出道梗阻、心肌纤维化等引起心室收缩负荷加重而导致心室壁顺应性降低及僵硬度增加，心室被动充盈过程受限，共同导致心室舒张功能障碍。

6.心室收缩功能障碍　大多HCM患者的左心室射血分数正常甚至轻度升高，这是正常部位的心肌加强收缩，从而代偿整体心功能。但是异常肥厚的心肌导致左心室腔变小，即使左心室射血分数正常，每搏输出量也会显著减少，从而出现心功能不全的临床表现，因此左心室射血分数并不是评估HCM左心室收缩功能的理想指标。近年来，斑点追踪成像技术通过定量计算心室各节段应变和整体心肌应变，能够更准确地评估HCM的心室收缩功能。有研究显示，在左心室射血分数正常的情况下，HCM早期就出现了左心室纵向应变减低，且纵向应变减低也是HCM患者发生室性心律失常的重要指标之一。这表明左心室纵向应变可以用来早期评估HCM的左心室收缩功能和预后。部分患者在晚期出现心脏重构，可出现左心室扩张，室壁运动减低，左心室射血分数减低，为HCM终末阶段表现之一，临床症状类似于扩张型心肌病。

7.自主神经功能障碍　HCM患者可能存在自主神经功能障碍，表现为心率恢复异常和血管舒张功能受损。尽管有研究显示约25%的HCM患者会出现运动异常血压反应，但HCM患者自主神经功能障碍的发生率仍不确定。运动异常血压反应是指从静息到最大运动量收缩压上升＜20 mmHg或者从最大运动量到静息血压降低＜20 mmHg，与患者的不良预后有关。运动异常血压反应可能是由于自主神经功能障碍、心室舒张充盈异常或者左心室流出道梗阻多种原因导致的，可以通过药物或外科治疗得到纠正。

五、临床表现

1.症状

（1）劳力性呼吸困难：是HCM患者最常见症状，由于左心室顺应性减低、充盈受阻、舒张末期压力升高、肺静脉压升高和肺淤血导致，二尖瓣关闭不全可进一步加重症状。

（2）胸痛：25%～30%的患者可出现胸痛，由于肥厚心肌需氧增加而冠状动脉供血相对不足导致。类似心绞痛，但可不典型，常因劳累诱发，持续时间长，对硝酸甘油反应不佳。

（3）心悸：由于患者心功能减退或心律失常所致。

（4）乏力、头晕：多在活动时发生。由于心率加快导致左心室舒张期进一步缩短，加重充盈不足，心排血量减低导致。此外，体力活动或情绪激动时交感神经兴奋性增高引起肥厚心肌收缩加强，加重左心室流出道梗阻，心排血量骤减而引起症状。

（5）晕厥、先兆晕厥：此症状可以是患者唯一的主诉。由于左心室顺应性减低和左心室流出道梗阻，造成心排血量降低，导致体循环、脑动脉供血不足所致。此外，体力活动或情绪激动时交感神经兴奋进一步导致心肌收缩力增加，左心室流出道梗阻加重，心排血量减少。

（6）心力衰竭：在疾病晚期，由于心肌顺应性减低，心室舒张末期压力和心房压显著升高，常合并心房颤动和心肌纤维化，导致心室收缩功能减弱，患者可出现左、右心力衰竭的症状。约10%的患者发生左心室扩张，称为HCM扩张期，是HCM终末阶段表现之一，临床症状类似于扩张型心肌病，心肌组织缺失和纤维替代是其机制之一。

（7）SCD：多由于HCM左心室流出道梗阻、冠状动脉微循环障碍、心肌纤维化和心肌细胞紊乱继发的自主神经过度活跃引起的致命性室性心律失常（多为持续性或非持续性室性心动过速、心室颤动，亦可为停搏、房室传导阻滞等）所致。

2. 体征　HCM患者的体格检查所见与疾病状态有关，有些患者可无明显的阳性发现，而部分患者却体征明显。典型体征与肥厚心肌强烈收缩和左心室流出道梗阻有关。常见体征如下。

（1）心尖部收缩期搏动：心界向左扩大，心尖冲动向左下移位，呈抬举样心尖冲动。由于左心室顺应性降低，心房收缩增强，血流撞击左心室壁，在心尖部形成收缩前明显的心房搏动，随后为收缩期左心室心尖搏动，形成收缩期双重搏动。

（2）收缩期喷射性杂音：梗阻性患者在胸骨左缘第3～4肋间可闻及3/6级及4/6级收缩中期或晚期喷射性杂音，杂音性质较粗糙，呈递增-递减型，向心底传导，可伴有收缩期震颤。杂音的重要特点是随着左心室负荷状况的变化，杂音强度和持续时间也有所变异，凡是增加心肌收缩力或减轻心脏负荷的措施如给洋地黄类、异丙肾上腺素、亚硝酸异戊酯、硝酸甘油、瓦氏动作、体力劳动后或期前收缩后均可使杂音增强；凡是减弱心肌收缩力或增加心脏负荷的措施如给血管收缩药、β受体阻滞剂、卧位、下蹲、紧握掌时均可使此杂音减弱。这种随增加或减少心脏负荷而出现变化的收缩期喷射性杂音常提示患者可能存在左心室流出道梗阻。

（3）心尖部收缩期杂音：约50%的患者同时可闻及二尖瓣关闭不全的收缩期中、晚期杂音，或全收缩期杂音。

（4）第二心音可呈反常分裂，第三心音多见于伴有二尖瓣关闭不全的患者。

六、预后

HCM患者预后差异较大，不少患者症状轻微且稳定多年不变，寿命可接近常人；部分患者一旦出现症状则会逐步恶化，少数进展为终末期心力衰竭、心房颤动和血栓栓塞，甚至出现SCD。SCD常见于10～35岁的年轻患者，心力衰竭死亡多发生于中年患者，HCM相关的心房颤动导致栓塞则以老年患者多见。

七、SCD危险分层评估

SCD是HCM患者最严重的临床结局，主要由于严重心律失常及急剧的血流动力学障碍所致。因此，HCM患者SCD危险分层和预防是临床上最为重要的问题。2014年ESC《肥厚型心肌病诊断和管理指南》提出了预测SCD的临床模型（HCM Risk-SCD），模型综合多项指标，并结合统计学分析赋予不同权重以计算HCM患者5年SCD风险，但是否适合中国HCM患者尚有待进一步明确。5年SCD风险评分＝1－0.998exp（预后指数），预后指数＝[0.159 398 58×最大室壁壁厚（mm）]－[0.002 942 71×最大室壁壁厚^2（mm^2）]＋[0.025 908 2×左心房内径（mm）]＋[0.004 461 31×最大（静息/瓦氏动作）左心室流出道压差（mmHg）]＋（0.458 308 2×SCD家族史）＋（0.826 391 95×非持续性室性心动过速）＋（0.716 503 61×不能解释晕厥）－

［0.017 999 34×临床评估年龄（岁）］。其中，SCD家族史、非持续性室性心动过速和不能解释晕厥3项为非连续变量，有计为1，无计为0，其他指标为连续变量。根据指南建议，5年猝死风险≥6%建议置入ICD，＜4%不建议植入ICD，4%～6%者根据具体情况而定。

（刘丽文　David H. Hsi　王　静）

参考文献

［1］安硕研，樊朝美，赵世华，等. 左心室中部肥厚型梗阻性心肌病的临床特点及预后［J］. 中国循环杂志，2015，30：1053-1057.

［2］樊朝美. 肥厚型心肌病诊断与治疗必读［M］. 北京：科技出版社，2016.

［3］乔树宾. 肥厚型心肌病：基础与临床［M］. 北京：人民卫生出版社，2012.

［4］乔树宾，袁建松. 肥厚型心肌病的治疗［J］. 国际心血管病杂志，2011，38（1）：9-13.

［5］闫丽荣，樊朝美. 心尖肥厚型心肌病的研究进展［J］. 中华心血管病杂志，2011，39（10）：970-972.

［6］中华医学会心血管病学分会中国成人肥厚型心肌病诊断与治疗指南编写组，中华心血管病杂志编辑委员会. 中国成人肥厚型心肌病诊断与治疗指南［J］. 中华心血管病杂志，2017，45（12）：1015-1032.

［7］Cavalcante JL, Barboza JS, Lever HM. Diversity of mitral valve abnormalities in obstructive hypertrophic cardiomyopathy［J］. Prog Cardiovasc Dis, 2012, 54: 517-522.

［8］Christopher S, Ingles J, Maron MS, et al. New perspectives on the prevalence of hypertrophic cardiomyopathy［J］. J Am Coll Cardiol, 2015, 65: 1249-1254.

［9］Dimitrow PP, Bober M, Michałowska J, et al. Left ventricular outflow tract gradient provoked by upright position or exercise in treated patients with hypertrophic cardiomyopathy without obstruction at rest［J］. Echocardiography, 2009, 26: 513-520.

［10］Elliott PM, Anastasakis A, Borger MA, et al. 2014 ESC Guidelines on diagnosis and management of hypertrophic cardiomyopathy: the Task Force for the Diagnosis and Management of Hypertrophic Cardiomyopathy of the European Society of Cardiology（ESC）［J］. Eur Heart J, 2014, 35: 2733-2779.

［11］Elliott PM, Kaski JC, Prasad K, et al. Chest pain during daily life in patients with hypertrophic cardiomyopathy: an ambulatory electrocardiographic study［J］. Eur Heart J, 1996, 17: 1056-1064.

［12］Frenneaux MP, Counihan PJ, Caforio AL, et al. Abnormal blood pressure response during exercise in hypertrophic cardiomyopathy［J］. Circulation, 1990, 82: 1995-2002.

［13］Gao XJ, Kang LM, Zhang J, et al. Mid-ventricular obstructive hypertrophic cardiomyopathy with apical aneurysm and sustained ventricular tachycardia: a case report and literature review［J］. Chin Med J（Engl）, 2011, 124: 1754-1757.

［14］Guo XY, Fan CM, Wang HY, et al. The prevalence and long-term outcomes of extreme right versus extreme left ventricular hypertrophic cardiomyopathy［J］. Cardiology, 2016, 133: 35-43.

［15］Haland TF, Almaas VM, Hasselberg NE, et al. Strain echocardiography is related to fibrosis and ventricular arrhythmias in hypertrophic cardiomyopathy［J］. Eur Heart J Cardiovasc Imaging, 2016, 17: 613-621.

［16］Hensley N, Dietrich J, Nyhan D, et al. Hypertrophic cardiomyopathy: a review［J］. Anesth Analg, 2015, 120: 554-569.

［17］Kalam K, Otahal P, Marwick TH. Prognostic implications of global LV dysfunctions: a systematic review and meta-analysis of global longitudinal strain and ejection fraction ［J］. Heart，2014，100：1673-1680.

［18］Kim DH，Handschumacher MD，Levine RA，et al. In vivo measurement of mitral leaflet surface area and subvalvular geometry in patients with asymmetrical septal hypertrophy：insights into the mechanism of outflow tract obstruction ［J］. Circulation，2010，122：1298-1307.

［19］Kitaoka H，Doi Y，Casey SA，et al. Comparison of prevalence of apical hypertrophic cardiomyopathy in Japan and the United States ［J］. Am J Cardiol，2003，92（10）：1183-1186.

［20］Marian AJ. Pathogenesis of diverse clinical and pathological phenotypes in hypertrophic cardiomyopathy ［J］. Lancet，2000，355：58-60.

［21］Maron BJ，Gardin JM，Flack JM，et al. Prevalence of hypertrophic cardiomyopathy in a general population of young adults. Echocardiographic analysis of 4111 subjects in the CARDIA Study. Coronary Artery Risk Development in（Young）Adults ［J］. Circulation，1995，92：785-789.

［22］Maron BJ，McKenna WJ，Danielson GK，et al. American College of Cardiology/European Society of Cardiology Clinical Expert Consensus Document on Hypertrophic Cardiomyopathy. A report of the American College of Cardiology Foundation Task Force on Clinical Expert Consensus Documents and the European Society of Cardiology Committee for Practice Guidelines ［J］. Eur Heart J，2003，24：1965-1991.

［23］Maron BJ，Shirani J，Poliac LC，et al. Sudden death in young competitive athletes. Clinical，demographic，and pathological profiles ［J］. JAMA，1996，276：199-204.

［24］Maron BJ，Spirito P，Roman MJ，et al. Prevalence of hypertrophic cardiomyopathy in a population-based sample of American Indians aged 51 to 77 years（the Strong Heart Study）［J］. Am J Cardiol，2004，93：1510-1514.

［25］Maron BJ. Clinical course and management of hypertrophic cardiomyopathy ［J］. N Engl J Med，2018，379：655-668.

［26］Maron BJ. Contemporary insights and strategies for risk stratification and prevention of sudden death in hypertrophic cardiomyopathy ［J］. Circulation，2010，121：445-456.

［27］Maron MS，Hauser TH，Dubrow E，et al. Right ventricular involvement in hypertrophic cardiomyopathy ［J］. Am J Cardiol，2007，100：1293-1298.

［28］Maron MS，Olivotto I，Betocchi S，et al. Effect of left ventricular outflow tract obstruction on clinical outcome in hypertrophic cardiomyopathy ［J］. N Engl J Med，2003，348：295-303.

［29］Maron MS，Olivotto I，Zenovieh AG，et al. Hypertrophic cardiomyopathy is predominantly a disease of left ventricular outflow tract obstruction ［J］. Circulation，2006，114：2232-2239.

［30］Morise AP. Exercise testing in nonatherosclerotic heart disease：hypertrophic cardiomyopathy，valvular heart disease，and arrhythmias ［J］. Circulation，2011，123：216-225.

［31］Olivotto I，Maron BJ，Montereggi A，et al. Prognostic value of systemic blood pressure response during exercise in a community-based patient population with hypertrophic cardiomyopathy ［J］. J Am Coll Cardiol，1999，33：2044-2051.

［32］Pantazis A，Vischer AS，Perez-Tome MC，et al. Diagnosis and management of hypertrophic cardiomyopathy ［J］. Echo Res Pract，2015，2：45-53.

［33］Patel V，Critoph CH，Finlay MC，et al. Heart rate recovery in patients with hypertrophic cardiomyopathy ［J］. Am J Cardiol，2014，113：1011-1017.

［34］Patil PV，Wiegers SE. Echocardiography for hypertrophic cardiomyopathy ［J］. Prog Cardiovasc Dis，2014，57：91-99.

［35］Sadoul N，Prasad K，Elliott PM，et al. Prospective prognostic assessment of blood pressure response during exercise in patients with hypertrophic cardiomyopathy [J]. Circulation, 1997, 96: 2987-2991.

[36] Sherrid MV, Balaram S, Kim B, et al. The mitral valve in obstructive hypertrophic cardiomyopathy: a test in context [J]. J Am Coll Cardiol, 2016, 67: 1846-1858.

[37] Smiseth OA, Torp H, Opdahl A, et al. Myocardial strain imaging: how useful is it in clinical decision making? [J]. Eur Heart J, 2015, 37: 1196-1207.

[38] Spirito P, Bellone P, Harris KM, et al. Magnitude of left ventricular hypertrophy and risk of sudden death in hypertrophic cardiomyopathy [J]. N Engl J Med, 2000, 342: 1778-1785.

[39] Weissler-Snir A, Crean A, Rakowski H. The role of imaging in the diagnosis and management of hypertrophic cardiomyopathy [J]. Expert Rev Cardiovasc Ther, 2016, 14: 51-74.

[40] Ommen SR, Mital S, Burke MA, et al. 2020 AHA/ACC Guideline for the Diagnosis and Treatment of Patients With Hypertrophic Cardiomyopathy: Executive Summary: A Report of the American College of Cardiology/American Heart Association Joint Committee on Clinical Practice Guidelines [J]. Circulation, 2020 Dec 22, 142 (25): e533-e557.

[41] Zou YB, Song L, Wang ZM, et al. Prevalence of idiopathic hypertrophic cardiomyopathy in China: a population-based echocardiographic analysis of 8080 adults [J]. Am J Med, 2004, 116: 14-18.

第2章　肥厚型心肌病的病理学

肥厚型心肌病（hypertrophic cardiomyopathy，HCM）的大体病理可见心脏肥大、心壁不规则增厚、心腔狭小和二尖瓣复合体异常；组织病理学可见心肌细胞肥大、排列紊乱和壁内冠状动脉异常等，HCM患者依据心肌肥厚的类型和病理特点，分为不同亚型，其对治疗方式的选择及预后都有重要影响。

一、大体病理

心脏增大，重量增加，可为正常的1～2倍，成人患者常重达500g以上，个别可超过1000g。肥厚心肌多为不均匀性肥厚，以室间隔非对称性肥厚最为常见（占90%以上）。此外，还可见室间隔对称性肥厚（5%）、心尖部肥厚（3%）等。

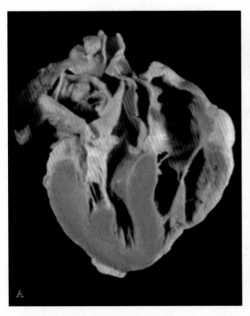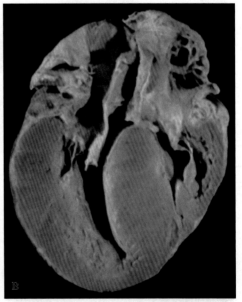

图1-2-1　肥厚型心肌病大体病理。引自 Ho C Y.Hypertrophic cardiomyopathy: preclinical and early phenotype［J］.Journal of cardiovascular translational research，2009，2（4）：462-470.

A. 正常心脏大体标本；B.HCM 心脏大体标本：室壁增厚，心腔狭小，流出道狭窄

　　非对称性HCM患者心脏室间隔厚度超过左心室后壁厚度（二者之比＞1.5），并且室间隔明显凸向左心室腔，左心室腔通常变小，造成部分患者左心室流出道狭窄或左心室心腔内狭窄（图1-2-1，图1-2-2）。有些患者心室壁只轻度增厚并呈局限性，局限于室间隔前部或后部，以及游离壁前侧壁、后壁或左心室心尖部，也有些病例因心尖部室壁发育不良而较薄，甚至出现瘤样膨出。如室壁肥厚以心尖部为主，称为心尖肥厚型心肌病（图1-2-3），这种类型在亚洲人群中多见。有报道称，该类型在日本首次发现，占日本所有HCM病例的13%～35%，在中国约占HCM患者的40%，在非亚洲人群，仅占1%～14%。心室中部肥厚，其肥厚在乳头肌水平处，可形成心腔内梗阻，约占HCM患者的3%。部分心室中部梗阻的患者，因心尖部压力增大而导致心尖部扩张，室壁变薄，运动减弱，心尖部形成室壁瘤，在心尖肥厚型心肌病占10%～31%。

　　随着病情的进展，二尖瓣瓣膜及主动脉瓣膜下方之心内膜发生纤维化（图1-2-4）。心内膜的纤维性增厚不一定是肥厚型心肌病的原发性改变，有继发于血流动力学的改变及心肌变性后的反应性纤维增生。

　　HCM后期纤维瘢痕可能替代肥厚心肌，左心室可能会逐渐扩张，心室壁厚度恢复正常甚至变薄，该阶段称为肥厚型心肌病的扩张期，为HCM终末期表现之一。临床症状类似于扩张型心肌病，约10%的患者有此表现。

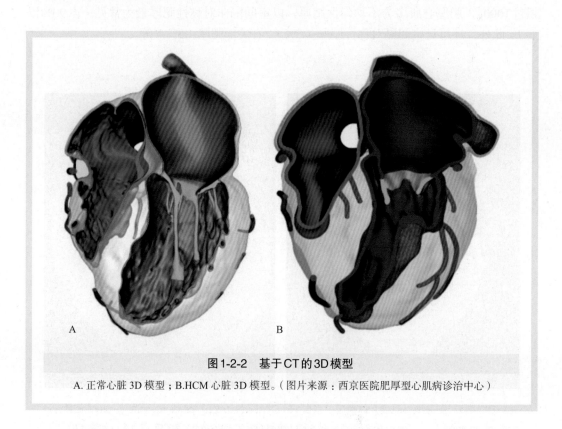

图1-2-2　基于CT的3D模型

A. 正常心脏3D模型；B.HCM心脏3D模型。（图片来源：西京医院肥厚型心肌病诊治中心）

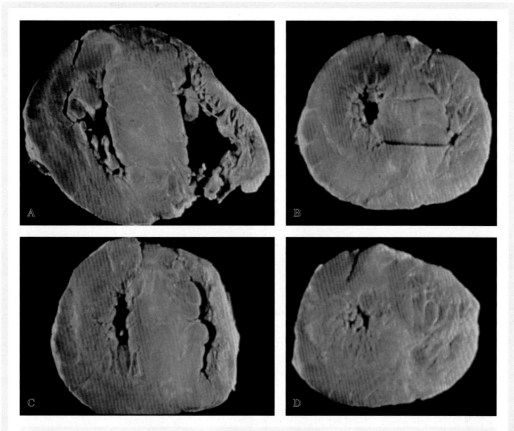

图1-2-3　心尖部肥厚型心肌：室间隔肥厚区域朝向心尖。引自 Naidu S. Hypertrophic Cardiomyopathy［M］. Second Edition. Springer，2019

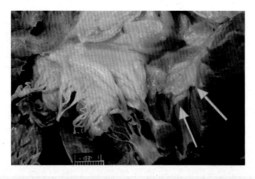

图1-2-4　左心室流出道心内膜纤维化。引自 Naidu S. Hypertrophic Cardiomyopathy［M］. Second Edition. Springer，2019

二、组织病理

HCM 组织病理学特征主要表现为心肌细胞肥大、心肌细胞排列紊乱、间质纤维化和壁内冠状动脉异常。心肌细胞普遍性高度肥大，单个心肌细胞横切面直径可以＞ 40μm（正常约 15μm）；心肌细胞排列紊乱，尤以室间隔深部及左心室游离壁明显，紊乱面积占心室肌的 30%～ 50%。纤维化类型可分为间质纤维和替代纤维化。此外，镜下还可看到脂肪细胞和炎细胞浸润等（图 1-2-5）。

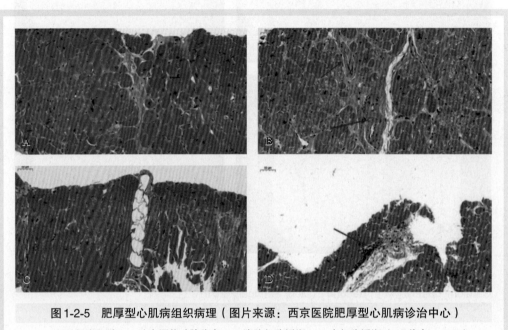

图 1-2-5　肥厚型心肌病组织病理（图片来源：西京医院肥厚型心肌病诊治中心）

A. 心肌细胞肥厚；B. 壁内冠状动脉狭窄；C. 脂肪细胞浸润；D. 炎细胞浸润（HE 染色，×20）

心肌排列紊乱特征是心肌结构失去组织性。邻近肥大心肌细胞垂直或倾斜排列于胶原附近，呈风车样改变（图 1-2-6A）或鱼骨样排列（图 1-2-6B）。不同的组织学排列紊乱模式一般认为无明显预后意义。一些研究表明，以超过 5% 的室间隔心肌细胞表现出紊乱为标准，对 HCM 诊断敏感度为 86%，特异度为 92%。心肌细胞排列紊乱也会发生在正常心脏右心室前壁或后壁与室间隔交错的位置或压力负荷过大的心室壁，会干扰诊断，但排列紊乱面积一般不超过 5%。肌纤维紊乱通常伴有成纤维细胞和胶原蛋白增加，早期主要为成纤维细胞，后期为胶原蛋白。

HCM 纤维化可分为间质纤维化和替代纤维化（图 1-2-7）。间质纤维化是指包绕心肌细胞，构成心脏框架的胶原异常聚集，胶原纤维增粗、排列紊乱。替代纤维化，又称纤维瘢痕，由心肌坏死或凋亡后由胶原纤维取代形成。间质纤维化通常在肌纤维紊乱区域最为明显。在长期患病的患者中，可能会在心室游离壁出现弥漫性瘢痕。最近的临床病理研究表明，在接受心脏移植的 HCM 患者心脏中，心肌纤维化区域可能累及超过 1/3 的左心室心肌，并首先累及左心室心尖和室壁中层。

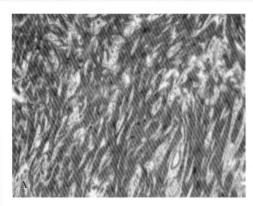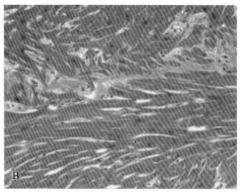

图 1-2-6　心肌细胞排列紊乱

A. 风车样改变；B. 鱼骨样排列（HE 染色，×10）。引自 Hughes SE. The pathology of hypertrophic cardiomyopathy［J］. Histopathology, 2004, 44（5）：412-427.

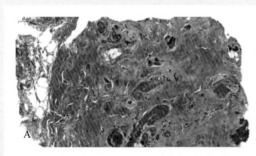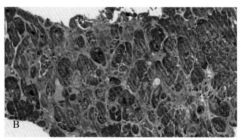

图 1-2-7　HCM 纤维化（图片来源：西京医院肥厚型心肌病诊治中心）

A. 替代纤维化；B. 间质纤维化（Masson 染色，×20）

　　另一个重要的组织学特征是壁内冠状动脉异常（图 1-2-5B），多至 80% 以上的 HCM 患者有此表现。异常在室间隔内最多，表现为动脉壁增厚、管腔变窄、平滑肌细胞增生、内膜及中层胶原弹性纤维组织增生，也可见到管腔内壁有过量的酸性黏多糖样物质沉积。相比无明显纤维化的心脏，有纤维化的心脏壁内冠状动脉增厚更为常见。有研究对比了室间隔旋切和心脏移植的 HCM 心脏标本，发现随着病程的进展，微血管的内中膜增厚和狭窄变化不大，心肌纤维化范围有约 3 倍的增加，主要以瘢痕为主。替代纤维化和微血管病变存在紧密相关性。

（马　恒　韩　超　梁常婷）

参考文献

［1］樊朝美. 肥厚型心肌病诊断与治疗必读［M］. 北京：科学出版社，2016：4.

［2］中华医学会心血管病学分会中国成人肥厚型心肌病诊断与治疗指南编写组，中华心血管病杂志编辑委员会. 中国成人肥厚型心肌病诊断与治疗指南［J］. 中华心血管病杂志，2017，45：1015-

1032.

[3] Abinader EG. Long-term outcome in patients with apical hypertrophic cardiomyopathy [J]. J Am Coll Cardiol, 2002, 40（4）: 837-838; author reply 838.

[4] Davies MJ. Hypertrophic cardiomyopathy — pathology and pathogenesis [J]. Histopathology, 1995, 26（6）: 493-500.

[5] Foa A, Agostini V, Rapezzi C, et al. Histopathological comparison of intramural coronary artery remodeling and myocardial fibrosis in obstructive versus end-stage hypertrophic cardiomyopathy [J]. International journal of cardiology, 2019, 291（6）: 77-82.

[6] Galati G, Leone O, Pasquale F, et al. Histological and Histometric Characterization of Myocardial Fibrosis in End-Stage Hypertrophic Cardiomyopathy: A Clinical-Pathological Study of 30 Explanted Hearts [J]. Circulation. Heart failure, 2016, 9（9）: 325-335.

[7] Ho C Y. Hypertrophic cardiomyopathy: preclinical and early phenotype [J]. Journal of cardiovascular translational research, 2009, 2（4）: 462-470.

[8] Hughes SE. The pathology of hypertrophic cardiomyopathy [J]. Histopathology, 2004, 44（5）: 412-427.

[9] Maron BJ, Anan TJ, Roberts WC. Quantitative analysis of the distribution of cardiac muscle cell disorganization in patients with hypertrophic cardiomyopathy [J]. Circulation, 1981, 63（4）: 882-894.

第3章　肥厚型心肌病的临床遗传学

第一节　家族性肥厚型心肌病的遗传概述

肥厚型心肌病（hypertrophic cardiomyopathy，HCM）是常见遗传性心血管疾病，由遗传因素或特发性因素所致。依据2014年ESC《肥厚型心肌病诊断和管理指南》，HCM常见的病因学分类及所占比例见图1-3-1：①40% ~ 60%的HCM患者因编码心肌肌小节结构蛋白（粗肌丝蛋白、细肌丝蛋白、Z盘结构蛋白或钙调控相关蛋白）的基因发生变异引起。在此类患者中，60% ~ 80%的患者与粗肌丝蛋白的变异相关，尤以β-肌球蛋白重链（β-myosin heavy chain，MYH7）和心脏型肌球蛋白结合蛋白C（cardiac

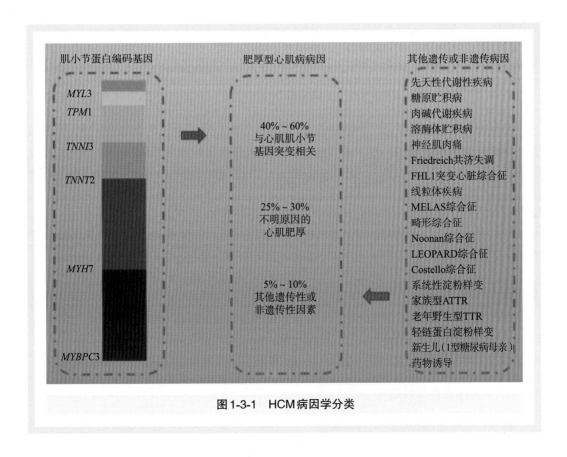

图1-3-1　HCM病因学分类

myosin-binding protein C，MYBPC3）为著，1%～5%的HCM患者与细肌丝蛋白编码基因突变（*TNNT2*，*TNNI3*，*TPM1*，*TNNC*，*ACTC1*）相关（表1-3-1）。②5%～10%的HCM患者是由其他遗传性或非遗传性疾病引起。包括神经肌肉疾病（如Friedreich共济失调），先天性代谢性疾病（如糖原贮积病、肉碱代谢疾病、溶酶体贮积病），线粒体疾病（MELAS综合征），畸形综合征（如Noonan综合征、LEOPARD综合征），系统性淀粉样变等HCM相关综合征，以及糖尿病母亲的新生儿，药物诱导心肌肥厚（如他克莫司、羟氯喹、类固醇等药物）等非遗传性因素，这类疾病临床少见或罕见。③另外还有25%～30%的患者病因不明。目前已报道至少有27个基因1400个突变与HCM相关。HCM为传统意义上的单基因遗传病，但近年来研究发现约7%的HCM患者存在多基因或复合杂合突变，此类患者可能发病更早，临床表现更重，预后更差。

表1-3-1　家族性肥厚型心肌病（FHCM）主要致病基因的定位及发病率

基因	染色体定位	蛋白名称	OMIM编号	表达频率
MYH7	14q11.2-q12	β-肌球蛋白重链（β-myosin heavy chain）	160760	35%
MYBPC3	11p11.2	心脏型肌球蛋白结合蛋白C（cardiac myosin-binding protein C）	600958	35%
MYL3	3p21.2	肌球蛋白必需轻链（ventricular essential myosin light chain）	160790	<1%～5%
MYL2	12q23-q24.3	肌球蛋白调节轻链（ventricular regulatory myosin light chain）	160781	<1%～5%
TNNT2	1q32	心肌肌钙蛋白T（cardiac troponin T）	191045	5%
TNNI3	19q13.4	心肌肌钙蛋白I（cardiac troponin I）	191044	1%～5%
ACTC1	15q14	α-肌动蛋白（α-cardiac actin）	102540	1%～5%
TPM1	15q22.1	α-原肌球蛋白（α-tropomyosin）	191010	5%

基因突变引起HCM的详细发病机制目前仍不明确。公认的主要有以下学说。①"毒肽"学说：突变基因表达出异常蛋白作为"毒肽"渗入正常肌小节组织中，影响正常蛋白的功能；②单倍体不足学说：突变基因作为"无效等位基因"，不能表达或者表达不稳定、不成熟的蛋白质，异常表达的蛋白随后被体内蛋白降解系统所降解，造成蛋白质含量的绝对缺乏，从而影响正常心肌的功能；③心肌能量缺乏学说：异常蛋白增加了细胞对Ca^{2+}的敏感性、心肌最大收缩力及ATP酶活性，导致心肌能量缺乏和Ca^{2+}调控的信号通路改变，最终引起心肌肥厚、心肌纤维化、肌纤维排列紊乱及心脏舒张功能的改变。

家族性肥厚型心肌病的遗传特点

本节着重介绍家族性肥厚型心肌病（familial hypertrophic cardiomyopathy，FHCM）。FHCM是指家系中除先证者外，三代直系亲属中有1个以上的成员被诊断为肥厚型心肌病。HCM大多呈现家族聚集性发病，遗传因素为主要病因，以常染色体显性遗传最为常见。

（一）常染色体显性遗传

常染色体指致病基因位于常染色体（1～22号染色体）上，显性遗传指单个致病等位基因（即基因杂合子）发生变异即可引起疾病。在随机婚配中，常染色体显性遗传的疾病通常遵循以下规律：①垂直传递，代代相传，即每代均可能出现患者，患者的父母之一必为患者，系谱分析中可见连续传递。生殖体嵌合体、基因新突变、外显不全等情况除外。②父母和子女以及同胞之间，为一级亲属，一级亲属的患病概率为50%。③表型正常的个体不会有患病的子女。④患者可将致病基因同等地往下传递，患者后代中男女患病的机会相等。

在实际临床工作中，基因突变及蛋白表达受基因型及生物体内外环境等多种因素的影响，常染色体显性遗传病临床表现差别较大，基因型与表型的对应关系通常有以下几种。

1.基因可在患者身上表达并能显示临床表型称为基因外显。完全显性，即杂合子基因型或纯合子基因型引起相同的临床表型。目前仅Huntington病和Ⅰ型多发性内分泌腺瘤病属于完全显性的疾病。

2.不完全显性：指杂合子及纯合子基因型所引起的疾病表型在严重程度上不一致，大部分常染色体显性遗传病都具有不完全显性的特点。

3.不规则显性：也称外显不全，是指在具有某一显性基因的杂合体中，并非所有个体都可表现出显性基因所控制的性状。但是带有显性基因的某些个体，自身不表现出显性性状，而其后代却可表现出疾病表型。外显不全可能与以下因素相关：①生长发育性；②时间相关性；③性别相关性。

外显率和表现度可以描述常染色体不规则显性的特征。外显率是衡量携带显性基因的个体在特定环境中形成表现型的百分率，即患者数/（患者数＋无临床表型的致病基因携带者数）。外显率低于100%称为外显不全，HCM致病基因的外显率（即携带致病基因的患者最终发展为HCM的比率）为40%～100%。表现度是指某一基因决定的相对性状和疾病表型在个体中的表现程度，或者一种疾病的表达程度。在HCM患者中携带同一致病变异的不同患者，其至同一家系的不同患者中其临床表现和严重程度具有明显不同（图1-3-2），图中两个家系均携带变异*MYBPC3*-E334K（c.1000G＞A，Glu334Lys），右侧家系中先证者Ⅲ3于15岁因晕厥确诊HCM，21岁猝死，经家系筛查

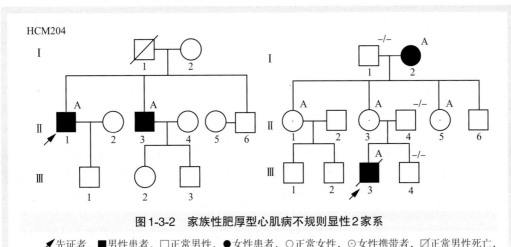

图1-3-2　家族性肥厚型心肌病不规则显性2家系

↗先证者，■男性患者，□正常男性，●女性患者，○正常女性，⊙女性携带者，⊘正常男性死亡，■男性患者死亡；Ⅰ、Ⅱ、Ⅲ为世代编号；A：*MYBPC3*-E334K

Ⅰ2为HCM，基因检测结果提示该变异来自患者母亲Ⅱ3，而该家系的Ⅰ2、Ⅱ1、Ⅱ3和Ⅱ5携带此变异，Ⅱ1、Ⅱ3和Ⅱ5筛查时表型正常，左侧家系同样携带此变异，Ⅱ1、Ⅱ3均携带此变异，且被诊断为HCM，体现了同一变异在不同的家系中外显率和表现度的差异。

4.延迟显性：是指在杂合子个体的生命早期，致病基因不表达或虽然表达但尚不足以引起明显的临床症状，只有到达一定年龄后才表现出相应表型。HCM家系中的变异携带者多在成年后表现出疾病表型，HCM具有不规则显性和延迟显性的特性。

（二）肥厚型心肌病常见的突变类型

常见与HCM相关基因突变的主要类型有错义突变、无义突变、剪接位点突变及移码突变。

1.错义突变　是编码某种氨基酸的密码子经碱基替换以后，变成编码另一种氨基酸的密码子，从而使多肽链的氨基酸种类和序列发生改变，如MYH7（c.G1063A，A355T），该变异是MYH7第1063位的碱基由G突变为A，编码MYH7第355位的氨基酸由丙氨酸（Ala，A）突变为苏氨酸（Thr，T）。

2.无义突变　是指由于某个碱基的改变使代表某种氨基酸的密码子突变为终止密码子，从而使肽链合成提前终止，如MYBPC3（c.2827C＞T，p.R943X），该变异是编码MYBPC3第2827位的碱基由C突变为T，编码MYBPC3第943位的氨基酸突变为终止密码子，蛋白翻译提前终止。

3.剪接突变　由于剪接供体位点、受体位点或其上下游保守序列的突变，改变信使RNA前体的剪接方式，使得产生的成熟信使RNA中有内含子保留或外显子缺失的一类突变，如MYBPC3（c.3491-1G＞C）的突变，导致氨基酸发生剪接突变（splicing）。

4.移码突变　DNA分子中每一个碱基都是三联密码子中的一个成员，而且遗传信息为DNA链上排列成特定序列的密码子所控制，在这种碱基序列中有一个或非3的倍数的碱基插入或删失而产生的变异，称为移码突变，这种变异往往会提前形成终止密码子，导致肽链合成提前终止。如MYBPC3（c.3624delC，p.K1209Sfs*28），该变异是编码MYBPC3第3624位的碱基C缺失，从而导致编码MYBPC3第1209位的氨基酸由赖氨酸（Lys，K）突变为丝氨酸（Ser，S），三联密码框改变，蛋白继续翻译了29个氨基酸后产生终止密码子，蛋白翻译提前终止。

约70%的FHCM患者与粗肌丝蛋白编码基因突变相关，尤以MYH7和MYBPC3的突变为著。MYH7以错义突变为主，患者有发病早、程度重及预后差的特点。MYBPC3有4种突变形式的突变：错义突变、无义突变、剪接突变及移码突变。通常认为携带MYBPC3突变的患者有发病晚、程度轻、预后较好的特点。2%～5%的HCM患者与细肌丝蛋白编码基因突变（TNNT2，TNNI3，TPM1，TNNC，ACTC1）相关。例如与TNNT2突变相关的HCM患者往往室壁厚度程度较轻，但发生心脏性猝死（SCD）的风险较高；TNNI3突变的HCM患者多为心尖肥厚型心肌病，发病较晚；TPM1突变的HCM患者临床异质性较强，但也有报道可能与猝死相关；ACTC1-E101K多报道与心尖肥厚型心肌病相关。

（葛舒平　宋　雷　胡　丹　杨倩利）

参考文献

［1］贺林，马端，段涛. 临床遗传学［M］. 上海：上海科学技术出版社，2013.

［2］陆国辉，徐湘民. 临床遗传咨询［M］. 北京：北京大学出版社，2007.

［3］乔树宾. 肥厚型心肌病：基础与临床［M］. 北京：人民卫生出版社，2012.

［4］Marian AJ，Braunwald E. Hypertrophic Cardiomyopathy：Genetics，Pathogenesis，Clinical Manifestations，Diagnosis，and Therapy［J］. Circ Res，2017，121（7）：749-770.

［5］Maron BJ，Maron MS. Hypertrophic cardiomyopathy［J］. The Lancet，2013，381（9862）：242-255.

［6］Maron BJ，Maron MS，Semsarian C. Double or compound sarcomere mutations in hypertrophic cardiomyopathy：a potential link to sudden death in the absence of conventional risk factors［J］. Heart Rhythm，2012，9（1）：57-63.

［7］Authors Task Force Members，Elliott PM，Anastasakis A，et al. 2014 ESC Guidelines on diagnosis and management of hypertrophic cardiomyopathy：the Task Force for the Diagnosis and Management of Hypertrophic Cardiomyopathy of the European Society of Cardiology（ESC）［J］. Eur Heart J，2014，35（39）：2733-2779.

［8］Wang JZ，Wang YL，Zou YB，et al. Malignant effects of multiple rare variants in sarcomere genes on the prognosis of patients with hypertrophic cardiomyopathy［J］. Eur J Heart Fail，2014，16（9）：950-957.

第二节　家族性肥厚型心肌病的遗传咨询及病例分享

肥厚型心肌病（HCM）是最常见的遗传性心血管疾病，常呈常染色体显性遗传，少见常染色体隐性遗传及X连锁遗传。多数HCM患者具有明显的家族聚集现象，约60%的成人HCM患者可检测到明确的致病基因变异。因此，推荐HCM患者的一级亲属进行临床筛查及基因筛查（Ⅰ类推荐），以便明确一级亲属可能患病的情况，这是HCM患者管理中的重要组成成分。将遗传学和影像学的方法结合起来，可以更加有效地提高疾病的早期诊断率。来自Mayo Clinic的研究表明，室间隔反向弯曲（室间隔中部凸向心室腔）、发病年龄＜45岁，最大左心室壁厚度（MLVWT）≥20 mm，家族史和猝死史可作为基因检测是否有明确致病变异的预测因子。2014年ESC《肥厚型心肌病诊断和管理指南》和2017年《中国成人肥厚型心肌病诊断与治疗指南》推荐，所有HCM患者进行基因筛查及遗传咨询（I，B）。2020《ACC/AHA肥厚型心肌病诊断及治疗指南》推荐遗传检查是HCM常规处理的组成部分，推荐将含有8个肌小节蛋白基因（*MYH7*、*MYBPC3*、*TNNI3*、*TNNT2*、*TPM1*、*MYL*、*MYL3*及*ACTC1*）的目标基因作为一线基因进行检测，当未检测到明确的变异时，可考虑外显子测序。与2014年ESC《肥厚型心肌病诊断和管理指南》不同的是，2020年AHA指南强调HCM患者一级亲属的基因及临床筛查可以在任何年龄进行，儿童及青少年建议1～2年随访1次，成人建议3～5年随访1次，如出现心脏相关症状，应立即进行相关检查（1，B-NR）。HCM患者进行基因检测的临床获益包括明确诊断、临床前诊断、家系基因检测和生育决策。

一、遗传咨询的基本概念

遗传咨询应由受过专业训练的遗传咨询人员进行，分别从医学、遗传学、伦理学等多个角度对患者进行教育及指导。2020《ACC/AHA肥厚型心肌病诊断及治疗指南》指出对HCM患者基因测序前和基因测序后的遗传咨询尤为重要，测序前的遗传咨询可使患者充分理解遗传病的潜在危害，进行基因检测后患者的获益和可能受到的危害，测序后的遗传咨询应为患者的基因检测结果提供明确的解释以及该结果对HCM患者和家庭的影响，使患者及其家庭充分理解和接受HCM，其结果可对HCM的病因学诊断提供证据和线索。

遗传咨询及家系图谱绘制

1.**遗传咨询**　是帮助患者及其家属理解和适应遗传因素对疾病的作用以及对医学、心理和家庭影响的程序。这一程序包括：①通过对家族史的解释，评估疾病的发生或再发风险率；②通过对相关疾病的遗传检测、实验室检测、治疗处理及预防教育，并为患者提供与疾病有关各种可以求助的渠道及研究方向；③辅导促进知情选择和对所患疾病及其再发风险的逐步认知和接受。

2.**遗传咨询的过程**　①获取信息：家族史的获取是遗传咨询过程中重要的一部分，通常用家系图谱来描述和记录先证者和亲属的相互关系及可能和诊断有关的表型特征；②建立和证实诊断：依赖特殊的辅助检查和实验室检查建立和明确诊断；③风险评估：通过分析系谱，推测疾病可能的遗传方式，对家系成员及未来再生育或个体患病风险做出风险评估；④遗传咨询：诊断或风险一旦确定，即到了遗传咨询阶段，包括疾病的诊断、疾病的大致状况、遗传方式、个体发病风险、采取的对策以及对个体和家庭的意义，遗传病治疗和社会有关遗传病支持团体等情况。

3.**家系图谱**　家系图谱是可表明患者亲缘关系与婚姻关系的图。家系图谱的绘制，可以帮助我们了解患病成员的成员构成，大致判断遗传模式，判断致病基因所在的染色体性质（常染色体或性染色体）及家族其他风险成员（图1-3-3）。

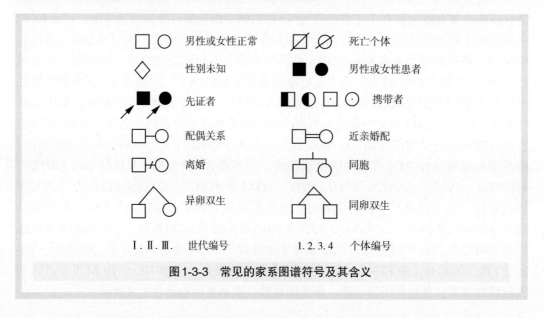

图1-3-3　常见的家系图谱符号及其含义

　　家系图常根据不同情况而采用不同的样式。以横线连结的称为婚姻线，表示为夫妇；从婚姻线的近中点向下做垂线，下端连上子女记号，子女如在2人以上，可按出生顺序从左向右排列，世代数在图左端以罗马数字标出，个体编号以阿拉伯数字标出。家系图一般由三代组成。长辈在上，子孙在下；同辈中，长者在左，幼者在右；夫妇双方的家庭都应包含在内。个人的符号旁边，可按需要加注年龄、病史、婚姻状态、存活状态等信息。如图1-3-4所示，该家系图谱为西京医院肥厚型心肌病诊治中心一家系，该家系由三代组成，Ⅰ、Ⅱ、Ⅲ为世代编号；A为家系成员中所携带的基因变异，在该家系中Ⅰ1、Ⅰ2死亡，Ⅱ2、Ⅱ5、Ⅱ7、Ⅲ1和Ⅲ2在我院确诊为HCM，经基因检测携带A基因变异，Ⅲ4在外院确诊为HCM，未行基因检测，Ⅲ5和Ⅲ6经临床筛查为正常家属，基因检测提示，2名家属携带A基因变异，应定期随访，Ⅱ9为抱养，无须进行临床及基因筛查。

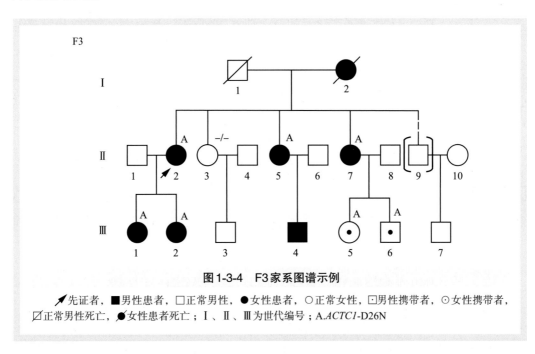

图1-3-4　F3家系图谱示例

↗先证者，■男性患者，□正常男性，●女性患者，○正常女性，■男性携带者，⊙女性携带者，◪正常男性死亡，◕女性患者死亡；Ⅰ、Ⅱ、Ⅲ为世代编号；A.*ACTC1*-D26N

　　4.遗传变异分类标准与指南　遗传咨询是基因测序转向临床应用必不可少的环节，而序列变异解读是遗传咨询的关键。而越来越多临床意义不明的变异给患者和临床医师带来的困惑也越来越多。2015年由美国医学遗传学与基因组学学会（The American College of Medical Genetics and Genomics，ACMG）制订了序列变异解读指南，本指南提供了两套标准：一套是用于对致病或可能致病的变异进行分类，另一套是用于对良性或可能良性的变异进行分类。致病变异标准可分为非常强（very strong，PVS1）、强（strong，PS1～4）、中等（moderate，PM1～6）或辅助证据（supporting，PP1～5），见表1-3-2。良性变异证据可分为独立（stand-alone，BA1）、强（strong，BS1～4）或辅助证据（BP1～6），见表1-3-3。该指南建议使用特定标准术语来描述孟德尔疾病相关的基因变异——"致病的""可能致病的""意义不明确的""可能良性的""良性的"，见表1-3-4。有研究指出，随着研究的不断深入，约11%的变异致病性可能会发生改变，而变异致病性重新评估的结果可能会影响家系的筛查策略。2020《AHA/ACC 肥厚型心肌病诊断及治疗指南》指出基因的致病性可能随着证据的增加而变化，首次提出应当每2～3年对筛查发现的基因变异致病性进行重新认定。家系成员的随访取决于基因变异致病性重新评估的结果。

表 1-3-2　致病变异分级标准

致病性证据	分　类
非常强	PVS1：当一个疾病的致病机制为功能丧失（LOF）时，无功能变异（无义突变、移码突变、经典 ±1 或 2 的剪接突变、起始密码子变异、单个或多个外显子缺失）。注：①该基因的 LOF 是否是导致该疾病的明确致病机制（如 GFAP，MYH7）；②3′端末端的功能缺失变异需谨慎解读；③需注意外显子选择性缺失是否影响到蛋白质的完整性；④考虑一个基因存在多种转录本的情况
强	PS1：与先前已确定为致病性的变异有相同的氨基酸改变。例如：同一密码子，G＞C 或 G＞T 改变均可导致缬氨酸→亮氨酸的改变，注意剪接影响的改变 PS2：患者的新发变异，且无家族史（经双亲验证）。注：仅仅确认父母还不够，还需注意捐卵、代孕、胚胎移植的差错等情况 PS3：体内、体外功能实验已明确会导致基因功能受损的变异。注：功能实验需要验证是有效的，且具有重复性与稳定性 PS4：变异出现在患病群体中的频率显著高于对照群体。注：①可选择使用相对风险值或者 OR 值来评估，建议位点 OR＞5.0 且置信区间不包括 1.0 的可列入此项（详细见指南正文）；②极罕见的变异在病例对照研究可能无统计学意义，原先在多个具有相同表型的患者中观察到该变异且在对照中未观察到可作为中等水平证据
中等	PM1：位于热点突变区域，和（或）位于已知无良性变异的关键功能域（如酶的活性位点） PM2：ESP 数据库、千人数据库、EXAC 数据库中正常对照人群中未发现的变异（或隐性遗传病中极低频位点）。注：高通量测序得到的插入/缺失人群数据质量较差 PM3：在隐性遗传病中，在反式位置上检测到致病变异。注：这种情况必须通过患者父母或后代验证 PM4：非重复区框内插入/缺失或终止密码子丧失导致的蛋白质长度变化 PM5：新的错义突变导致氨基酸变化，此变异之前未曾报道，但是在同一位点，导致另外一种氨基酸的变异已经确认是致病性的，如：现在观察到的是 Arg156Cys，而 Arg156His 是已知致病的。注意剪接影响的改变 PM6：未经父母样本验证的新发变异
支持证据	PP1：突变与疾病在家系中共分离（在家系多个患者中检测到此变异）。注：如有更多的证据，可作为更强的证据 PP2：对某个基因来说，如果这个基因的错义变异是造成某种疾病的原因，并且这个基因中良性变异所占的比例很小，在这样的基因中所发现的新的错义变异 PP3：多种统计方法预测出该变异会对基因或基因产物造成有害的影响，包括保守性预测、进化预测、剪接位点影响等。注：由于做预测时许多生物信息学算法使用相同或非常相似的输入，每个算法不应该算作一个独立的标准。PP3 在一个任何变异的评估中只能使用一次 PP4：变异携带者的表型或家族史高度符合某种单基因遗传病 PP5：有可靠信誉来源的报告认为该变异为致病的，但证据尚不足以支持进行实验室独立评估

表 1-3-3　良性变异分类标准

良性影响的证据	分　类
独立证据	BA1：ESP 数据库、千人数据库、EXAC 数据库中等位基因频率＞5% 的变异
强	BS1：等位基因频率大于疾病发病率 BS2：对于早期完全外显的疾病，在健康成年人中发现该变异（隐性遗传病发现纯合、显性遗传病发现杂合，或者 X 连锁半合子） BS3：在体内、外试验中确认对蛋白质功能和剪接没有影响的变异 BS4：在一个家系成员中缺乏共分离 注：这部分需要考虑复杂疾病和外显率问题
支持证据	BP1：已知一个疾病的致病原因是某基因的截短变异，在此基因中所发现的错义变异 BP2：在显性遗传病中又发现了另一条染色体上同一基因的一个已知致病变异，或者是任意遗传模式遗传病中又发现了同一条染色体上同一基因的一个已知致病变异 BP3：功能重复区域内的缺失/插入，同时没有导致基因编码框改变 BP4：多种统计方法预测出该变异会对基因或基因产物无影响，包括保守性预测、进化预测、剪接位点影响等（注：由于做预测时许多生物信息算法使用相同或非常相似的输入，每个算法不应该算作一个独立的标准。BP4 在任何一个变异的评估中只能使用一次） BP5：在已经有另一分子致病原因的病例中发现的变异 BP6：有可靠信誉来源的报告认为该变异为良性的，但证据尚不足以支持进行实验室独立评估 BP7：同义变异且预测不影响剪接

表 1-3-4　遗传变异分类联合标准规则

标准	描　述
致病的	（i）1 个非常强（PVS1）和 （a）≥1 个强（PS1～PS4）或 （b）≥2 个中等（PM1～PM6）或 （c）1 个中等（PM1～PM6）和 1 个支持（PP1～PP5）或 （d）≥2 个支持（PP1～PP5） （ii）≥2 个强（PS1～PS4）或 （iii）1 个强（PS1）和 （a）≥3 个中等（PM1～PM6）或 （b）2 个中等（PM1～PM6）和≥2 个支持（PP1～PP5）或 （c）1 个中等（PM1～PM6）和≥4 个支持（PP1～PP5）
可能致病的	（i）1 个非常强（PVS1）和 1 个中等（PM1～PM6）或 （ii）1 个强（PS1～PS4）和 1～2 个中等（PM1～PM6）或 （iii）1 个强（PS1～PS4）和≥2 个支持（PP1～PP5）或 （iv）≥3 个中等（PM1～PM6）或 （v）2 个中等（PM1～PM6）和≥2 个支持（PP1～PP5）或 （vi）1 个中等（PM1～PM6）和≥4 个支持（PP1～PP5）
良性的	（i）1 个独立（BA1）或 （ii）≥2 个强（BS1～BS4）
可能良性的	（i）1 个强（BS1～BS4）和 1 个支持（BP1～BP7）或 （ii）≥2 个支持（BP1～BP7）
意义不明确的	（i）不满足上述标准或 （ii）良性和致病标准相互矛盾

二、家族性肥厚型心肌病遗传咨询病例分享

（一）病例1：粗肌丝蛋白编码基因突变遗传咨询一例

1.病史摘要　家系图谱见图1-3-5，家系患者临床资料见表1-3-5。

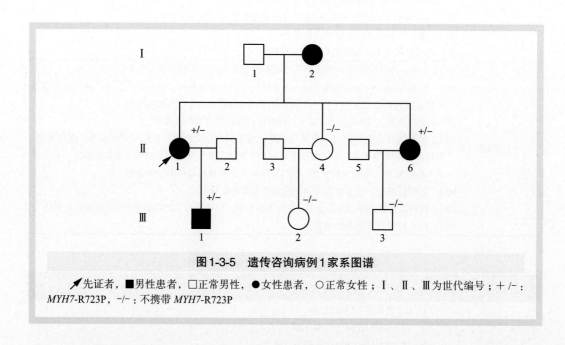

图1-3-5　遗传咨询病例1家系图谱

✦先证者，■男性患者，□正常男性，●女性患者，○正常女性；Ⅰ、Ⅱ、Ⅲ为世代编号；＋/－：*MYH7*-R723P，－/－：不携带*MYH7*-R723P

先证者为Ⅱ1，女性患者，25岁时确诊为非梗阻性肥厚型心肌病。2017年患者（53岁）为寻求进一步治疗来西京医院肥厚型心肌病诊治中心进行评估：自述十余年来快走/上楼/饱餐后出现明显的胸闷、胸痛伴心悸，无晕厥病史，无明显的头晕、黑矇症状，夜间无法平卧，服用琥珀酸美托洛尔（47.5mg）后上述症状无明显缓解。2017年行常规超声心动图提示：左心房前后径48mm，左心室舒张末期前后径48mm，左心室最大室壁厚度31mm，静息期左心室流出道压力阶差峰值7mmHg。12导联心电图提示：左心室肥厚伴劳损，Ⅰ、Ⅱ、Ⅲ、aVF、V_3～V_6导联ST段下移0.05～0.30mV，Ⅰ、Ⅱ、Ⅲ、aVL、aVF、V_3～V_6导联T波低平、倒置，I、aVL呈qR型。心脏磁共振延迟成像结果显示：室间隔及左心室各壁可见斑片状明显异常强化影，提示部分心肌纤维化。临床诊断：非梗阻性肥厚型心肌病，NYHA Ⅲ级。

Ⅱ6，女性，42岁，于西京医院肥厚型心肌病诊治中心行家系筛查时检出。患者运动后出现胸闷、气短，无黑矇，无晕厥。常规超声心动图提示：患者左心房前后径30mm，最大室间隔厚度16.8mm，静息状态下左心室流出道压力阶差峰值5mmHg。

表1-3-5 遗传咨询病例1患者主要临床资料

家族成员	确诊年龄	最大室间隔厚度（mm）	左心房前后径（mm）	左心室流出道压力阶差（mmHg）	症状
Ⅱ1	25	31	48	7	胸痛、胸闷难忍无法平卧，气短，餐后胸痛加剧
Ⅲ1	19	38	37	16	胸闷、胸痛，黑矇数次，胸痛可辐射至后背，晕厥1次
Ⅱ6	42	16.8	30	5	运动后气短、胸闷

　　Ⅲ1，男性，19岁因家系筛查检出。2017年5月患者（28岁）为寻求进一步治疗于西京医院肥厚型心肌病诊治中心进一步评估：自述胸闷、胸痛频繁，黑矇数次，常规服用琥珀酸美托洛尔（47.5mg），症状无明显缓解。2017年常规超声心动图提示：左心房前后径37mm，左心室舒张末前后径43mm，左心室最大室间隔厚度38mm，左心室后壁中部15mm，瓦氏状态下左心室流出道压力阶差峰值16mmHg。12导联心电图提示：左心室肥厚伴劳损，Ⅱ、Ⅲ、aVF、V$_3$～V$_6$导联ST段下移0.05～0.15mV，Ⅱ、Ⅲ、aVF、V$_3$～V$_6$导联T波双向、倒置。心脏磁共振延迟成像结果显示：室间隔及左心室前壁可见斑片状明显异常强化影，提示部分心肌纤维化，结果见图1-3-6。

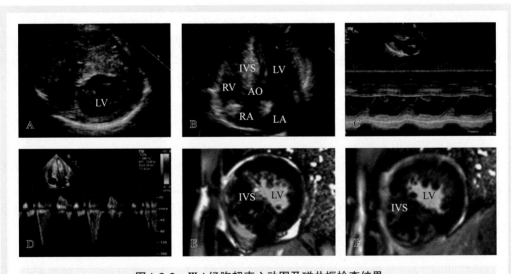

图1-3-6 Ⅲ1经胸超声心动图及磁共振检查结果

　　A. 左心室短轴切面显示：室间隔及左心室下壁增厚；B. 心尖五腔心切面显示：室间隔增厚；C.M型超声：二尖瓣前叶SAM阳性；D. 频谱多普勒技术显示：左心室流出道压力阶差；E、F.磁共振短轴显示：肥厚型心肌病室壁异常强化影

　　家系成员基因检测结果见表1-3-6，结合家系临床检查结果，经基因共分离分析可知*MYH7*-R723P为该家系的主要致病基因。数据库查阅：ClinVar，HGMD，文献均无此

位点的相关报道，为新突变（novel variant）。

表1-3-6　遗传咨询病例1家系成员基因检测结果

家族成员	*MYH7*-R723P	*SGCD*-N155K	*RBM20*-R1182H
Ⅱ1（P）	+	+	+
Ⅱ2	-	-	-
Ⅲ1（-A）	+	-	-
Ⅱ6（-B）	+	+	+
Ⅱ4	-	-	-
Ⅲ2	-	-	-
Ⅲ3	-	-	-

家系成员中Ⅱ1、Ⅱ4、Ⅲ2及Ⅲ3筛查常规心脏超声心动图以及12导联心电图均无明显异常，也不携带*MYH7*-R723P，家系成员Ⅱ1、Ⅱ4、Ⅲ2及Ⅲ3定期常规体检即可。

2.临床遗传咨询　结合ACMG指南，分析该变异。

（1）基于ACMG指南

证据1：突变与疾病在家系中共分离 --证据水平PP1

证据2：ESP数据库、千人数据库、EXAC数据库中正常对照人群中未发现的变异（或隐性遗传病中极低频位点）------------------------------------ 证据水平PM2

证据3：新的错义突变导致氨基酸变化，此变异之前未曾报道，但是在同一位点，导致另外一种氨基酸的变异已经确认是致病性的 ------------------------------证据水平PM5

证据4：多种统计方法预测出该变异会对基因或基因产物造成有害的影响，包括保守性预测、进化预测、剪接位点影响等 ------------------------------------证据水平PP3

根据ACMG指南，该家系满足：（ⅴ）2个中等（PM1～PM6）和≥2个支持（PP1～PP5），为可能致病的变异。

（2）文献回顾：目前报道的关于该位点的其他形式的突变，*MYH7*-R723G，*MYH7*-R723H，*MYH7*-R723C预后不良，发生心血管事件的概率较高。

（3）临床遗传咨询：*MYH7*-R723P位点的突变是该家系的主要致病基因，在该家系中基因外显率为100%，根据ACMG指南，该变异可被定义为可能致病的变异。

MYH7-R723P位于*MYH7*的头部轻链结合位点，该区域为重要功能结构域；该位置是编码723位的Arg及Pro，Arg为正电荷极性氨基酸，Pro为不带电荷的非极性氨基酸。氨基酸电荷及极性的变化，可能影响蛋白的二级结构。

分子生物学研究发现，携带*MYH7*-R723突变的患者可能存在等位基因的不平衡表达，错误蛋白的渗入可能引起心脏的舒张功能障碍；该位置的突变可能导致肌纤维僵硬度的增加，也可能影响心肌细胞对Ca^{2+}的敏感性；PET心肌灌注显像提示患者也可能存在微循环系统的障碍。

目前报道的关于该位点的其他形式的突变，*MYH7*-R723G，*MYH7*-R723H基因型及临床表型的分析及相关功能学实验，推测*MYH7*-R723P预后不佳，家系中患者不仅需要规律用药并且在生活习惯等方面要高度重视。家系中其他成员均需要早期筛查，早诊早治。

（二）病例2：细肌丝蛋白编码基因突变遗传咨询一例

ACTC1是细肌丝的重要组成部分，ACTC1对于维持正常的心脏结构及心肌收缩功能至关重要。*ACTC1*突变可导致扩张型心肌病（DCM）、限制型心肌病（RCM）、房间隔缺损（ASD）、左心室致密化不全心肌病（LVNC）及HCM。因*ACTC1*突变导致的HCM并不常见（＜1%），目前已被明确报道的与HCM相关的突变有15个（图1-3-7）。

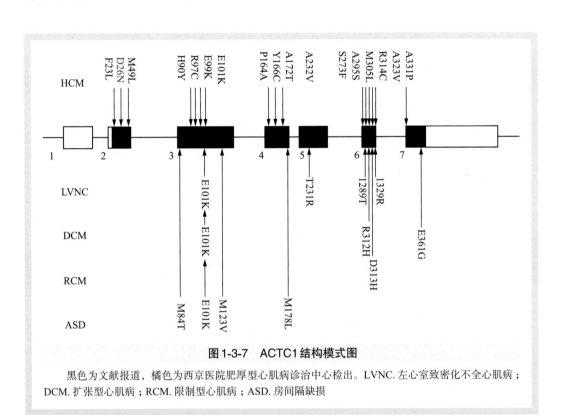

图1-3-7 ACTC1结构模式图

黑色为文献报道，橘色为西京医院肥厚型心肌病诊治中心检出。LVNC.左心室致密化不全心肌病；DCM.扩张型心肌病；RCM.限制型心肌病；ASD.房间隔缺损

1.病史摘要 三个家系中共14位家属来西京医院肥厚型心肌病诊治中心筛查（男性5人、女性9人）（家系图谱见图1-3-8），其中9人确诊为非梗阻性肥厚型心肌病。基因检测提示*ACTC1*-D26N位点的突变是该家系的主要致病基因，文献查阅无此位点的相关报道，ClinVar中将突变定义为临床意义不明的变异（uncertain significance）。

患者临床表现异质性较强，F1-Ⅰ1与F3-Ⅱ2有晕厥史，常见症状为劳累后胸痛伴乏力；F1-Ⅱ1、F2-Ⅱ3、F3-Ⅲ1与F3-Ⅲ2症状为胸前区压榨感，劳累后气短伴心悸，而F2-Ⅰ1、F3-Ⅱ5及F3-Ⅱ7运动后无相关心脏症状（家系成员临床及基因筛查结果见表1-3-7）。

F1-Ⅰ1、F1-Ⅱ1、F3-Ⅱ2、F3-Ⅱ5、F3-Ⅱ7、F3-Ⅲ1及F3-Ⅲ2 7名患者仅携带

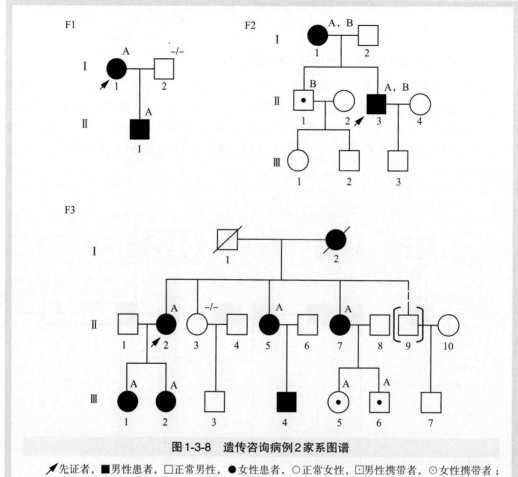

图1-3-8   遗传咨询病例2家系图谱

↗先证者，■男性患者，□正常男性，●女性患者，○正常女性，▣男性携带者，⊙女性携带者；
F1、F2、F3分别为家系编号；Ⅰ、Ⅱ、Ⅲ为世代编号；A：*ACTC1*-D26N，B：*MYBPC3*-R215C

ACTC1-D26N、F2-Ⅰ1及F2-Ⅱ3 2名患者携带*ACTC1*-D26N及*MYBPC3*-R215C两个位点，F2-Ⅰ1仅携带*MYBPC3*-R215C，表型正常。基因型与临床表型分析发现，*ACTC1*-D26N在家系中的基因外显率较高（81.8%），且患者多为非梗阻性肥厚型心肌病患者（LVOT-PG＜30mmHg），患者最大室间隔厚度轻度或中度肥厚（图1-3-9A，图1-3-9B），左心房扩大如F3-Ⅱ7可见左心房极度扩张伴心房颤动，心尖四腔切面测得左心房内径可达88mm（图1-3-9C，图1-3-9D），舒张功能障碍，其中4人可见三相波（图1-3-9E）；F2-Ⅰ1与F2-Ⅱ3左心室流出道压差较高，*MYBPC3*-R215C基因变异对患者的临床表型有一定的修饰作用。

2.临床遗传咨询

（1）基于ACMG指南，该变异

证据1：突变与疾病在家系中共分离——证据水平PP1，根据新的算法评估*ACTC1*-D26N变异在疾病共分离中的程度，证据水平PP1可增强 ----------------------------------PP1-S

证据2：ESP数据库、千人数据库、EXAC数据库中正常对照人群中未发现的变异

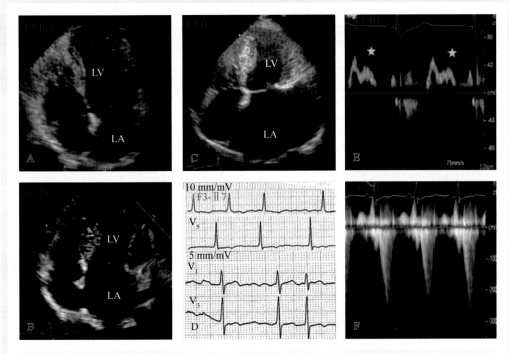

图1-3-9 家系部分患者超声心动图及12导联心电图结果

A.轻度肥厚，*ACTC1*-D26N（F3-Ⅲ1）；B.中度肥厚，*ACTC1*-D26N（F3-Ⅲ2）；C.中度肥厚，左心房极度扩张，*ACTC1*-D26N（F3-Ⅱ7）；D.心房颤动心电图（F3-Ⅱ7）；E.L波（星标）（F1-Ⅱ1），即在舒张期二尖瓣多普勒血流有时会出现三个波峰，在E、A峰之间的峰为L波；F.LVOT-PG，33 mmHg，F2-Ⅰ1，*ACTC1*-D26N 与 *MYBPC3*-R215C

（或隐性遗传病中极低频位点）-- 证据水平PM2

证据2：对某个基因如果这个基因的错义变异是造成某种疾病的原因，且这个基因中良性变异所占的比例很小，在此基因中发现的新的错义变异 ---------------- 证据水平PP2

证据3：多种统计方法预测出该变异会对基因或基因产物造成有害的影响，包括保守性预测、进化预测、剪接位点影响等 -- 证据水平PP3

证据4：变异携带者的表型或家族史高度符合某种单基因遗传疾病---------- 证据水平PP4

根据ACMG指南，*ACTC1*-D26N可满足：PP1-S、PM2、PP2、PP3及PP4为可能致病的变异。

（2）临床遗传咨询：*ACTC1*-D26N位点的突变是三个家系的主要致病基因，基因外显率为81.8%，根据ACMG指南，该变异可被定义为可能致病的变异；根据西京医院肥厚型心肌病诊治中心现有数据的分析，携带此变异的患者成年后很可能患病。但这部分患者可能多为非梗阻性肥厚型心肌病，患者可出现舒张功能障碍，可出现左心房重构等。

表1-3-7 家系成员基因及临床筛查结果

病例	性别/确诊年龄	年龄	基因型	临床表型	心电图参数			超声心动图参数			L波
					心率（次/分）	ST-T改变	左心室高电压	最大左心室室壁厚度（mm）	左心室流出道压力阶差（mmHg）	左心房前后径（mm）	
F1-Ⅰ1	F/40	45	A	HCM	54	Y	N	22	3	48	Y
F1-Ⅰ2	M/	46	–	Normal	73	N	N	10	5	32	N
F1-Ⅱ1	M/17	19	A	HCM	49	Y	Y	19	5	41	Y
F2-Ⅰ1	F/64	64	A, B	HCM	89	Y	Y	26	33	41	N
F2-Ⅱ1	M/–	39	B	Normal	69	N	N	10	3	24	N
F2-Ⅱ3	M/32	37	A, B	HCM	67	Y	N	19	12	36	N
F3-Ⅱ2	F/19	63	A	HCM	52	Y	N	15	5	44	N
F3-Ⅱ3	F/–	58	–	Normal	73	N	N	12	8	40	N
F3-Ⅱ5	F/18	53	A	HCM	AF	Y	Y	22	15	56	N
F3-Ⅱ7	F/40	47	A	HCM	AF	Y	N	24	5	88	N
F3-Ⅲ1	F/33	37	A	HCM	61	Y	N	15	3	44	Y
F3-Ⅲ2	F/33	33	A	HCM	55	Y	Y	29	2	44	Y
F3-Ⅲ5	F/–	10	A	Normal	87	N	N	8.3	4	26	N
F3-Ⅲ6	M/–	8	A	Normal	84	N	N	9.8	3	29	N

注：A.*ACTC1*-D26N；B.*MYBPC3*-R215C；HCM.肥厚型心肌病；Normal.正常；Y. Yes；N. No

（宋　雷　刘丽文　胡　丹　杨倩利）

参考文献

［1］华医学会心血管病学分会中国成人肥厚型心肌病诊断与治疗指南编写组，中华心血管病杂志编辑委员会. 中国成人肥厚型心肌病诊断与治疗指南［J］. 中华心血管病杂志，2017，45（12）：1015-1032.

［2］Maron BJ，Rowin EJ，Casey SA，et al. Hypertrophic Cardiomyopathy in Adulthood Associated With Low Cardiovascular Mortality With Contemporary Management Strategies［J］. J Am Coll Cardiol，2015，65（18）：1915-1928.

［3］Seebohm B，Matinmehr F，Köhler J，et al. Cardiomyopathy mutations reveal variable region of myosin converter as major element of cross-bridge compliance［J］. Biophys J，2009，97（3）：806-824.

［4］Augiere C，Megy S，El Malti R，et al. A Novel Alpha Cardiac Actin（ACTC1）Mutation Mapping to a Domain in Close Contact with Myosin Heavy Chain Leads to a Variety of Congenital Heart Defects，Arrhythmia and Possibly Midline Defects［J］. PLoS One，2015，10（6）：e0127903.

［5］Bookwalter CS，Trybus KM. Functional consequences of a mutation in an expressed human alpha-cardiac actin at a site implicated in familial hypertrophic cardiomyopathy［J］. J Biol Chem，2006，281（24）：16777-16784.

［6］Enjuto M，Francino A，Navarro-López F，et al. Malignant hypertrophic cardiomyopathy caused by the Arg-723Gly mutation in beta-myosin heavy chain gene［J］. J Mol Cell Cardiol，2000，32（12）：2307-2313.

［7］Jarvik G，Browning B. Consideration of Cosegregation in the Pathogenicity Classification of Genomic Variants［J］. Am J Hum Genet，2016，98（6）：1077-1081.

［8］Matsson H，Eason J，Bookwalter CS，et al. Alpha-cardiac actin mutations produce atrial septal defects［J］. Hum Mol Genet，2008，17（2）：256-265.

［9］Geske JB，Bos JM，Gersh BJ，et al. Deformation patterns in genotyped patients with hypertrophic cardiomyopathy［J］. Eur Heart J Cardiovasc Imaging，2014，15（4）：456-465.

［10］Bos JM，Will ML，Gersh BJ，et al. Characterization of a phenotype-based genetic test prediction score for unrelated patients with hypertrophic cardiomyopathy [J]. Mayo Clin Proc, 2014, 89 (6): 727-737.

[11] Monserrat L, Hermida-Prieto M, Fernandez X, et al. Mutation in the alpha-cardiac actin gene associated with apical hypertrophic cardiomyopathy, left ventricular non-compaction, and septal defects [J]. Eur Heart J, 2007, 28 (16): 1953-1961.

[12] Walsh R, Rutland C, Thomas R, et al. Cardiomyopathy: a systematic review of disease-causing mutations in myosin heavy chain 7 and their phenotypic manifestations [J]. Cardiology, 2010, 115 (1): 49-60.

[13] Greenway SC, Mcleod R, Hume S, et al. Exome sequencing identifies a novel variant in ACTC1 associated with familial atrial septal defect [J]. Can J Cardiol, 2014, 30 (2): 181-187.

[14] Richards S, Aziz N, Bale S, et al. Standards and guidelines for the interpretation of sequence variants: a joint consensus recommendation of the American College of Medical Genetics and Genomics and the Association for Molecular Pathology [J]. Genet Med, 2015, 17 (5): 405-424.

[15] Olson TM, Doan TP, Kishimoto NY, et al. Inherited and de novo mutations in the cardiac actin gene cause hypertrophic cardiomyopathy [J]. J Mol Cell Cardiol, 2000. 32 (9): 1687-1694.

[16] Tian T, Wang J, Wang H, et al. A low prevalence of sarcomeric gene variants in a Chinese cohort with left ventricular non-compaction [J]. Heart Vessels, 2015, 30 (2): 258-264.

[17] Tripathi S, Schultz I, Becker E, et al. Unequal allelic expression of wild-type and mutated β-myosin in familial hypertrophic cardiomyopathy. Basic Res Cardiol, 2011, 106 (6): 1041-1055.

[18] Writing Committee Members, Ommen SR, Mital S, et al. 2020 AHA/ACC Guideline for the Diagnosis and Treatment of Patients With Hypertrophic Cardiomyopathy: Executive Summary: A Report of the American College of Cardiology/American Heart Association Joint Committee on Clinical Practice Guidelines [J]. Circulation, 2020, 142: e533-e557.

[19] Zou Y, Wang J, Liu X, et al. Multiple gene mutations, not the type of mutation, are the modifier of left ventricle hypertrophy in patients with hypertrophic cardiomyopathy [J]. Mol Biol Rep, 2013, 40 (6): 3969-3976.

[20] Yang QL, Bian YY, Wang B, et al. Novel phenotype-genotype correlations of hypertrophic cardiomyopathy caused by mutation in α-actin and myosin-binding protein genes in three unrelated Chinese families. J Cardiol, 2019, 73 (5): 438-444.

第三节　心肌肥厚病因学诊断及病例分享

近年来，西京医院肥厚型心肌病诊治中心采用的2014年ESC《肥厚型心肌病诊断和管理指南》和2017年《中国成人肥厚型心肌病诊断与治疗指南》中对肥厚型心肌病的病因学分型显示40%～60%病因为肌小节基因突变，5%～10%为其他遗传或非遗传因素，25%～30%病因不详。本节重要介绍5%～10%其他遗传或非遗传因素中遗传因素引起心肌肥厚的疾病，与常见的肌小节基因突变引起的心肌病肥厚如何进行鉴别。

5%～10%其他遗传或非遗传因素中遗传因素引起心肌肥厚的疾病发病率低，属于罕见病，仅靠临床诊断十分困难，但此部分患者的早期诊断、早期治疗尤为重要，基因检测可为此部分患者的诊断指明方向。如先天性代谢性疾病、神经肌肉疾病、线粒体疾病、畸形综合征、系统性淀粉样变等。

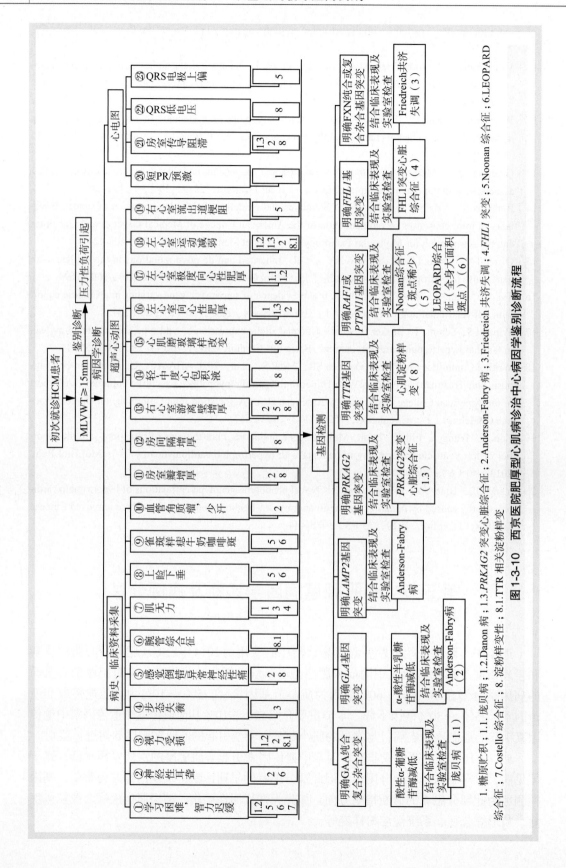

图1-3-10 西京医院肥厚型心肌病诊治中心病因学鉴别诊断流程

1. 糖原贮积；1.1.庞贝病；1.2.Danon病；1.3.PRKAG2突变心脏综合征；2.Anderson-Fabry病；3.Friedreich共济失调；4.FHL1突变；5.Noonan综合征；6.LEOPARD综合征；7.Costello综合征；8.淀粉样症；8.1.TTR相关淀粉样变

西京医院肥厚型心肌病诊治中心结合多年HCM临床诊断经验认为以上标准在临床工作中更容易实施，更符合我国国情，推荐采用上述标准进行HCM的诊断。图1-3-10为西京医院肥厚型心肌病诊治中心5%～10%其他遗传或非遗传因素中遗传因素引起心肌肥厚疾病的诊断流程。

一、庞贝病

（一）概述

庞贝病（Pompe disease）又称糖原贮积症Ⅱ型（glycogen storage disorder type Ⅱ，GSD Ⅱ；glycogenosis Ⅱ，MIM 232300），也称酸性α-葡糖苷酶缺乏症（acid-α-glucosidase deficiency）。是一种罕见的常染色体隐性遗传性疾病，中国人群的发病率约为1/50 000，为第17对染色体 GAA 基因发生突变，导致体内缺乏酸性α-葡糖苷酶酵素，而无法分解肝糖，进而引起全身各系统病变。

（二）分类及临床特点

2013年中华医学会儿科学分会《糖原贮积症Ⅱ型诊断及治疗专家共识》根据发病年龄、受累器官和疾病进展速度，临床上分为婴儿型和晚发型两大类。

1.婴儿型　患儿又根据病情进展的速度和心肌受累的程度分为典型性和非典型性婴儿型。典型性婴儿型患儿GAA活性完全或几乎完全丧失，出生后数月即出现严重的心功能不全、呼吸衰竭，常伴有四肢松软，运动发育迟缓，喂养困难。体格检查：肌张力低下、心脏扩大、肝大及舌体增大等表现，心脏超声显示心室壁及室间隔普遍性增厚。病情进展迅速，绝大多数患儿于1岁以内死亡。少数不典型婴儿型患者起病稍晚，病情进展较慢，心脏受累较轻，又称非经典婴儿型。

2.晚发型　患者于1岁后起病，可晚至60岁发病，根据起病年龄不同，又可分儿童型和成年型（20岁后起病）。主要累及躯干肌、四肢近端肌群及呼吸肌。首发症状主要为疲劳、无力，少数以突发呼吸衰竭起病。临床表现以缓慢进展的近端肢体肌无力为主要表现，下肢较上肢受累明显，中等运动量受限严重，行走无力，智力低下。也可表现为选择性肌无力，如膈肌、肋间肌、腹肌可较早受累，表现为咳嗽无力、呼吸困难、夜间睡眠呼吸障碍、晨起后头痛和嗜睡等。躯干肌受累常导致腰背痛、脊柱弯曲、脊柱强直。少数患者伴有基底动脉瘤和脑血管病等，心脏一般不受累。患者起病越早，疾病进展越快，常死于呼吸衰竭。西京医院肥厚型心肌病诊治中心2013—2021年共诊断14例庞贝病，其中12例为典型婴儿型，2例为晚发型。

（三）辅助检查

1.血清肌酶测定　肌酸激酶（CK）升高是GSDⅡ的敏感指标，常升高4～10倍，但无特异性。婴儿型CK和乳酸脱氢酶（LDH）几乎均升高，常伴有丙氨酸转氨酶（ALT）、天冬氨酸转氨酶（AST）升高，95%的迟发型患者CK升高。

2.心脏检查　对于婴儿型患者，心电图及胸部X线片可作为初步筛查方法，心电图提示PR间期缩短，QRS波群电压增高，胸部X线检查提示心脏扩大，但均无特异性。

超声心动图提示室间隔及左心室壁普遍性增厚，早期伴或不伴左心室流出道梗阻，晚期肥厚型心肌病终末期表现。迟发型患者心脏无明显受累。

3. 针极肌电图检查　多为肌源性损害，可出现纤颤电位、复合性重复放电和肌强直放电，运动单位电位时限缩短、波幅降低。近端肌检查阳性率高。有时肢体肌肉针极肌电图正常，但椎旁肌异常。针极肌电图正常不能排除诊断。神经传导检测正常。

4. 肌肉活检　GSD Ⅱ患者病理特点是肌纤维空泡变性，空泡大小和形态各异，糖原染色阳性，溶酶体酸性磷酸酶染色强阳性。婴儿型患者肌纤维结构破坏严重，迟发型患者个体差异较大，与发病年龄、病程、临床表现、肌肉活检部位等有一定关系，肌肉活检正常不能排除诊断。晚发型患者常取有肌无力表现而萎缩不严重的肌肉进行活检，可选择三角肌、肱二头肌、股四头肌和腓肠肌等。值得注意的是，婴儿型患者因麻醉风险高，不建议肌肉活检。

5. 酸性 α- 葡糖苷酶酶素活性测定　明确外周血淋巴细胞、皮肤成纤维细胞或肌肉组织酸性 α- 葡糖苷酶酶素活性缺乏是诊断 GSD Ⅱ的金标准。干血滤纸片和外周血白细胞 GAA 活性测定具有方便、快速、无创等优点，是 GSD Ⅱ常用的一线诊断方法，酶替代治疗前确诊建议行皮肤成纤维细胞或肌肉组织 GAA 活性检测，或结合 GAA 基因突变结果。

6. GAA 基因突变分析　GSD Ⅱ属于常染色体隐性遗传方式，因此需检测到患者携带致病性的 GAA 纯合或复合杂合基因突变（需验证两个致病的 GAA 基因突变分别来自父母一方）有助于明确诊断。目前已发现近 300 种致病突变（www.Pompecenter.nl/）。GAA 基因突变具有种族差异，某些基因型与表型有一定关系。GAA 基因多态性位点 c.1726G ＞ A（p.G576S）与 c.2065G ＞ A（p.E689K）在亚洲人群中携带率约 3.9%，这两种多态性位点会降低 GAA 活性，但并不导致疾病发生，称为假性缺陷等位基因，在新生儿疾病筛查及产前诊断时应注意。

（四）诊断

1. 利用包含代谢性疾病的心肌病基因 panel 进行基因检测，检测到携带致病性 GAA 纯合或复合杂合基因突变。

2. 患儿进一步进行 α- 葡萄糖苷酶的实验室检查酶学活性明显减低或丧失。

3. 临床表现：肌无力，心肌肥厚，心电图示 PR 间期缩短等特征性表现可诊断庞贝病。

（五）鉴别诊断

对于可疑婴儿型 GSD Ⅱ，应注意与心内膜弹性纤维增生症、Danon 病、GSD Ⅲ型及Ⅳ型、脊髓性肌萎缩Ⅰ型、先天性甲状腺功能减低症、原发性肉碱缺乏症等相鉴别。晚发型患者应注意与肢带型肌营养不良、多发性肌炎、线粒体肌病、强直性肌营养不良、其他糖原贮积病（如 GSD Ⅱ、Ⅳ、Ⅴ型）、脊髓性肌萎缩和肌原纤维肌病等相鉴别。

（六）治疗

1. 对症治疗

（1）心血管系统：疾病早期表现为左心室流出道梗阻，应避免使用地高辛及其他增加心肌收缩力的药物、利尿剂及降低后负荷的药物如 ACE 抑制剂，但在疾病后期出现左心室功能不全时可适当选用。

（2）呼吸系统：积极预防和控制呼吸道感染，出现睡眠呼吸障碍时给予持续正压通气（CPAP）、双相或双水平呼吸道正压通气（BiPAP）治疗。出现严重呼吸功能衰竭时给予侵入性机械通气治疗。

（3）营养支持：建议高蛋白、低糖类饮食，并保证足够的能量、维生素及微量元素的摄入。

（4）其他：运动和康复治疗。麻醉风险高，应尽量减少全身麻醉。不宜使用异丙酚及氯化琥珀胆碱。

2.酶替代治疗（ERT）　患者可使用rhGAA，剂量20mg/kg，每2周1次缓慢静脉滴注，最大输注速率7 mg/（kg·h），建议起始速率不超过1 mg/（kg·h），确定可以耐受后每半小时增加2 mg/（kg·h）。婴儿型患者要尽早使用ERT，可以明显改善生活质量和延长生存时间。晚发型患者出现症状前，应每隔6个月评估肌力和肺功能，一旦出现肌无力和（或）呼吸功能减退或 CK 升高，应尽早开始酶替代治疗。酶替代治疗可较快使心室壁厚度、心脏质量恢复至接近正常，提高心室射血分数，延长PR间期，降低左心室电压，越早治疗效果越佳。

（七）遗传咨询

庞贝病为常染色体隐性遗传病。患者父母再次生育患儿风险为25%。应建议所有患者及其家庭成员进行临床及基因筛查，并提供必要的遗传咨询，对明确携带 GAA 致病基因突变的夫妻，建议进行产前羊水穿刺，鉴定胎儿基因型，进行产前诊断。

（八）病例分享

1.病史简介　女婴，出生68天，父母亲主诉：近1周因嗜睡、肌无力、呼吸急促、喂养困难在当地医院就诊，发现心脏肥厚，当地医院建议西京医院就诊。体格检查：呼吸45次/分，张嘴呼吸、鼻翼扇动、有痰、精神欠佳、血压、体温正常，心率151次/分，全身肌无力明显，不能抬手，哭声小等。既往史：出生17天出现咳嗽、支气管炎住院。家族史：其姐姐于出生后113天因心脏、呼吸衰竭死亡。

2.相关辅助检查　西京医院超声心动图显示：室间隔及左心室壁明显增厚约11mm，EF：42%；心电图提示：双心室肥厚（图1-3-11）。此时如何诊断？根据心电图和超声心动图结果是否诊断为肥厚型心肌病？

家系分析及基因检测结果见图1-3-12和表1-3-8，根据家系基因检测及家系分析：患者父母正常，分别携带一个 GAA 基因突变，GAA 位于17号染色体上，符合常染色体隐性遗传的遗传规律。

患者携带 GAA 复合杂合致病突变，结合患者家族史、发病年龄、肌无力症状及实验室检测肌酸激酶增高（表1-3-9），初诊为庞贝病。

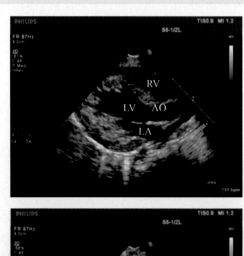
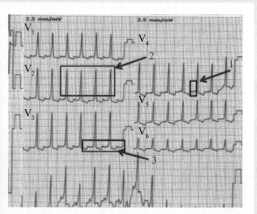
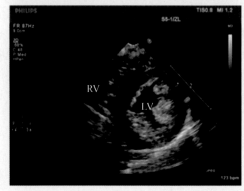

图1-3-11 超声心动图及心电图结果

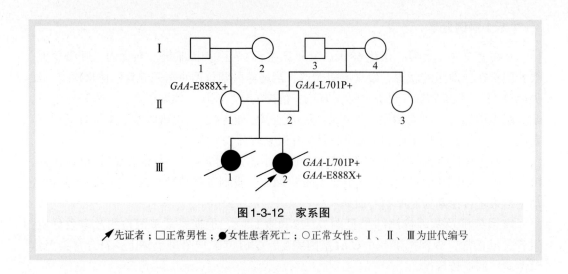

图1-3-12 家系图

↗先证者；□正常男性；●女性患者死亡；○正常女性。Ⅰ、Ⅱ、Ⅲ为世代编号

表1-3-8 基因结果

基因	转录本	外显子	核苷酸	氨基酸	杂合/纯合	来源
GAA	NM_000152	Exon15	c.2102T>C	p.L701P	杂合	父源
GAA	NM_000152	Exon19	c.2662G>T	p.E888X	杂合	母源

表1-3-9　实验室检测结果

名称	结果	单位	参考范围
肌酸激酶（CK）	552 ↑	U/L	0～325
Pro-BNP	7002 ↑	Pg/ml	0～125
肌红蛋白	178 ↑	Ng/ml	0～70
肌酸激酶同工酶	21.7 ↑	Ng/ml	0.3～4.0
谷丙转氨酶	131 ↑	U/L	7～40

为协助诊断，进一步进行酸性α-葡糖苷酶的实验室检测，结果表明患者酸性α-葡糖苷酶明显低于临床参考值（表1-3-10）。因此结合临床表现、实验室检查结果及基因检测结果，可诊断为庞贝病。

表1-3-10　α-葡萄糖苷酶结果

名称	结果	单位	参考范围
酸性α-葡糖苷酶	9.1 ↓	nmol/（g·min）	24.8～93.0

3.治疗及随访　由于目前酶替代疗法的rhGAA，价格高昂，平均每10kg体重，每个月平均花费40 000元，而且需要终身用药，家庭不能承受，仅进行了抗心力衰竭和呼吸衰竭的对症治疗后于出生后5个月死亡。

4.遗传咨询　庞贝病为常染色体隐性遗传，该家系中先证者父母分别携带一个致病突变，生育患儿的概率为25%，因此建议妊娠期11～15周进行羊水穿刺，对胎儿进行基因型鉴定，若非复合杂合突变可继续妊娠，出现复合杂合突变应考虑终止妊娠。

二、Danon病

（一）概述

Danon病为*LAMP2*基因突变导致的溶酶体膜蛋白2异常的一种溶酶体贮积疾病，为X染色体显性遗传性疾病。Danon病属于罕见病，在心肌肥厚患者中的发病率约为1%，尚未发现无心肌肥厚的Danon病患者。

（二）临床特点

1. Danon病会导致患者肌无力、心肌肥厚（通常室壁厚度≥30mm）及智力低下三联征表现；部分患者伴有视网膜病变和肝脏疾病。

2.心电图可有PR间期缩短、左心室高电压、QRS间期延长、预激综合征等特征性表现。

3.一项73例Danon病患者的研究显示，男性患者的平均发病年龄为（13.3±8.0）岁，女性患者为（28.9±4.2）岁，在男性患者中，平均18岁进行心脏移植或发生死亡。另一方面，女性患者发病年龄及疾病进展比男性患者晚10～15年。但也有少数报道女性早期和严重疾病病例。女性则多在成年发病。男性患者cTnⅠ、CK-MB等心肌标志物指标升高，而女性患者多正常，表明男性患者心肌受损较严重。且同女性患者相比较，男性患者心脏磁共振结果显示较大面积心肌延迟强化信号，提示存在大量心肌纤维化，同样表明心肌受损较严重。

（三）诊断

1. Danon病与多种代谢性疾病临床表现相似，利用包含代谢性疾病的心肌病基因*panel*进行基因检测，男性患者检测到携带致病性*LAMP2*半合子基因突变。

2. 结合肌无力、心肌肥厚及智力低下三联征表现。

3. 需结合心电图PR间期缩短、左心室高电压、QRS间期延长等特征性表现，可以基本确诊为Danon病。

4. 二维超声心动图显示左心室壁极度增厚（通常室壁厚度≥30mm）且累及多个节段，心脏磁共振显示，心内膜下弥漫性异常强化影。

（四）鉴别诊断

对于可疑Danon病婴儿，应注意与GSD Ⅱ婴儿型及GSD Ⅳ型、脊髓性肌萎缩 Ⅰ型、先天性甲状腺功能减低症、原发性肉碱缺乏症等相鉴别。可疑的Danon病患儿应注意与肢带型肌营养不良、多发性肌炎、线粒体肌病、强直性肌营养不良、其他糖原贮积病（如GSD Ⅱ、Ⅳ、Ⅴ型）、PRKAG2心脏综合征、脊髓性肌萎缩和肌原纤维肌病等相鉴别。

（五）治疗

Danon病发病早，起病急，临床上尚无特效治疗方法，主要以对症治疗为主。心肌细胞的不断病变如果不能得到有效缓解，可能发展为心力衰竭，需要心脏移植。存在对ICD抵抗的现象，恶性心律失常和心力衰竭是最终结局。此类疾病的早期诊断，可为患者等待移植心脏供体提供相对充足的时间。

（六）遗传咨询

Danon病为X染色体显性遗传病。男性患者再次生育男性患儿的风险为0。生育女性患儿的风险为100%，女性患者再次生育男性患儿的风险为50%，生育女性患儿的风险为50%，因此应建议所有患者及其家庭成员进行临床及基因筛查，并提供必要的遗传咨询，对明确携带*LAMP2*致病基因突变的患者，建议进行三代试管婴儿或产前羊水穿刺，鉴定胎儿基因型，进行产前诊断。

（七）病例分享

1. 病史简介　男性，13岁。主诉：近2年劳力性胸闷、胸痛、气短，爬楼后气短、胸痛、胸闷、大汗。近半个月症状加重。在当地医院就诊怀疑心肌淀粉样变性，近半个月症状加重遂就诊于西京医院，心脏彩超显示左心室最大室壁厚度22mm，左心室流出道压差静息状态6mmHg（心率67次/分），心功能Ⅲ级，心电图提示：左心室肥厚伴劳损（图1-3-13）。既往史：肝功能损伤及全身乏力。家族史：其母亲为扩张型心肌病。

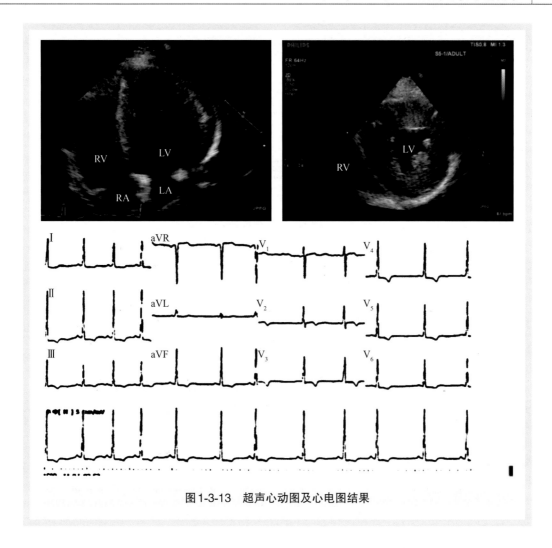

图1-3-13　超声心动图及心电图结果

2.相关辅助检查　心脏超声显示左心室壁普遍增厚，最大室壁厚度22mm，左心室流出道压差静息状态6mmHg（心率67次/分），心功能Ⅲ级，心电图提示：左心室肥厚伴劳损（图1-3-13）。此时如何诊断？根据心电图和超声心动图结果是否诊断为肥厚型心肌病？

家系分析及基因检测结果见图1-3-14和表1-3-11，根据家系基因检测及家系分析如下。

表1-3-11　基因结果

基因	转录本	外显子	核苷酸	氨基酸	杂合/纯合
LAMP2	NM_001122606	Exon6	c.779-782del	p.H260fs	半合子

患者父亲表型正常，母亲为扩张型心肌病患者并携带LAMP2-H260fs基因突变，LAMP2位于X染色体上，符合X染色体连锁显性遗传规律。

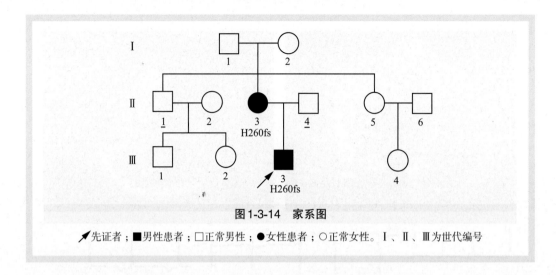

图 1-3-14　家系图

↗先证者；■男性患者；□正常男性；●女性患者；○正常女性。Ⅰ、Ⅱ、Ⅲ为世代编号

患者携带 *LAMP2* 致病突变，再次询问病史发现有轻度肌无力表现、患者语言表达能力较差，结合患者家族史及实验室检测肌酸激酶增高（表1-3-12），初步诊断为 Danon病。

表 1-3-12　实验室检测结果

名称	结果	单位	参考范围
肌钙蛋白I（TropI）	12.316 ↑	ng/ml	0 ～ 0.03
肌红蛋白（Mb）	333.4 ↑	ng/ml	0 ～ 70
肌酸激酶同工酶	14.3 ↑	ng/ml	0.3 ～ 4.0
丙氨酸转氨酶（ALT）	224 ↑	IU/L	9 ～ 50
天冬氨酸转氨酶（AST）	287 ↑	IU/L	15 ～ 40

3.治疗及随访　该患者常规服用盐酸曲美他嗪、比索洛尔、厄贝沙坦、缬沙坦、辅酶Q10、多烯磷脂酰胆碱后自觉症状缓解，每半年进行一次复查超声心动图和12导联心电图，在近5年的随访中患者左心室壁厚度不断增厚，心功能逐渐减低。

4.遗传咨询　先证者在5年随访中左心室壁厚度不断增厚，心功能逐渐减低，出现心力衰竭症状，在对患者及其家属进行遗传咨询时，建议患者考虑心脏移植。

三、PRKAG2突变心脏综合征

（一）概述

PRKAG2突变心脏综合征是 *PRKAG2* 基因突变造成其编码的单磷酸腺苷酸活化蛋白激酶的 γ_2 调节亚基结构和功能发生异常，从而导致心肌细胞内支链淀粉累积，PRKAG2突变心脏综合征是一种常染色体显性遗传病，约0.5%的心肌肥厚患者诊断为此病，是一种罕见疾病。

（二）临床特点

1.临床表现为进行性心肌细胞糖原贮积，均匀性左心室肥厚，室壁厚度常＞15 mm，心肌肥厚，心室预激和心脏传导系统疾病，甚至可能发展成致命的室性心律失常；大部分患者无心脏外表现，少数可有骨骼肌异常。

2.PRKAG2突变心脏综合征发病早，起病急，临床上尚无特效治疗方法。

3. PRKAG2突变心脏综合征最常见的临床表现是在青年患者中出现阵发性室上性心动过速，常伴有进行性高度传导阻滞，易发生猝死，并需在40～50岁前安装永久起搏器。此类疾病的早期诊断，可为患者猝死的预防提供帮助。

（三）诊断

1. PRKAG2突变心脏综合征多数仅累及心脏，利用包含代谢性疾病的心肌病基因 *panel* 进行基因检测，患者检测到携带致病性 *PRKAG2* 基因突变为此病的重要诊断根据。

2. PRKAG2突变心脏综合征患者可通过心脏超声检测出心脏左心室均匀性肥厚，大多数患者为非梗阻性HCM，SAM征阴性且多伴有左心室功能不全。

3.结合心肌细胞糖原贮积、心肌肥厚、心室预激和传导系统疾病，可以确诊为PRKAG2突变心脏综合征。

（四）治疗

PRKAG2突变心脏综合征发病早，起病急，临床上尚无特效治疗方法，临床以对症治疗为主。青年患者出现阵发性室上性心动过速，常伴有进行性高度传导阻滞，易发生猝死。在此类疾病的早期，可为患者适时安装起搏器，预防因心搏骤停而发生猝死，PRKAG2突变心脏综合征大多快速发展为心力衰竭，早期诊断为患者供体的选择提供充足时间。

（五）遗传咨询

PRKAG2突变心脏综合征为常染色体显性遗传病。患者生育下一代患儿的风险为50%。与性别无关，因此应建议所有患者及其家庭成员进行临床及基因筛查，并提供必要的遗传咨询，对明确携带 *PRKAG2* 致病基因突变的患者，建议进行三代试管婴儿或产前羊水穿刺，鉴定胎儿基因型，进行产前诊断。

（六）病例分享

1.病史简介　男性，先证者，27岁。主诉：患者于1个多月前无明显诱因出现晕厥伴意识丧失4～5分钟，无惊厥、抽搐、口吐白沫，无大小便失禁，于当地医院查心电图提示三度房室传导阻滞，心室率30次/分，遂急诊转入西京医院。急查心电图提示：窦性心律，左心室肥厚伴劳损，不除外心室预激；超声心动图提示：非梗阻性肥厚型心肌病。初步诊断：急性心肌炎；三度房室传导阻滞；肥厚型心肌病。给予置入临时起搏器、营养心肌等治疗后，患者好转出院。1个月后患者再次出现晕厥，性质同前，持续时间较上次延长，再次就诊于西京医院，给予置入永久双腔起搏器治疗。既往史：否认高血压、糖尿病病史；否认手术、外伤史；否认输血史；否认食物、药物过敏史。家族史：父亲

（Ⅱ8）41岁时发生猝死，大姑（Ⅱ2）41岁睡眠中去世，大姑的大女儿（Ⅲ1）45岁猝死，大姑的三女儿（Ⅲ6）22岁猝死，大姑的大儿子（Ⅲ4）17岁猝死，大姑的小儿子（Ⅲ7）20岁猝死；大姑的二女儿（Ⅲ3）患肥厚型心肌病，并行永久起搏器置入治疗，其大儿子19岁猝死，二姑（Ⅱ3）患肥厚型心肌病，先证者妹妹（Ⅲ20）健在，患肥厚型心肌病，且患有尿毒症多年。最终诊断：非对称性非梗阻性肥厚型心肌病；三度房室传导阻滞。

2.相关辅助检查　超声心动图提示：室间隔及左心室壁普遍增厚（室间隔最厚为26mm），心电图提示：窦性心律，左心室肥厚伴劳损，不除外心室预激（图1-3-15）；此患者是否为肌小节突变的肥厚型心肌病？

家系分析及基因检测结果见图1-3-16和表1-3-13，根据家系基因检测及家系分析：除先证者外其他携带 *PRKAG2*-R302Q基因突变的Ⅳ10和Ⅳ12 2018年均诊断为肥厚型心肌病，其他未携带 *PRKAG2*-R302Q基因突变的家系成员超声心动图及心电图均正常。

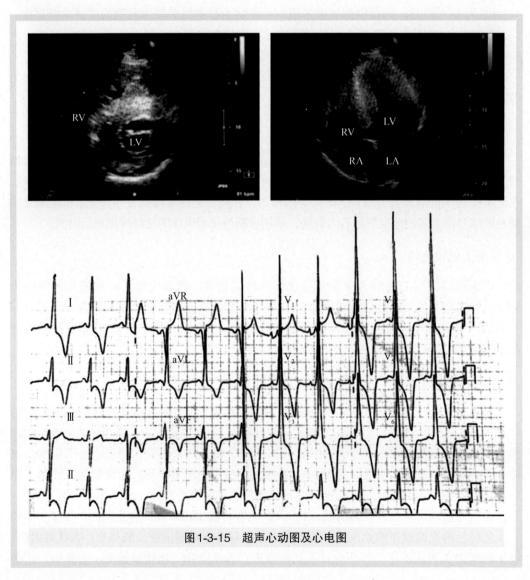

图1-3-15　超声心动图及心电图

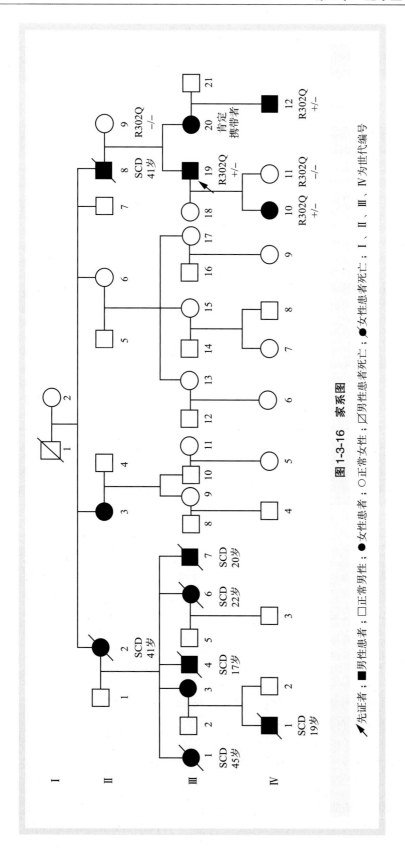

图1-3-16 家系图

↗先证者；■男性患者；●女性患者；◪男性患者死亡；●女性患者死亡；Ⅰ、Ⅱ、Ⅲ、Ⅳ为世代编号

□正常男性；○正常女性；

PRKAG2-R302Q基因突变全世界已有超过10篇文献报道此位点致PRKAG2突变心脏综合征，包括家系分析、小鼠功能验证等，Clinvar数据库定义为致病性，结合临床表现初步诊断为PRKAG2突变心脏综合征。

表1-3-13　基因结果

基因	转录本	外显子	核苷酸	氨基酸	杂合/纯合
PRKAG2	NM_016203	Exon7	c.905G＞A	p.R302Q	杂合

3.治疗及随访　该患者常规服用美托洛尔、氢氯噻嗪、螺内酯，每半年复查一次超声心动图和12导联心电图，患者8年随访中药物治疗效果欠佳。

4.遗传咨询　先证者在多年随访中药物治疗效果欠佳，心功能逐渐减低，出现心力衰竭症状。在对患者及其家属进行遗传咨询时，建议患者考虑心脏移植，建议与患者父亲有血缘关系的家系成员进行基因检测和逐级排查，对家系中儿童进行早诊早治预防猝死，对育龄期家系患者建议进行胚胎植入前的遗传病筛查，从而达到遗传阻断，或进行孕期胎儿羊水穿刺，鉴定胎儿基因型。

四、Anderson-Fabry病

（一）概述

Anderson-Fabry病（Anderson-Fabry disease）是因制造α-半乳糖甘酵素GLA基因发生缺陷，无法代谢的脂质堆积在细胞内的溶酶小体，进而引发心脏、肾脏、脑血管及神经病变。Anderson-Fabry病是一种X染色体连锁遗传疾病，男性发病率为1/60 000～1/40 000，属于罕见病，女性患病率尚未明确。

（二）临床特点

1.男性患者多在12～14岁出现特征性面容，表现为眶上嵴外凸、额部隆起和嘴唇增厚。患者胃肠道多表现为腹泻、恶心、呕吐、腹胀、痉挛性腹痛、胃肠道吸收不良和便秘等，往往发生在进食后。

2.呼吸系统表现为慢性支气管炎、呼吸困难、喘息等阻塞性肺功能障碍，吸烟可加重。骨骼系统中青年及成人患者中骨质疏松较常见，多见于腰椎及股骨颈。精神疾病常见，常表现为抑郁、焦虑。

3.心脏多表现为向心性心肌肥厚，由于神经鞘脂类物质主要沉积在内膜下而肌层受累较轻，因此超声心动图可见内膜和外膜回声强而中间肌层回声弱的"双边"表现，一般其他HCM和高血压患者无此征象。

4.对于杂合患病母亲，儿子的患病概率为50%，女儿有50%的可能为携带者，仅有少数病例是因新近发生基因突变，部分女性携带者成年之后出现轻型症状，如角膜混浊和皮肤症状等。

5.患者自出生三己糖酰基鞘脂醇（GL-3）等代谢产物即在各组织及器官沉积，往往在儿童至青少年时期出现临床症状，发病多见于5～15岁，并随病程进展而逐渐加重，

许多患者尤其是男性患者常在中青年死于严重的肾衰竭或心脑血管并发症。

6.男性患者平均生存期较健康人群短20年，女性患者平均生存期则缩短约10年。

（三）诊断

1.该病临床诊断困难，利用代谢性疾病的心肌病基因 *panel* 进行基因检测，检测携带致病性的 *GLA* 基因突变是诊断该病的重要证据。

2.患者进一步进行α-半乳糖甘酵素的实验室检查，酶活性减低结合携带致病性 *GLA* 可明确诊断。

3.结合患者肾脏、末梢神经性疾病等临床表现，以上两点结合临床表型可对患者进行病情评估。

4.男性患者血、尿GL-3均明显高于健康人，部分女性患者血、尿GL-3可高于健康人，较酶活性检测其敏感性高。研究结果显示血浆lyso-GL-3检测的敏感性较血、尿GL-3更高，尤其对于女性患者而言。

5.能够根据临床结合基因无创性诊断，尽量避免有创的组织病理检测。

（四）治疗

提供患者所缺的酶，可使其代谢和病理异常得到逆转。静脉应用α半乳糖苷酶A（α-GAL A）可被细胞摄取。目前有两种酶替代治疗的生物制品：重组人α-GAL A产品阿加糖酶α（agalsidase-α）和阿加糖酶β（agalsidase-β）。口服类似半乳糖的小分子化合物，属于α-GAL A的竞争抑制物。服用方便，副作用小，价格相对低廉。目前即将在国内市场上市的药品为注射用阿加糖酶β（agalsidase-β）。

（五）遗传咨询

Anderson-Fabry病为X染色体连锁遗传疾病，但目前仍不明确其为显性遗传还是隐性遗传，女性杂合致病基因携带者也常表现出疾病的临床表现，但临床表现和预后较男性患者轻，男性患者生育女性基因携带者的概率为100%，生育男性患儿的概率为0%。女性杂合致病基因携带者再次生育男性患儿的风险为50%，生育女性基因携带者的风险也为50%，因此应建议所有患者及其家庭成员进行临床及基因筛查，并提供必要的遗传咨询，对明确携带 *GLA* 致病基因突变的患者，建议进行三代试管婴儿或产前羊水穿刺，鉴定胎儿基因型，进行产前诊断。

（六）病例分享

1.病史简介　男性，44岁。运动后出现头晕、黑矇、胸闷，2015年来西京医院肥厚型心肌病诊治中心就诊，超声心动图提示：非对称性梗阻性肥厚型心肌病，心电图提示：左心室肥厚伴劳损。否认肝炎、结核等传染病病史。否认高血压、糖尿病病史；否认手术、外伤史；否认输血史；否认食物、药物过敏史。无明确家族史，一个弟弟怀疑心肌肥厚。诊断：非对称性梗阻性肥厚型心肌病，心功能Ⅱ级。

2.相关辅助检查　超声心动图提示：左心室最大室壁厚度19mm，左心室流出道压差静息状态65mmHg（心率79次/分），心电图提示：左心室肥厚伴劳损（图1-3-17），

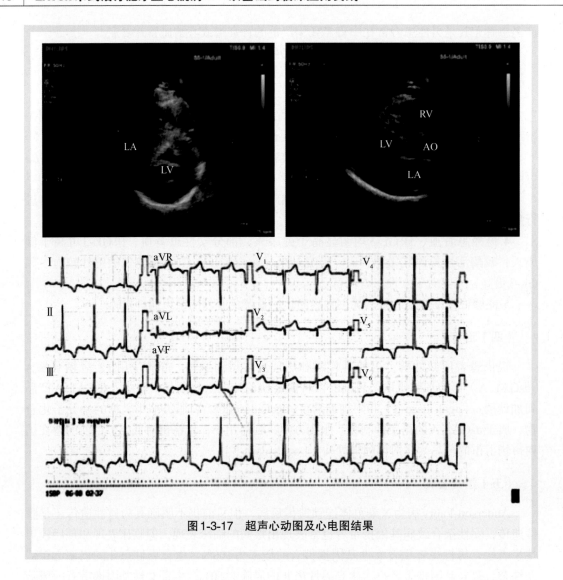

图1-3-17　超声心动图及心电图结果

根据心电图和超声心动图结果是否诊断为肥厚型心肌病。

家系分析及基因检测结果见图1-3-18，表1-3-14。

表1-3-14　基因结果

基因	染色体	转录本	外显子	核苷酸	氨基酸	杂合/纯合
GLA	chrx	NM_00169	Exon2	c.272T＞C	p.I91T	杂合

根据家系基因检测及家系分析：

（1）*GLA*-I91T基因突变，全世界已有5篇文献报道此位点致Anderson-Fabry病，包括蛋白功能检测等，HGMD数据库定义为致病性。

（2）患者携带*GLA*杂合致病突变，结合患者尿常规尿蛋白（＋＋）及实验室检测初诊为Anderson-Fabry病，提示进一步进行α-半乳糖苷酶的实验室检查。

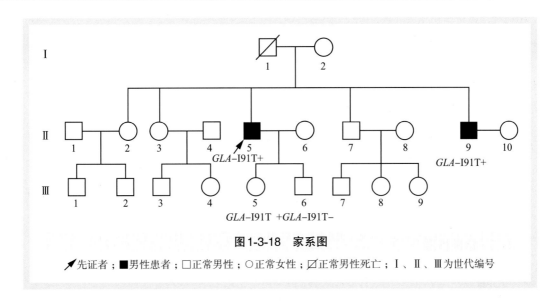

图1-3-18 家系图

◤先证者；■男性患者；□正常男性；○正常女性；◪正常男性死亡；Ⅰ、Ⅱ、Ⅲ为世代编号

（3）患者α-半乳糖苷酶明显低于临床参考值（表1-3-15），结合基因结果，尿蛋白阳性，可诊断为Anderson-Fabry病。

表1-3-15 α-半乳糖苷酶结果

名称	结果	单位	参考范围
α-半乳糖苷酶	1.0↓	nmol/（g·min）	≥24.5

3.治疗及随访 由于目前酶替代疗法的rhGAA，价格高昂，平均每10kg体重，每月平均花费40 000元，而且要终身用药，一般家庭不能承受，而该患者除心脏受累外，其余系统未见明显受累，因此建议患者服用美托洛尔、辅酶Q10，每半年复查一次超声心动图和12导联心电图，但在患者7年随访中药物治疗效果欠佳，左心室流出道梗阻未缓解，患者行室间隔减容术。

4.遗传咨询 该家系中先证者为男性患者，其女儿为基因杂合携带者，女性杂合致病基因携带者生育男性患儿的风险为50%，生育女性基因携带者的风险也为50%，因此先证者女儿可进行产前优生优育，建议进行三代试管婴儿或产前羊水穿刺，鉴定胎儿基因型，进行产前诊断。

五、神经肌肉疾病

（一）概述

Friedreich共济失调：是一种常染色体隐性遗传病，发病率为1/100 000 ～ 1/25 000，为X25基因第一内含子（GAA）n发生异常扩增或X25基因点突变所致。

（二）临床特点

1.此病为迟发型疾病，患者多在青春期前后起病，临床主要表现为进行性步态和肢体共济失调、步态不稳、跑步困难、腱反射消失、病理征阳性和骨骼异常，以后累及上肢，表现为震颤、指鼻试验阳性。

2.34%～77%的患者伴有心肌肥厚。超声心动图检查主要为左心室向心性肥厚，左心室大小和收缩功能正常。

3.心电图显示有T波倒置、电轴左偏和复极异常。

4.疾病晚期可出现左心室增大和收缩功能减低，心力衰竭和心律失常是死亡的主要原因。

（三）诊断标准

1.基因检测发现X25基因第一内含子（GAA）n异常扩增或基因突变为诊断此病的重要依据。

2.结合进行性步态和肢体共济失调、腱反射消失、病理征阳性及骨骼异常。

3.再结合左心室向心性肥厚，心电图T波倒置、电轴左偏和复极异常等临床表现，可确诊Friedreich共济失调。

（四）治疗

Friedreich共济失调目前尚无特殊治疗，以对症治疗为主。早期诊断有利于患者早诊，早治，以及其他系统疾病的预防及治疗。

六、线粒体疾病

（一）概述

原发线粒体疾病是核DNA或线粒体DNA突变所致，属于母系遗传性疾病，常见于编码呼吸链蛋白复合物的基因突变。

（二）临床特点

1.引起呼吸链蛋白复合物结构和（或）功能改变，导致细胞能量代谢障碍，出现对有氧代谢需求高的脑、骨骼肌及心肌表现为主的多系统症状。

2.心脏病变见于40%线粒体疾病的患者，其中心肌肥厚及扩张型心肌病最常见，少数表现为心律失常或左心室心肌致密化不全。

3.早期表现多为左心室肥厚，之后出现心脏扩大和左心室射血分数降低，心电图可出现房室传导阻滞。

4.除心脏受累外，患者通常伴有其他系统受累表现，包括内分泌、神经肌肉病变、皮肤病变、眼科病变、神经性耳聋、消化系统或肾脏等，仅单独出现心肌病表现十分罕见，以神经系统变化为主要表现的线粒体病易合并心肌病，临床表现多样。

（三）诊断标准

1.实验室检查示血乳酸、丙酮酸最小运动量试验阳性。

2.心肌活检电镜示细胞内可出现大量巨大的异常线粒体聚集，线粒体嵴增多并排列紊乱是诊断该病的重要依据。

3.基因分析发现核DNA或线粒体DNA突变等有助于本病确诊。

（四）治疗

线粒体疾病目前尚无特殊治疗，以对症治疗为主。早期诊断有利于患者早治疗，以及其他系统疾病的预防和治疗。

七、畸形综合征

一些畸形综合征合并心肌肥厚，最常见的是编码丝裂原活化蛋白激酶通路蛋白的基因突变所致，包括Noonan、LEOPARD、Costello和心面皮肤综合征（CFC）。本节主要介绍最常见的Noonan综合征。

（一）概述

Noonan综合征（Noonan syndrome，NS）是一种相对普遍的先天性遗传性疾病，遗传方式为常染色体显性遗传，发病率为1/2500～1/1000。NS现已明确与8个基因相关，分别是*PTPN11*、*SOS1*、*RAF1*、*BRAF*、*KRAS*、*NRAS*、*SHOC2*和*CBL*，但多为蛋白酪氨酸磷酸酶非受体11型（PTPN11）基因错义突变所致。

（二）临床特点

1.表现为身材矮小、智力发育障碍、性发育不良（隐睾）、先天性心血管异常、骨骼发育异常、出血倾向、淋巴管发育不良、复杂胸部畸形及独特的面部特征等（图1-3-19）。

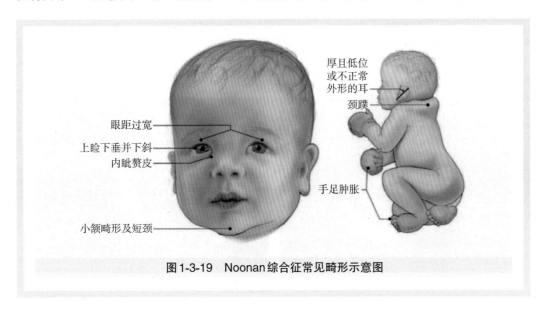

图1-3-19　Noonan综合征常见畸形示意图

2.心血管系统异常最常见为肺动脉瓣狭窄，其次为心肌肥厚和房间隔缺损。

3.临床表型复杂，可导致各系统脏器不同程度受累，特殊面容随年龄增长越来越不典型。

（三）诊断

1. NS现已明确与8个基因相关，分别是*PTPN11*、*SOS1*、*RAF1*、*BRAF1*、*KRAS*、*NRAS*、*SHOC2*和*CBL*，但多为蛋白酪氨酸磷酸酶非受体11型（PTPN11）基因错义突变所致，*RAF1*基因错义突变多合并HCM，明确的基因突变是诊断该病的重要依据。

2.结合身材矮小、智力发育障碍、性发育不良（隐睾）、先天性心血管异常、骨骼发育异常、出血倾向、淋巴管发育不良、复杂胸部畸形及独特的面部特征等可明确诊断。

3.需要注意的是NS临床表型复杂，特殊面容随年龄增长越来越不典型。目前Noonan综合征尚无有效治疗方案，以对症治疗为主，一部分男性患者在青春期年龄后存在睾酮分泌不足，是雄激素替代治疗的指征。

（四）病例分享

1.病史简介　男性，9岁。身高115cm，体重21kg。主诉：患儿自小体质较差，颈蹼，胸廓畸形，一侧隐睾，咖啡牛奶斑，智力略低于同龄儿童。超声心动图提示左心室最大室壁厚度25mm，心电图提示：极度顺钟向转位，电轴右偏＋222°。否认肝炎、结核等传染病病史。否认高血压、糖尿病病史；否认手术、外伤史；否认输血史；否认食物、药物过敏史。无家族遗传病病史。初步诊断：肥厚型心肌病，心功能Ⅱ级。

2.相关辅助检查　超声心动图提示左心室最大室壁厚度25mm，左心室流出道压差静息状态72mmHg（心率72次/分）。心电图：极度顺钟向转位，电轴右偏＋222°（图1-3-20），根据心电图和超声心动图结果是否诊断为肥厚型心肌病。

随后我们进行家系分析及基因检测（图1-3-21，表1-3-16）。

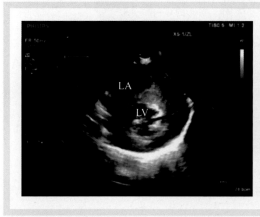
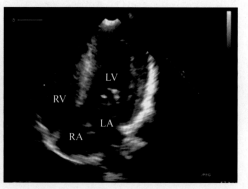

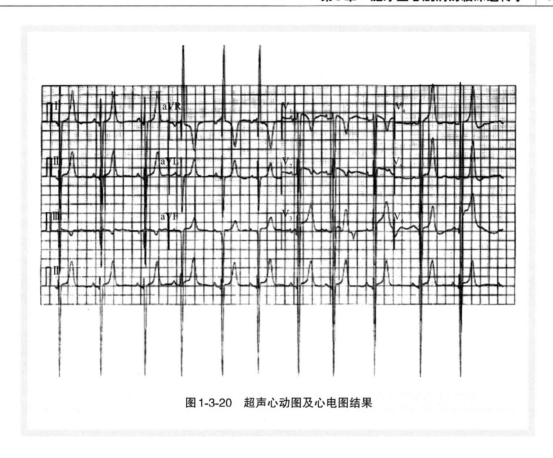

图1-3-20 超声心动图及心电图结果

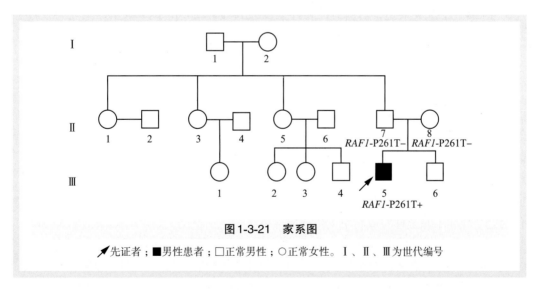

图1-3-21 家系图

↗先证者；■男性患者；□正常男性；○正常女性。Ⅰ、Ⅱ、Ⅲ为世代编号

表1-3-16 基因结果

基因	染色体	转录本	外显子	核苷酸	氨基酸	杂合/纯合	来源
RAF1	chr3	NM_002880	Exon7	c.781C>A	p.P261T	杂合	新发

根据家系基因检测及家系分析结果如下。

（1）*RAF1*-P261T基因突变国内外已有多篇文献报道此位点致Noonan综合征，且P261位点为热点突变，在此家系中为新发突变，HGMD数据库定义为致病性，Clinvar数据库定义为致病性。

（2）患者携带*RAF1*杂合致病突变，结合患者身材矮小，智力低下，特殊面容，牛奶咖啡斑，胸廓畸形等，诊断为Noonan综合征。

3.治疗及随访　目前Noonan综合征尚无有效治疗方案，以对症治疗为主，此患者主要以心脏表现为主，且出现左心室流出道梗阻，药物治疗无效可考虑左心室流出道减容术；此患者身材矮小，青春期可考虑使用生长激素。

4.遗传咨询　该家系中先证者为男性患者，其父母均正常且不携带先证者致病突变，且先证者弟弟也未携带该致病突变，该致病突变很可能为新发突变。Noonan综合征为常染色体显性遗传性疾病，因此先证者育龄期可进行产前进行优生优育，建议进行三代试管婴儿或产前羊水穿刺，鉴定胎儿基因型，进行产前诊断。

八、系统性淀粉样变

2014年ESC《肥厚型心肌病诊断和管理指南》和2017年《中国成人肥厚型心肌病诊断与治疗指南》中心肌淀粉样变性分为3种，分别是轻链型淀粉样变型（AL型）、家族性转甲状腺素运载蛋白（ATTR）突变型、老年野生TTR型，本节主要介绍遗传相关疾病家族性*ATTR*突变型淀粉样变。

（一）概述

家族性*ATTR*突变型，占所有淀粉样变性的10%～20%，因*TTR*基因突变导致转甲状腺素蛋白构象发生改变所致的转甲状腺素蛋白型淀粉样变，为常染色体显性遗传，发病率约为8/10 000，目前已报道的突变位点超过100个，Val30Met是全世界范围内最常见的突变位点，临床表现异质性较大，主要累及心脏和神经系统，中位生存期为2.5年。

（二）临床特点

1.淀粉样变导致的左心室肥厚通常为对称性，可明显增厚，超声心动图表现为：室间隔及左心室壁普遍性均匀性增厚（厚度＞12mm），整个心肌回声增强呈"雪花状"，少至中量心包积液，双房显著增大，心室大小正常或偏小，弥漫性房间隔、瓣膜增厚，回声增强。心电图常表现为肢导低电压，或心律失常、束支传导阻滞（如室内传导阻滞包括完全性和不完全性左或右束支传导阻滞等）。

2.心脏磁共振成像LGE多发生在心内膜下，可以延展至附近心肌。

3.此类淀粉样变多有心脏外表现，如外周神经病变、腹泻或假性肠梗阻等。

4.组织病理可见组织间质内特别是血管壁周围的无结构均匀物质沉积，刚果红染色阳性，*TTR*基因检测有助于诊断。

（三）诊断标准

1.基因检测发现*TTR*明确的致病基因突变为诊断此病的重要依据。

2.组织病理可见组织间质内特别是血管壁周围的无结构均匀物质沉积，刚果红染色阳性，结合 *TTR* 基因检测有助于诊断。

3.结合左心室壁对称性肥厚，房间隔和瓣膜也可发生增厚，心包积液，心电图表现为低电压或束支传导阻滞，心脏磁共振成像LGE多发生在心内膜下，可以延展至附近心肌。其他心脏外表现，如外周神经病变、腹泻或假性肠梗阻等可明确诊断。

（四）治疗

主要治疗方法包括器官移植和药物治疗，主要治疗药物，一种是能够稳定TTR四聚体的小分子药物，减缓TTR四聚体的解离，降低游离单体的浓度，从而减少淀粉样变的产生，如氯苯唑酸（tafamidis）、二氟尼柳（diflunisal）和AG10等。另一种是与编码TTR蛋白的mRNA相结合，导致其降解或关闭，以降低肝内TTR合成的药物，如patisiran和inotersen等，对于TTR相关心肌淀粉样变的新型药物正在临床试验中，初步结果已经显示其有效性，最新研究表明氯苯唑酸对TTR的甲状腺素结合部位具有较高的亲和力，可选择性与其结合并抑制TTR降解。临床试验表明，氯苯唑酸可使90%以上患者的TTR稳定，并且与安慰剂比较，氯苯唑酸可明显降低患者的全因死亡率及心血管疾病相关住院率，患者心脏功能和生活质量也显著改善。

（五）病例分享

患者，男，46岁。2014年无明显诱因出现双下肢无力、麻木、饮水进食偶有呛咳。2015年出现头晕，站立时明显，并伴有腹泻、便秘交替出现。2016年双下肢无力加重，且出现双上肢无力及双手肌萎缩加重。近1个月出现双指不能并拢，我院肌电图示：四肢运动感觉神经不同程度受损。近1周因消化道疾病来我院就诊，超声心动图初步考虑为非梗阻性非对称性肥厚型心肌病，不除外心肌淀粉样变，心电图提示左前分支传导阻滞，ST-T段改变，心脏磁共振显示左心室、室间隔及右心室各壁弥漫性透壁性异常强化影（图1-3-22）。初步诊断：非梗阻性肥厚型心肌病，不除外心肌淀粉样变，NYHA Ⅲ级。

此时如何诊断？是否可以诊断为非梗阻性肥厚型心肌病？

随后我们进行家系分析及基因检测（图1-3-23，表1-3-17）。

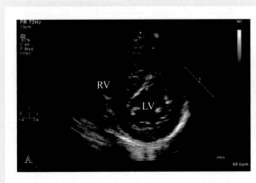
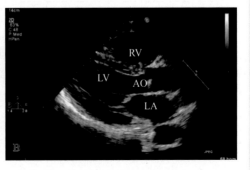

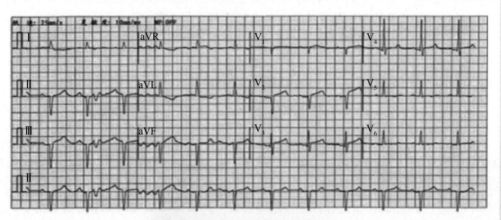

C

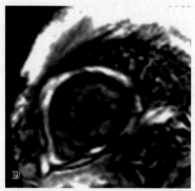

光镜检查：

　　神经纤维明显减少、粗细不等、排列紊乱（HE，NF染色），髓鞘脱失，施万细胞增生（S-100），刚果红染色氧化前及氧化后灶性阳性。

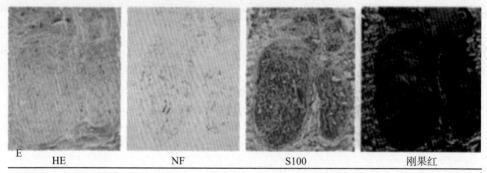

| E | HE | NF | S100 | 刚果红 |

病理诊断：

（右腓肠神经）符合周围神经病伴淀粉样变性。

图1-3-22　相关检查报告

　　A. 超声短轴切面；B. 超声长轴切面；C.12 导联心电图；D. 心脏磁共振，可见弥漫性异常强化影；E. 右腓肠神经刚果红病理染色

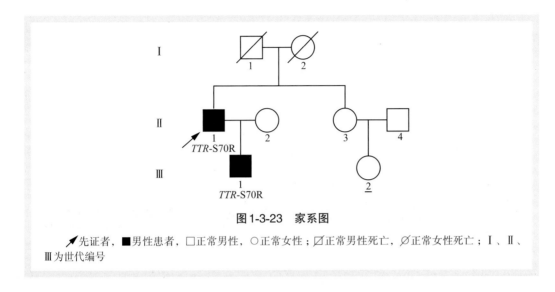

图1-3-23　家系图

✔先证者，■男性患者，□正常男性，○正常女性；◪正常男性死亡，◎正常女性死亡；Ⅰ、Ⅱ、Ⅲ为世代编号

表1-3-17　基因结果

基因	染色体	转录本	外显子	核苷酸	氨基酸	杂合/纯合
TTR	Chr18	NM_00371	Exon3	c.208A＞C	p.S70R	杂合

根据家系基因检测及家系分析。

1. *TTR*-S70R基因突变全世界已有超过5篇文献报道此位点致心肌淀粉样变，且S70R位点为热点突变，在此家系中满足基因型与临床表型共分离，HGMD数据库定义为致病性，Clinvar数据库定义为可能致病性。

2. 患者携带*TTR*杂合致病突变，结合心脏磁共振弥漫性透壁性异常强化影，组织病理刚果红染色结果呈阳性，可诊断为家族性心肌淀粉样变ATTR型。

总之，心肌肥厚相关综合征临床罕见，临床诊断困难，心肌肥厚是其特点之一，与肌小节蛋白突变导致的心肌肥厚相比大多起病急，预后差，大多同时累及其他系统或器官，并且各有特点，这与肌小节蛋白编码基因突变导致的心肌肥厚不同，因此临床上出现特殊征象（如智力及生长发育迟缓、胸廓畸形、神经性耳聋、视力受损、眼睑下垂、步态失衡、感觉倒错/感觉异常/神经性疼痛、腕管综合征、肌无力、雀斑样痣/咖啡牛奶斑、血管角质瘤等）时，超声心动图出现室壁极度肥厚、均匀性肥厚、回声异常等时，心电图出现短PR间期、QRS波增宽、肢体导联低电压等时要完善相关检查，明确心肌肥厚相关综合征等情况，基因诊断是主要的鉴别手段之一。

（宋　雷　刘丽文　胡　丹　王　博）

参考文献

［1］乔树宾. 肥厚型心肌病：基础与临床［M］. 北京：人民卫生出版社，2012.

［2］于凤玲，徐方江，杨君义. 治疗转甲状腺素蛋白介导的淀粉样变性心肌病新药：氯苯唑酸［J］. 中国新药与临床杂志，2020，39（2）：76-78.

［3］中国法布里病专家协作组. 中国法布里病（Fabry病）诊治专家共识［J］. 中华医学杂志，2013，

93（4）：243-247.

［4］中国抗癌协会血液肿瘤专业委员会，中华医学会血液学分会白血病淋巴瘤学组. 原发性轻链型淀粉样变的诊断和治疗中国专家共识（2016年版）［J］. 中华血液学杂志，2016，37（9）：742-746.

［5］中国系统性淀粉样变性协作组，国家肾脏疾病临床医学研究中心. 系统性轻链型淀粉样变性诊断和诊疗指南［J］. 中华医学杂志，2016，96（44）：3540-3548.

［6］中华医学会儿科学分会内分泌遗传代谢学组，中华医学会儿科学分会神经学组，中华医学会神经病学分会肌电图与临床神经生理学组，等. 糖原贮积病Ⅱ型诊断及治疗专家共识［J］. 中华医学杂志，2013，93（18）：1370-1373.

［7］中华医学会心血管病学分会，中国成人肥厚型心肌病诊断与治疗指南编写组，中华心血管病杂志编辑委员会. 中国成人肥厚型心肌病诊断与治疗指南［J］. 中华心血管病杂志，2017，45（12）：1015-1032.

［8］D'souza RS，Mestroni L，Taylor MRG. Danon disease for the cardiologist：case report and review of the literature［J］. J Community Hosp Intern Med Perspect，2017 Jun 6，7（2）：107-114.

［9］Geisterfer-Lowrance AA，Kass S，Tanigawa G，et al. A molecular basis for familial hypertrophic cardiomyopathy：a beta cardiac myosin heavy chain gene missense mutation［J］. Cell，1990 Sep 7，62（5）：999-1006.

［10］Maron BJ，Maron MS，Semsarian C. Double or compound sarcomere mutationsin hypertrophic cardiomyopathy：a Potential link to sudden death in the absence of conventional risk factors［J］. Heart Rhythm，2012，9（1）：57-63.

［11］P. M. Elliott，A. Anastasakis，M. A. Borger，M. et al. 2014 ESC Guidelines on diagnosis and management of hypertrophic cardiomyopathy：the Task Force for the Diagnosis and Management of Hypertrophic Cardiomyopathy of the European Society of Cardiology（ESC）［J］. Eur Heart J，2014，35（39）：2733-2779.

［12］Romano AA，Allanson JE，Dahlgren J，et al. Noonan Syndrome：Clinical Features，Diagnosis，and Management Guidelines，Pediatrics，2010，126（4）：746-759.

［13］S. Richards，N. Aziz，S. Bale，et al. Standards and guidelines for the interpretation of sequence variants：a joint consensus recommendation of the American College of Medical Genetics and Genomics and the Association for Molecular Pathology［J］. Genet Med，2015，17（5）：405-424.

［14］Ommen SR，Mital S，Burke MA，et al. 2020 AHA/ACC Guideline for the Diagnosis and Treatment of Patients With Hypertrophic Cardiomyopathy：A Report of the American College of Cardiology/American Heart Association Joint Committee on Clinical Practice Guidelines［J］. Circulation，2020，Dec 22，142：e533-e557.

第4章 肥厚型心肌病的心电图和影像学诊断与评估

第一节 心电图对肥厚型心肌病的诊断意义

心电图具有操作简单、检查价格低廉、容易普及等优点，作为临床基础检查方法，在肥厚型心肌病的诊断、鉴别诊断及早期诊断等方面具有重要意义。肥厚型心肌病患者心电图变化出现较早，可先于临床症状或超声心动图等影像学变化，该检查灵敏度高，但特异性欠佳。

一、肥厚型心肌病的心电图特征

肥厚型心肌病（hypertrophic cardiomyopathy，HCM）最常见的心电图改变包括ST-T异常、T波改变、病理性Q波、异常的P波、传导异常、心律失常等。西京医院肥厚型心肌病诊治中心通过对3113例HCM患者的标准12导联心电图分析发现，心电图异常的发生率为94.4%，其中发生ST-T改变占73.8%，且ST-T改变主要集中在高侧壁和前侧壁对应的导联。异常Q波的发生率为36.9%，左心室肥厚的发生率为32%，心房颤动发生率为23%。肥厚型心肌病根据室间隔形态学变化可分为非对称性肥厚（室间隔明显增厚）、对称性肥厚（室间隔与左心室游离壁普遍增厚）及特殊部位肥厚（心尖肥厚、室间隔中部肥厚、左心室前壁肥厚、左心室后壁肥厚等），心电图在不同肥厚类型的HCM中存在不同程度的异常及特征。

（一）室间隔肥厚型心肌病的心电图表现

室间隔肥厚型心肌病为最常见的一类，以室间隔肥厚为主，室间隔厚度≥15mm，见图1-4-1。此类患者心电图表现为：①ST-T改变。ST段水平型或下斜型下移，T波深倒置，以 I 、II 、III 、aVL、aVF、V_4 ～ V_6导联T波倒置多见（图1-4-2）。②异常Q波。特征为深而窄、振幅大于等于同导联R波的1/4、时限＜0.04秒，伴有多导联T波直立。有的可出现Q波与T波分离现象，多见于 I 、II 、III 、aVL、aVF、V_5、V_6导联（图1-4-3）。③有些患者可有酷似右心室肥厚的表现。V_1导联R波高大，T波倒置，伴有或不伴有左胸导联Q波。但是与右心室肥厚不同，在V_1导联通常无R/S＞1。④P波增宽。多数为左心房扩大的表现。部分出现左心房扩大导致的"二尖瓣型"P波，即 I 、II 、aVL、

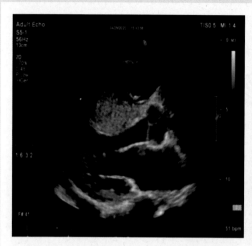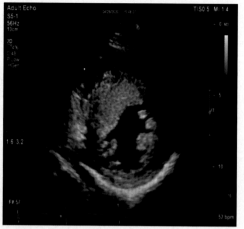

图1-4-1　以室间隔肥厚为主肥厚型心肌病的超声心动图表现

胸骨旁左心室长轴及左心室短轴切面示：室间隔增厚（最大室间隔厚度30mm）

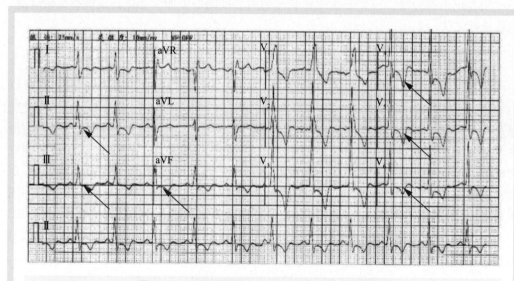

图1-4-2　室间隔肥厚型心肌病的特征心电图表现

心电图提示：完全性右束支传导阻滞，Ⅰ、Ⅱ、aVF、$V_3 \sim V_6$导联ST段下移，Ⅰ、Ⅱ、Ⅲ、aVF、$V_3 \sim V_6$导联T波倒置

$V_4 \sim V_6$导联P波增宽，其顶部有切迹或呈双峰型。⑤心律失常。较常见的快速性心律失常包括室性期前收缩、室性心动过速、室上性心动过速、心房颤动等；缓慢性心律失常包括房室传导阻滞、左前分支传导阻滞及右束支传导阻滞（图1-4-2）等。心电图的改变可能与患者室间隔非对称性肥厚，心肌细胞排列紊乱、纤维化，引起左心室除极复极向量改变，导致心电活动在室间隔和左心室传导异常有关。

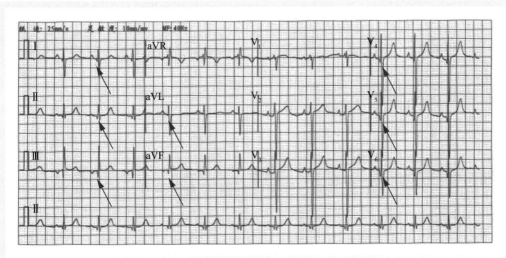

图1-4-3　室间隔肥厚型心肌病的特征心电图表现

心电图提示：Ⅰ、Ⅱ、Ⅲ、aVL、aVF、V$_4$～V$_6$导联可见q波（＜0.04秒），伴T波直立

（二）心尖肥厚型心肌病的心电图表现

心尖肥厚型心肌病（AHCM）是肥厚型心肌病的一种特殊类型，指肥厚心肌局限于乳头肌以下的心尖部，室间隔、左心室壁基底及中段心肌厚度＜12mm，而心尖部心肌厚度≥15mm，见图1-4-4。AHCM心电图主要表现为：①心尖部导联（V$_3$～V$_5$）呈巨大、非对称性倒置T波（＞1.0mV）（又称为冠状T波），倒置程度T$_{V_4}$＞T$_{V_5}$＞T$_{V_3}$。②胸导联R波振幅增高，呈R$_{V_4}$＞R$_{V_5}$＞R$_{V_6}$。③ST段下移，以V$_3$～V$_5$导联显著。④胸

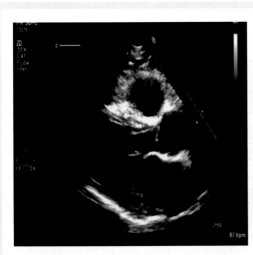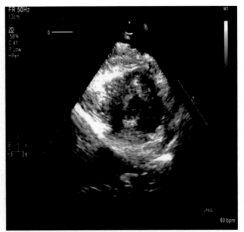

图1-4-4　以心尖肥厚为主肥厚型心肌病的超声心动图表现

胸骨旁左心室长轴及左心室短轴所示：室间隔及左心室壁基底及中段心肌厚度11～12mm，心尖部心肌厚度15～16mm

导联无病理性Q波（图1-4-5，图1-4-6）。AHCM的心电图表现易被误诊为冠心病心肌缺血、心内膜下心肌梗死、高血压或脑血管意外等，应注意鉴别。冠心病患者出现ST-T改变的导联较多，出现T波倒置的导联R波振幅较小，而AHCM的典型T波、R波变化局限于$V_3 \sim V_5$导联。ST段下斜型下移与倒置的T波融合，且R波高大，结合实验室检查心肌标志物与心电图的动态演变有助于两者的鉴别。

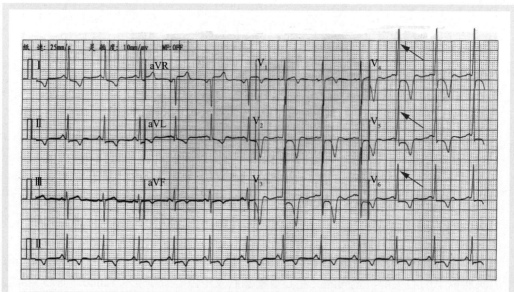

图1-4-5　心尖肥厚型心肌病的特征心电图变化（1）

心电图提示：$V_3 \sim V_6$导联ST段下移，呈巨大、非对称性倒置T波，R波振幅增高，且$R_{V_4} > R_{V_5} > R_{V_6}$

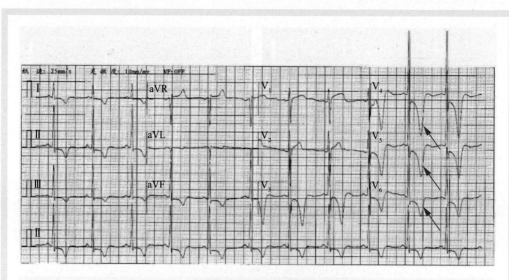

图1-4-6　心尖肥厚型心肌病的特征心电图变化（2）

心电图提示：$V_3 \sim V_5$导联ST段下移，呈巨大、倒置T波，且倒置程度$T_{V_4} > T_{V_5} > T_{V_3}$

二、肥厚型心肌病ST段改变的特征

（一）ST段改变的诊断标准

根据国际心电学会的建议及《AHA/ACCF/HRS 2009心电图标准化与解析》，应以QRS波起点或QRS起始部的水平线（一般为PR段或TP段）为测量的基线，在QRS波群终末60毫秒处测量ST段偏移。

1. ST段下移的诊断标准　正常人ST段下移应＜0.05mV，而在Ⅲ导联ST段下移可达0.1mV。从QRS波起点或QRS波起始部水平线下缘到下移的ST段下缘的垂直距离为ST段下移值。该值超过上述正常范围时诊断为异常ST段下移。

2. ST段抬高的诊断标准　正常人ST段位于等电位线。可有轻度抬高，肢体导联允许的ST段抬高范围为0.05mV（T波倒置的导联）至0.1mV（T波直立的导联）；胸前导联允许的ST段抬高范围为0.1mV（$V_4 \sim V_6$导联）至0.3mV（$V_1 \sim V_3$导联）。从QRS波起点或QRS波起始部水平线上缘到抬高的ST段上缘的垂直距离为ST段抬高值，该值超过正常范围时诊断为异常ST段抬高。

（二）肥厚型心肌病ST段改变的机制及特点

1. ST段改变的机制

（1）无ST-T改变：肥厚型心肌病早期仅有心肌代谢异常，如糖耐量异常或乳酸代谢异常等。据文献报道，15%肥厚型心肌病患者的心电图可完全正常。西京医院肥厚型心肌病诊治中心对3113例肥厚型心肌病患者的标准12导联心电图分析发现约5.6%的患者超声心动图显示室间隔增厚（图1-4-7），但心电图基本正常或仅有T波改变（图1-4-8）。

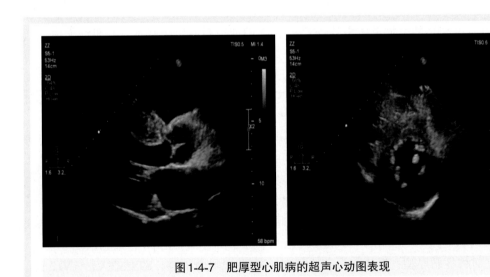

图1-4-7　肥厚型心肌病的超声心动图表现

胸骨旁左心室长轴及左心室短轴切面所示：室间隔增厚（最大室间隔厚度25mm）

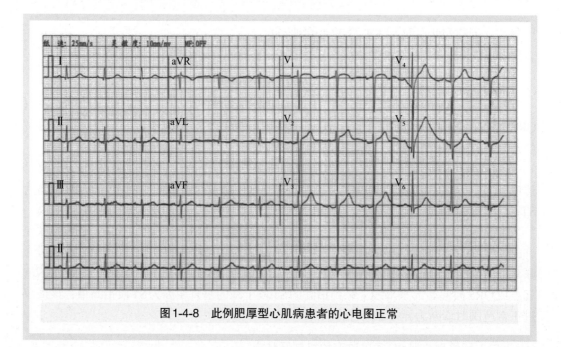

图1-4-8　此例肥厚型心肌病患者的心电图正常

（2）继发性ST-T改变：疾病发展到中期，肥厚的心肌纤维异常粗大，排列紊乱，1/2～2/3室间隔肥厚导致心电图出现异常Q波者，同时伴有左心室肥厚。左心室肥厚，左心室壁除极时间延长，心内膜至心外膜的除极过程尚未结束时，心内膜已经开始复极（正常时心外膜先开始复极），造成QRS向量与ST-T向量的方向相反，心电图上将这种继发于心室除极异常之后出现的ST-T改变称为"继发性ST-T改变"，在R波振幅增高的导联上，ST段轻度下降，T波低平，双向或倒置的程度较浅，提示ST-T改变为继发性的。

（3）原发性ST-T改变：疾病晚期患者出现进行性左心室肥厚。可因心肌缺血引起原发性ST-T改变，并可加重原来的继发性ST-T改变。左心室肥厚时，心肌纤维体积增大，但营养心肌的血管的数目并未相应增多，而是相对减少；肥厚心肌纤维的直径增粗，其与毛细血管间的距离增加，上述原因最终造成心肌缺血缺氧，心电图出现"原发性ST-T改变"，在R波振幅增高的导联上，ST段下降≥0.15mV，T波倒置较深，两支对称，QT间期延长，提示ST-T改变为原发性的。

（4）Ta波加重ST段下移：肥厚型心肌病患者的左心室顺应性降低，将导致左心房收缩时的阻力增加，引起左心房肥大。若同时合并二尖瓣关闭不全，则左心房肥大更严重，此时，心房复极的Ta波可能使ST段下移的程度伪似加重。

2. 不同类型肥厚型心肌病ST-T改变的特点

（1）室间隔肥厚型：以R波为主的导联ST段下移最明显。一般ST段在V_5～V_6、aVL或aVF导联下移≥0.05mV，同导联T波可直立、倒置或负正双向（图1-4-9）。

（2）对称性肥厚型：以R波为主的左胸导联ST段显著下移，ST段在V_4～V_6、Ⅰ、Ⅱ、aVL、aVF导联下移≥0.05mV，呈凸面向上型，同导联T波倒置（图1-4-10）。

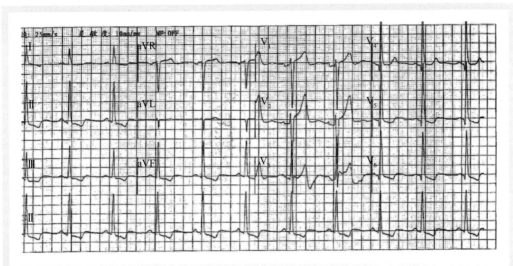

图 1-4-9 室间隔肥厚型心肌病的心电图变化

心电图提示：ST 段Ⅰ、Ⅱ、Ⅲ、aVF、$V_5 \sim V_6$ 导联下移 $0.05 \sim 0.25$mV，同导联 T 波倒置

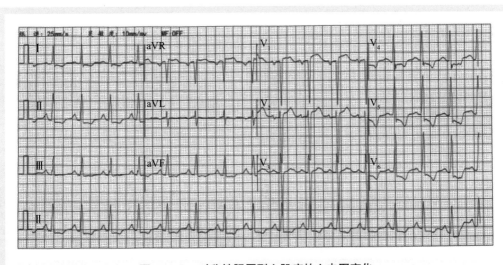

图 1-4-10 对称性肥厚型心肌病的心电图变化

心电图提示：ST 段Ⅰ、Ⅱ、aVF、$V_4 \sim V_6$ 导联下移 $\leqslant 0.3$mV，同导联 T 波倒置

（3）心尖肥厚型：胸前导联 ST 段显著下移，在 $V_3 \sim V_5$ 导联下移 $\geqslant 0.05$mV，T 波深倒置（可达 1.0mV），在 $V_3 \sim V_5$ 导联最明显（图 1-4-11）。

肥厚型心肌病的 ST 段改变虽然有一些特点，但缺乏特异性，结合患者心电图是否有异常 Q 波、QRS 波群及 T 波形态等变化，分析 ST 段改变的意义，有助于 HCM 的诊断与鉴别诊断。

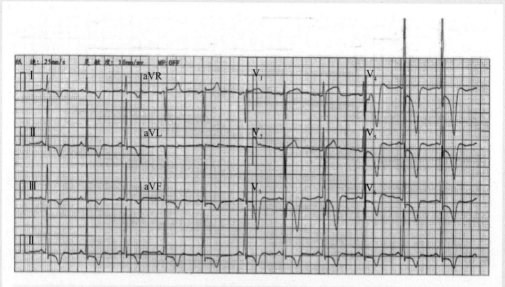

图1-4-11　心尖肥厚型心肌病的特征心电图变化

心电图提示：左心室高电压（$Rv_5 + Sv_1 = 6.03mV$），$V_3 \sim V_5$ 上 ST 段下移，呈巨大、倒置 T 波，且倒置程度 $T_{V_4} > T_{V_5} > T_{V_3}$

三、肥厚型心肌病 T 波改变的特征

（一）正常 T 波的形态

T 波代表两侧心室复极过程的电位影响，可有多种形态，取决于 T 向量环在各导联轴上的投影。一般情况下，直立 T 波由等电位线开始逐渐升高，达到顶点后随即较快地回降至等电位线，波顶圆钝，双支不完全对称。正常 T 波的方向多与 QRS 主波方向一致，振幅大多数与 QRS 波群振幅成平行关系。正常 T 波在 Ⅰ、Ⅱ、aVL、aVF 导联直立，振幅 1 ～ 6mm，多数 2mm 左右。正常成人 V_1、V_2 导联的 T 波可直立或倒置，而自 V_3 导联以后的各胸前导联中则不应出现 T 波倒置。

（二）肥厚型心肌病 T 波与 ST 段偏移的关系

ST 段和 T 波异常是 HCM 最常见的心电图改变，发生率 60% ～ 84%。多数病例 ST 段呈水平型下移，少数呈下斜型下移，少有呈 J 点下移的上斜型 ST 段下移；而异常 T 波中，T 波倒置约占 3/4，常呈对称性倒置，貌似"冠状 T 波"，并且大多数有异常 T 波者同时有 ST 段下移。因此，心电图有缺血型 ST 段下移或"冠状 T 波"，除考虑冠心病外，还应与 HCM 进行鉴别，尤其是年轻患者。

肥厚型心肌病常伴有左心室肥厚，其 ST-T 改变通常为继发性改变。但部分患者的 ST 段呈水平型下移，可能与 HCM 合并心肌缺血致原发性复极异常有关。

四、肥厚型心肌病异常 Q 波改变的特征

当 QRS 波群的初始向量背离某个心电图导联的探查电极时，可记录到 Q 波。正常 Q 波的标准是：振幅低于同导联 R 波的 1/4，时限 < 30 毫秒。

（一）肥厚型心肌病异常 Q 波的特点

1. Q 波出现的导联　Q 波呈多导联性分布，多出现在 Ⅱ、Ⅲ、aVF、aVL、$V_4 \sim V_6$ 导联。Q 波出现在下壁导联或前壁导联，与心肌肥厚的部位之间是否具有对应关系还需进一步研究。

2. Q 波的形态　Q 波可呈 Qs、QR、Qr、qR 型或 QS 波中有顿挫形。Q 波多呈窄而深（振幅 ≥ 1/4 波，时限通常 < 30 毫秒），且同导联 T 波常直立。即 Q 波与 T 波出现分离现象。

3. Q 波的动态变化　HCM 发展过程中，病理性 Q 波可能出现从无到浅而深的动态变化，但也可能逐步减小甚至消失，上述改变与疾病的自然病程和转归相符合。例如，发病初期患者仅有室间隔肥厚，随后因左心室流出道梗阻而引起左心室游离壁肥厚。从而部分抵消室间隔除极向量，使原有的病理性 Q 波减小或消失。

（二）肥厚型心肌病异常 Q 波的发生机制

主要包括两种机制：①由室间隔增厚引起的自左向右的心室初始除极向量增大所致；②由肥厚心肌的激动顺序发生改变所致。同时 V_5、V_6 导联 R 波振幅异常增大，QRS 波群时限轻度延长，合并束支阻滞时 QRS 波群时限显著延长。室间隔肥厚时，QRS 起始向量向右、向前增长，投影在 Ⅰ、Ⅱ、Ⅲ、aVF、aVL、$V_4 \sim V_6$ 导联的负侧，出现 Q 波。而肥厚部位的不同及肥厚的不对称性，使得 QRS 起始向量的方向有所不同，投影在不同导联的负侧，是导致 Q 波出现在不同导联的原因。

有研究发现，有异常 Q 波的 HCM 患者中，以非对称性室间隔肥厚者为多；而无异常 Q 波的患者，以对称性肥厚者为多。有学者曾对肥厚的室间隔进行化学消融或手术切除，术后复查心电图发现异常 Q 波消失。由此推断，异常 Q 波的出现与室间隔肥厚有密切联系，并不是心肌坏死所致，因而不影响复极，常不伴 ST-T 改变，故产生 Q 波与 T 波分离现象。

心电图出现异常 Q 波、ST-T 改变的原因很多，但缺乏特异性，所以单凭心电图诊断 HCM 往往有一定的局限性。尤其在 HCM 合并冠心病心绞痛时，两者的临床症状难以区分。部分 HCM 患者有发作性胸痛，且心电图有异常 Q 波和 ST-T 改变，极易将其诊断为冠心病不稳定型心绞痛，而遗漏了肥厚型心肌病的诊断。有研究发现，年龄和既往心肌梗死病史有助于区分两组患者，而胸痛症状和心电图改变（特别是 ST-T 改变和病理性 Q 波）均难以真正区分这两种疾病。

五、心电图在 HCM 家属早期诊断中的意义和价值

2014 年 ESC《肥厚型心肌病诊断和管理指南》指出，在遗传性 HCM 家族中，未出现形态学异常的突变携带者，可能会出现心电图异常，这种异常的特异性差，在有遗传性 HCM 的家族成员身上，可视为 HCM 疾病的早期或温和表现。西京医院肥厚型心肌病

诊治中心对60例HCM患者的亲属中携带肌小节突变基因但无左心室肥厚者（左心室壁厚度＜12mm）心电图的研究发现，家族性肥厚型心肌病（FHCM）肌小节基因突变携带者早期心电图的改变为QRS间期的延长、胸导联R波振幅的改变、以及T波的改变，且$V_1 \sim V_2$导联R波振幅对HCM患者的亲属中携带肌小节突变基因诊断的敏感性分别为69.2%和46.4%，特异性分别为53.7%和75%（图1-4-12），因此心电图对FHCM肌小节基因突变携带者早期诊断有一定的参考价值。

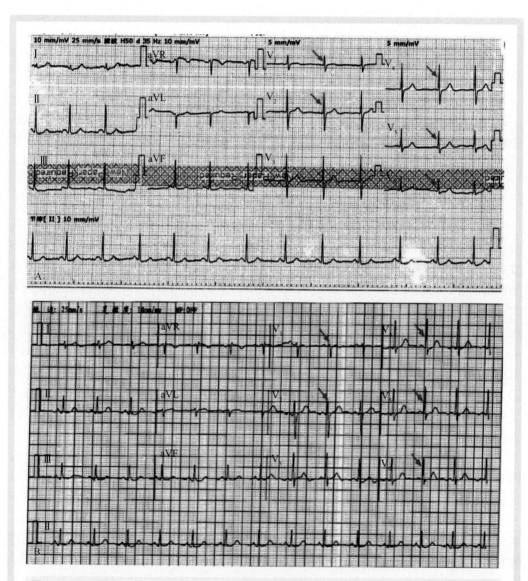

图1-4-12　A图为无基因突变携带者（正常人），B图为FHCH肌小节基因突变携带者心电图

心电图提示：Ⅱ、Ⅲ、aVF导联ST段下移≤0.05mV，且V_1、V_2导联R波振幅高于正常人；$V_4 \sim V_6$导联R波振幅均低于正常人

六、心电图在病因学诊断中的特殊表现

2014年ESC《肥厚型心肌病诊断和管理指南》指出，5% ～ 10%的HCM患者是由其他遗传性或非遗传性疾病引起的，如先天性代谢性疾病、糖原贮积病、肉碱代谢疾病、溶酶体贮积病、心肌淀粉样变等HCM相关综合征，对于不同病因学的疾病其心电图亦存在特殊的表现（表1-4-1），需结合超声心动图、心脏磁共振及基因学检测，达到病因学诊断。

表1-4-1 2014年ESC《肥厚型心肌病诊断和管理指南》特殊心电图

心电图表现	提示的病因学诊断
短PR间期/预激	预激是糖原贮积病（庞贝病，Danon病，*PRKAG2*突变心脏综合征）和线粒体疾病（MELAS综合征）的共同特征 短PR间期不伴预激：Anderson-Fabry病
房室传导阻滞	房室传导进行性加重：线粒体疾病，贮积病（Anderson-Fabry病），心肌淀粉样变，*PRKAG2*突变心脏综合征
极度左心室肥厚（Sokolow评分≥50）	QRS电压极度增高是贮积病（庞贝病，Danon病）的典型表现，但除外预激引起
QRS低电压	无心包积液、肥胖和肺疾病等存在时，QRS低电压在HCM（仅限于终末期进展的病例）中很少见，但约50%的AL淀粉样变和20%的TTR型淀粉样变中可出现

（一）心肌淀粉样变的心电图异常

心肌淀粉样变以室间隔及左心室壁增厚（厚度＞12mm）为主要超声表现（图1-4-13），此类患者心电图多表现为肢导低电压（所有肢体导联的QRS波幅≤0.5mV或心前区导联QRS波幅≤1mV）和胸前导联的R波递增不良（V_1 ～ V_6中连续2个相邻胸导联R/S未逐渐增高），下壁、胸前导联的异常Q波，或者心律失常及束支传导阻滞（如室内传导阻滞包括完全和不完全左或右束支传导阻滞等）（图1-4-14）。以往文献报道左心

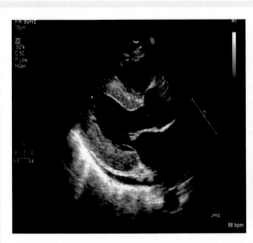
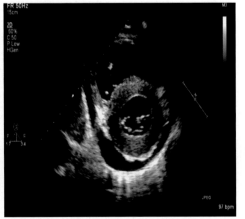

图1-4-13 心肌淀粉样变患者的超声心动图表现

胸骨旁左心室长轴及左心室短轴所示：室间隔及左心室壁普遍性增厚为15 ～ 16mm

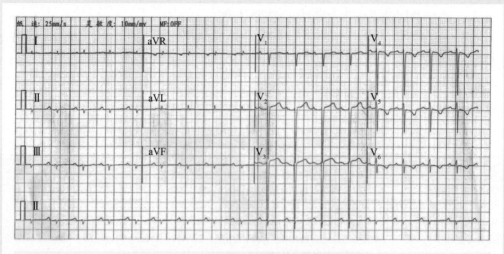

图 1-4-14　心肌淀粉样变特征性的心电图变化

肢体低电压，$V_1 \sim V_3$ 导联 ST 段抬高 $0.05 \sim 0.20$mV，Ⅰ、Ⅱ、Ⅲ、aVL、$V_4 \sim V_6$ 导联 T 波低平，倒置

室壁增厚联合肢体导联低电压对心脏淀粉样变诊断的敏感度达72%～79%，特异度91%～100%。临床中如遇到患者怀疑为心肌淀粉样变，需结合心电图协助诊断。

（二）糖原贮积病的心电图异常

糖原贮积病（庞贝病，Danon病，PRKAG2突变心脏综合征）表现为多系统受累，严重的左心室肥厚，常伴心室预激和传导异常等心电图表现。Danon病超声心动图表现见图1-4-15，此类患者心电图多表现为左心室高电压明显，80%以上的患者合

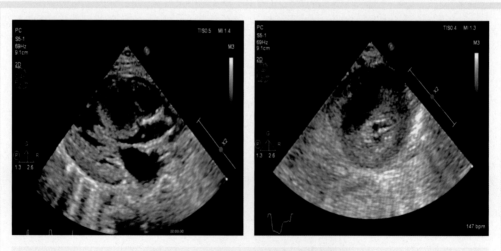

图 1-4-15　Danon病的超声心动图表现

胸骨旁左心室长轴及左心室短轴切面示：室间隔及左心室壁普遍性增厚

并预激综合征（图1-4-16）。单磷酸腺苷激活蛋白激酶γ₂亚基编码基因突变（*PRKAG2*）心脏综合征超声心动图表现见图1-4-17，此类患者心电图表现为左心室肥厚、室性预激传导系统疾病和PR间期缩短等（图1-4-18）。确诊仍需要结合基因及其他实验室检查。

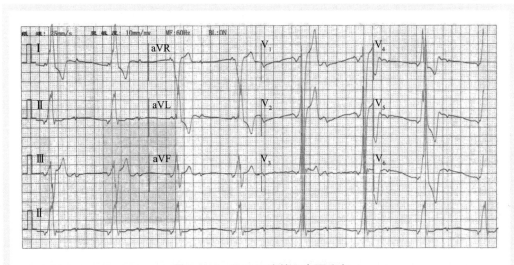

图1-4-16 Danon病的心电图改变

房性心律伴二度Ⅱ型房室传导阻滞及预激（B型）

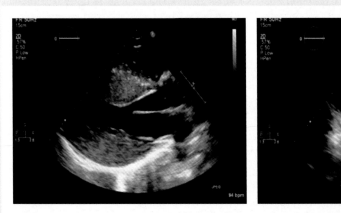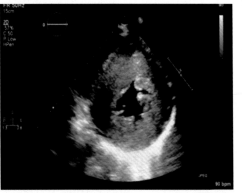

图1-4-17 PRKAG2突变心脏综合征的超声心动图表现

胸骨旁左心室长轴及左心室短轴切面示：室间隔及左心室壁普遍性增厚

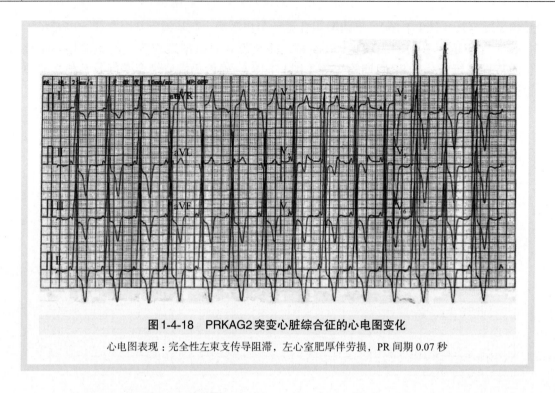

图 1-4-18   PRKAG2突变心脏综合征的心电图变化

心电图表现：完全性左束支传导阻滞，左心室肥厚伴劳损，PR 间期 0.07 秒

七、合并其他心律失常综合征

西京医院肥厚型心肌病诊治中心对先证者进行与遗传性心肌病相关的96个基因的全部外显子的高通量测序，首次发现在 *MYH7* 基因突变导致的肥厚型心肌病伴有 KCNQ1 所致的 LQT1 综合征（图1-4-19）。长 QT 综合征（LQTS）患者也易发生致命性

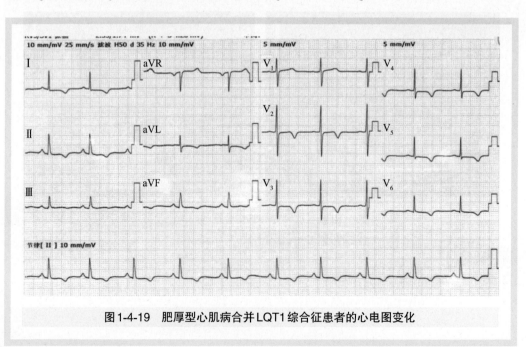

图 1-4-19   肥厚型心肌病合并LQT1综合征患者的心电图变化

心律失常，而且是儿童和青少年发作性晕厥和意外猝死的主要原因，临床 LQTS 诊断标准为：①有晕厥史或尖端扭转性室性心律失常的发作；②成年女性 QTc ＞ 460 毫秒；③成年男性和儿童 QTc ＞ 440 毫秒，伴有心动过缓或 T 波异常。*MYH7* 基因突变导致的肥厚型心肌病可能伴有 KCNQ1 所致的 LQT1 综合征，因此对 HCM 患者及其家属进行基因测序时，需同时对与 LQT 综合征相关的基因进行测序，以预防猝死的发生。

　　综上，心电图作为心血管疾病最常用的检查手段之一，对于 HCM 筛查、诊断及病因学鉴别诊断具有重要意义。当心电图多个导联出现病理性 Q 波，而患者又无确切的心肌梗死病史时，尽快行心脏超声等影像学检查以明确诊断，早发现、早治疗，有助于提高患者的生活质量及改善预后，对于 FHCM 室壁厚度正常的一级亲属具有重要的提示价值，特殊类型的心电图改变需注意病因学的鉴别诊断，避免误诊，以选择合适的治疗方案。

（刘　兵　雷常慧　周梦垚）

参考文献

［1］樊朝美. 肥厚型心肌病诊断与治疗必读［M］. 北京：科学出版社，2016：4.

［2］方丕华. 肥厚型心肌病 T 波改变的特征［J］. 临床心电学杂志，2007，16（4）：250-251.

［3］陆娟，黎艳婷，冯砚瑜，等. 心尖肥厚型心肌病心电图分析［J］. 中华全科医学，2011，09（7）：1137-1138.

［4］邵虹，马志玲，刘丽文. 肥厚型心肌病心电图特征分析［J］. 临床心电学杂志，2015，24（3）：177-180.

［5］宋志新. 肥厚型心肌病的心电图特征分析［J］. 临床研究，2015，13（31）：156-157.

［6］王敏. 肥厚型心肌病患者心电图变化特征探究［J］. 影像研究与医学应用，2018，2（10）：46-47.

［7］王红宇. 肥厚型心肌病 ST 段改变的特征［J］. 临床心电学杂志，2007，16（4）：248-249.

［8］王建安. 肥厚型心肌病的心电图特征——重视肥厚型心肌病的多重心电图表现［J］. 临床心电学杂志，2007，16（4）：241-242.

［9］许丹，刘丽文，邵红，等. 家族性肥厚型心肌病肌小节基因突变携带者早期心电图特征［J］. 中华实用诊断与治疗杂志，2017，31（4）：372-375.

［10］张娟，刘丽文，朱晓丽，等. 心电图对家族性肥厚型心肌病肌小节突变基因携带者早期诊断的价值［J］. 实用心电学杂志，2018，27（6）：386-391.

［11］钟杭美. 肥厚型心肌病的病理性 Q 波［J］. 临床心电学杂志，2007，16（4）：246-248.

［12］AHA/ACCF/HRS recommendations for the standardization and interpretation of the electrocardiogram：part IV：the ST segment，T and U waves，and the QT interval：a scientific statement from the American Heart Association Electrocardiography and Arrhythmias Committee，Council on Clinical Cardiology；the American College of Cardiology Foundation；and the Heart Rhythm Society. Endorsed by the International Society for Computerized Electrocardiology［J］. J AM Coll Cardiol，2009，53（11）：982-991.

［13］Donger C，Denjoy I，Berthet M，et al. KVLQT1 C-terminal missense mutation causes a form fruste long-QT syndrome［J］. Circulation，1997，96：2778-2781.

［14］Elliott P M，Anastasakis A，Borger M A，et al. 2014 ESC Guidelines on diagnosis and management of hypertrophic cardiomyopathy The Task Force for the Diagnosis and Management of Hypertrophic Cardiomyopathy of the European Society of Cardiology（ESC）［J］. European Heart Journal，2015，68（1）：63.

[15] Furuki M，Kaiwai H，et al. Value of convex-type ST-segment elevation and abnormal Q waves for electrocardiographic-based identification of left ventricular remodeling in hypertrophic cardiomyopathy [J]. Kobe J Med Sci, 2009 Jun 5；55（1）：E16-29.

[16] Lifeng Wang，LeiZuo，HuJin，et al. LQT1 and HCM phenotypes associated with tetrad heterozygous mutations in KCNQ1，MYH7，MYLK2，and TMEM70 genes in a three-generation Chinese family [J]. Europace，2015，10（43）：4-8.

[17] Olivotto I，Cecchi F，Casey SA，et al. Impact of atrial fibrillation on the clinical course of hypertrophic cardiomyopathy [J]. Circulation，2001，104：2517-2524.

[18] Steve R. O，Seema M，Michael A. B，et al. 2020 AHA/ACC Guideline for the Diagnosis and Treatment of Patients With Hypertrophic Cardiomyopathy [J]. Circulation，2020：142.

第二节　肥厚型心肌病的超声心动图诊断及鉴别诊断

超声心动图是目前诊断HCM首选、准确且经济的方法，具有无创、简便、实时及重复性好等特点，不仅能够准确测量心室壁厚度和心腔大小，判断左心室流出道是否存在梗阻，以及梗阻的程度和范围，还能评估室壁运动和瓣膜功能，全面了解心室收缩、舒张功能及血流动力学异常的整体表现，方法简便，易于推广。本节重点介绍HCM的超声影像特征和诊断要点，以及与其他原因导致室壁肥厚疾病的鉴别诊断。

一、典型超声心动图表现

（一）M型超声心动图

1.二尖瓣收缩期前向运动　二尖瓣叶在收缩期明显移向室间隔，舒张期回到正常位置，前向运动的二尖瓣器可以是前叶和（或）后叶，也可以是部分瓣下腱索或乳头肌；表现为收缩期CD段向室间隔呈弓形凸起，这种现象称为二尖瓣收缩期前向运动（systolic anterior movement，SAM），即SAM征（图1-4-20）。SAM征分级：0级，二尖瓣前叶收缩期无前向运动；1级，CD段上抬与室间隔距离≥10 mm；2级，CD段上抬与室间隔距离＜10 mm但未触及室间隔；3级，CD段上抬触及室间隔左心室面，但接触时间小于全收缩期的30%；4级，CD段上抬触及室间隔左心室面且持续较长时间。

2.室间隔运动障碍　室间隔收缩速度及幅度明显降低，收缩期增厚率减低为0～20%（正常30%～65%），收缩幅度降低（＜5 mm），收缩速度减慢，但其他正常部位心肌运动正常或出现代偿性增强。

3.主动脉瓣收缩中期提前关闭　HCM梗阻发生在收缩中晚期，收缩早期左心室流出道血流基本正常，主动脉瓣开放也正常；收缩中期开始梗阻加重，血流阻滞，左心室流出道远端血流量减少，导致主动脉瓣呈关闭状态；射血末期，左心室流出道内压差减小，血流量增加，主动脉瓣再次开放，右冠瓣呈"M"形，无冠瓣呈"W"形（图1-4-21）。

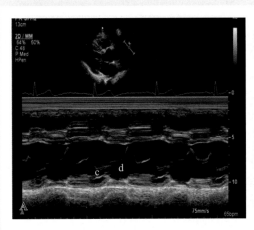
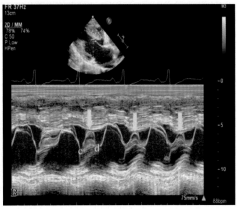

图1-4-20 二尖瓣收缩期前向运动的M型超声心动图

A. 正常人二尖瓣前叶曲线；B. 二尖瓣前叶收缩末期贴近肥厚的室间隔，SAM征阳性（箭头所示）

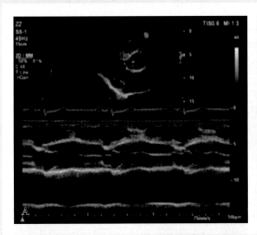
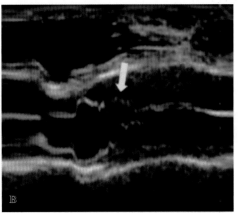

图1-4-21 主动脉瓣收缩中期提前关闭

A. 主动脉瓣在左心室射血后很短时间内提前关闭，在收缩中期呈半关闭状态；B. 右冠瓣呈"M"形，无冠瓣呈"W"形（箭头所示）

（二）二维超声心动图

1. 心肌肥厚

（1）心室壁肥厚和心肌回声改变：以左心室壁不同程度肥厚为主，右心室心肌亦可受累。心室壁肥厚多呈非对称、非均匀性肥厚，最常见的部位是前间隔基底段与左心室前壁，室间隔厚度常大于15 mm，多数患者室间隔与左心室后壁的增厚程度不等，亦可呈对称性均匀性肥厚；心尖型HCM以心尖部室壁增厚为显著。肥厚的室壁心肌常呈强弱不均的颗粒或斑点状回声，颗粒粗糙（图1-4-22）。

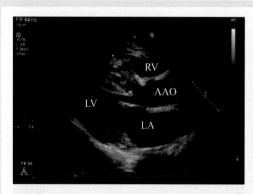
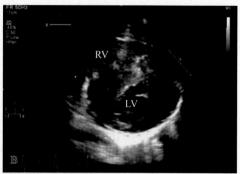

图1-4-22　肥厚型心肌病室壁肥厚和心肌内回声紊乱

A.胸骨旁左心室长轴切面示舒张期室间隔显著增厚；B.胸骨旁左心室短轴切面示室间隔、前壁明显增厚，内可见回声紊乱、颗粒粗糙

（2）室间隔异常增厚部分呈纺锤状凸向左心室流出道，致左心室流出道狭窄，其内径常＜18 mm（正常18～40mm），左心室流出道存在不同程度的梗阻。

（3）部分肥厚心肌合并心肌致密化不全和微小冠状动脉瘘。

2.心腔内径改变　心室腔缩小，严重者收缩期心腔可呈闭塞样改变，常见左心房不同程度增大。HCM合并左心房增大时，发生不良心血管事件的风险明显增加。

3.二尖瓣关闭不全　SAM征阳性或部分阳性时，收缩期二尖瓣前叶和（或）后叶，或部分腱索及乳头肌向室间隔移动，可引起或加重左心室流出道梗阻，也可显示二尖瓣关闭不全的直接征象（图1-4-23）。

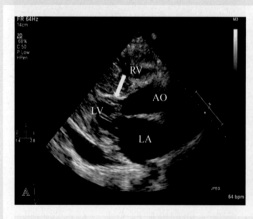
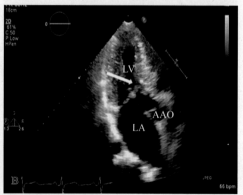

图1-4-23　二尖瓣收缩期向室间隔移动

A.胸骨旁左心室长轴切面示收缩期二尖瓣前叶及瓣下腱索移向室间隔（箭头所示）；B.心尖三腔切面示收缩期二尖瓣前叶及后叶移向室间隔（箭头所示）

4.主动脉瓣功能异常　主动脉瓣收缩期扑动，收缩中期提前关闭，部分患者可有主动脉瓣反流。

（三）彩色多普勒超声心动图

1.左心室流出道血流加速　梗阻性HCM者左心室流出道收缩期呈五彩镶嵌的湍流信号，可通过观察血流汇聚处结合二维超声判断患者梗阻的部位。常见的梗阻部位有：①室间隔基底部和二尖瓣前叶之间的梗阻，即单纯左心室流出道梗阻（图1-4-24A）；②室间隔上1/3和二尖瓣远端游离缘之间的梗阻，即左心室流出道及左心室心腔内的梗阻（图1-4-24B）；③室间隔中部和心室乳头肌水平的梗阻即单纯左心室心腔内的梗阻（图1-4-24C）；④左心室腔自心尖至二尖瓣水平的隧道型梗阻（图1-4-24D）。

非梗阻性HCM左心室流出道收缩期呈现蓝色层流信号。

2.继发性二尖瓣反流　梗阻性HCM多合并二尖瓣反流时，左心房内出现收缩期五彩镶嵌后向反流束（图1-4-25）。

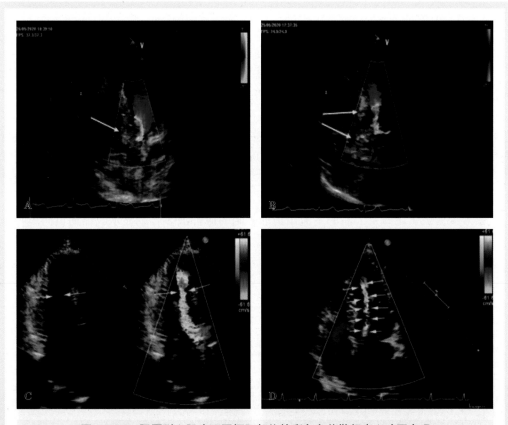

图1-4-24　肥厚型心肌病不同梗阻部位的彩色多普勒超声心动图表现

A.左心室流出道可见五彩镶嵌的湍流信号（箭头所示）；B.左心室流出道及左心室心腔内可见五彩镶嵌的湍流信号（箭头所示）；C.左心室心腔内乳头肌水平可见五彩镶嵌的湍流信号（箭头所示）；D.左心室腔自心尖至二尖瓣水平可见五彩镶嵌的湍流信号（箭头所示）

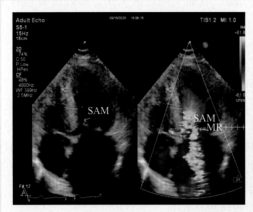
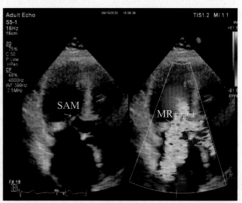

图1-4-25 梗阻性肥厚型心肌病患者二尖瓣中-大量反流

A.心尖四腔心切面示左心房内五彩镶嵌反流束；B.心尖三腔心切面示左心房内五彩镶嵌反流束。MR.二尖瓣反流；SAM.二尖瓣收缩期前向运动

（四）频谱多普勒超声心动图

1.**左心室流出道血流** 脉冲波多普勒显示：非梗阻性HCM左心室流出道收缩期负向层流血流频谱，呈楔形；若存在梗阻，左心室流出道出现收缩期射流信号，流速较高，射流信号通常起自二尖瓣瓣尖水平，也可出现于左心室中部以及心尖部。连续波多普勒显示：当左心室流出道或者左心室心腔内梗阻时，其特征性改变为收缩期负向递增充填状射流，血流速度加快，峰值压差≥30 mmHg，峰值后移，呈倒"匕首样"单峰形态；左心室流出道梗阻越严重，流速越快，射血时间越长（图1-4-26）。应注意与收缩期二尖瓣反流相鉴别。

2.**右心室流出道血流** 右心室流出道非梗阻时脉冲波多普勒显示收缩期负向单峰窄

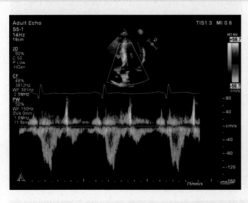
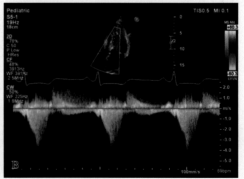

图1-4-26 肥厚型心肌病左心室流出道血流频谱

A.脉冲波多普勒示非梗阻性肥厚型心肌病收缩期负向层流频谱，呈楔形；B.连续波多普勒示梗阻性HCM呈倒"匕首样"频谱

带波形。当右心室心肌肥厚或者前间隔显著肥厚致右心室流出道梗阻时，连续波多普勒可记录到右心室流出道收缩期高速负向血流频谱，形态与左心室流出道梗阻的频谱相似（图1-4-27）。

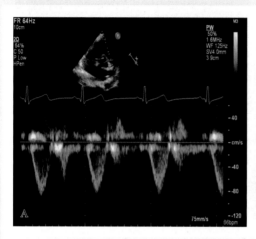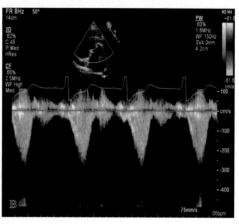

图1-4-27 肥厚型心肌病右心室流出道血流频谱

A. 右心室流出道非梗阻时示负向单峰窄带血流频谱；B. 右心室流出道梗阻时示收缩期高速血流频谱

3.主动脉血流　脉冲波多普勒显示非梗阻性HCM主动脉瓣上收缩期血流频谱呈尖峰圆顶状，收缩早期流速大于收缩中晚期，即收缩中晚期流速减低。梗阻性HCM主动脉瓣上血流频谱峰值流速受左心室流出道高速血流影响亦升高，但低于左心室流出道最大峰值流速，且持续时间长，表现为左心室射血时间延长。

（五）继发性改变

1.左心室舒张功能减低　对HCM左心室舒张功能的综合评价，包括二尖瓣前向血流的脉冲波多普勒检查、二尖瓣瓣环组织多普勒速度成像、肺静脉血流速率、肺动脉收缩压和左心房大小、容积等测量。HCM患者通常脉冲波多普勒显示二尖瓣口舒张期血流频谱仍呈双峰状，E峰减低，E峰减速时间＜150毫秒，A峰升高，E/A比值＜1，E/e'比值＞15，等容舒张时间延长，以及肺静脉反向Ar波峰值流速增加，持续时间延长。但随着病程变化，左心室舒张功能障碍的3种分级，即左心室松弛功能受损、假性正常化及限制性舒张功能障碍都可以出现。

2.左心室心尖部室壁瘤　左心室心腔内梗阻性HCM合并心尖部室壁瘤的发生率约为2%，其形成与左心室中部肥厚梗阻导致的左心室腔内压力升高有关。升高的室壁压使心尖部心肌压力负荷增加，局部冠状动脉灌注减少，心肌缺氧，运动能力减低，顺应性降低，最终导致室壁瘤形成（图1-4-28）。此外，心尖肥厚型HCM也可以引起左心室心尖部室壁瘤形成。

3.左心室心尖部血栓　部分HCM患者左心室心尖部可见形态多样的稍强或低回声团附着（图1-4-29）。

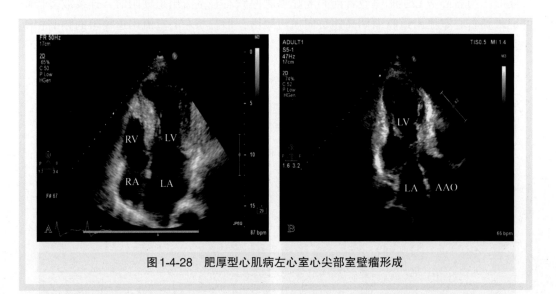

图1-4-28　肥厚型心肌病左心室心尖部室壁瘤形成

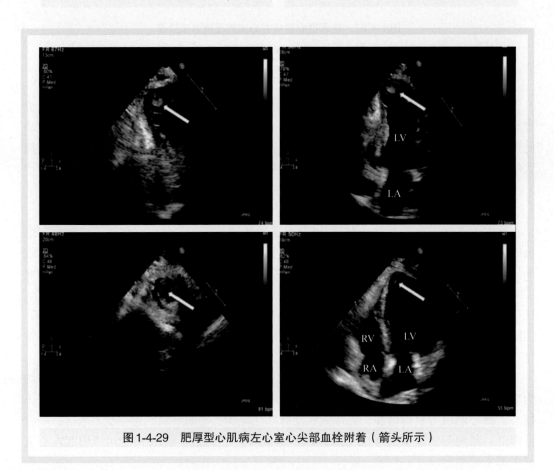

图1-4-29　肥厚型心肌病左心室心尖部血栓附着（箭头所示）

（六）特殊类型HCM

1.心尖肥厚型心肌病 是指原因不明，主要局限于左心室乳头肌水平以下的心尖部肥厚的HCM。在亚洲人群中发病率较高，发病年龄以30～50岁居多，男性多于女性。肥厚的心肌主要位于左心室前侧壁心尖处，而室间隔基底部多无肥厚，常不伴有左心室流出道梗阻（图1-4-30）。左心室舒张末期造影呈特征性"黑桃样"改变和显著心尖闭塞性造影图像。心电图的典型特征是心前区导联巨大倒置T波，其电压常＞1.0 mV，可见于 I、aVL、V_3～V_6导联，伴相应导联R波增高及ST段压低，变化程度以V_4导联最为显著，或$V_4 \geq V_5 \geq V_3$或V_6。一般情况下，心尖肥厚型心肌病患者预后较好；但在少数情况下，可发生心尖部心肌梗死和室壁瘤、重度舒张功能障碍、室性心动过速、心房颤动等。

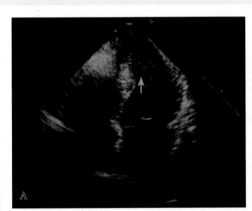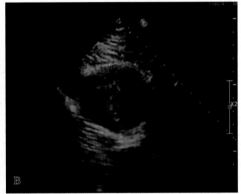

图1-4-30 心尖肥厚型心肌病

A.心尖四腔心切面示心尖部心肌肥厚（箭头所示）；B.左心室短轴切面示心尖部心肌肥厚

2.左心室中部梗阻性肥厚型心肌病 HCM中相对少见的类型，占HCM的3%～13%。特征性改变为左心室中部室壁异常肥厚，常伴乳头肌肥大、发育异常。左心室心尖部和基底部心腔之间收缩期峰值压差≥30 mmHg，伴特征性收缩末期异常高速血流（由心尖至心底部）及舒张早期二尖瓣反流，收缩期末左心室中部梗阻或闭塞呈"沙漏形"或"哑铃状"（图1-4-31）。此型患者合并心尖部室壁瘤和附壁血栓比例较高，导致心力衰竭、脑卒中和SCD，预后较差。

3.终末期HCM 少数HCM患者晚期出现严重左心室收缩功能障碍（通常左心室射血分数＜50%），左心室腔扩大，心室壁相对变薄，室壁运动减低，又称为HCM低动力扩张期。发生机制可能是由于心肌缺血介导的心肌细胞死亡及心肌纤维化所致。患者临床症状明显，常合并严重心律失常和体循环栓塞，导致难治性心力衰竭和SCD，预后差。

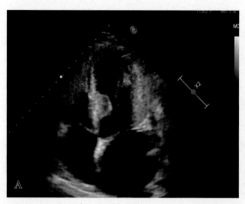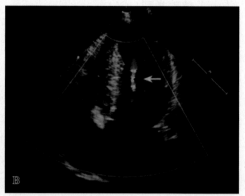

图 1-4-31 左心室中部梗阻性肥厚型心肌病

A. 左心室中部室壁异常肥厚，伴乳头肌肥大、发育异常；B. 左心室心尖部和基底部心腔之间收缩期高速血流（箭头所示）

二、超声诊断标准和注意事项

（一）诊断标准（根据 2014 年 ESC《肥厚型心肌病诊断和管理指南》和 2017 年《中国成人肥厚型心肌病诊断与治疗指南》）

1. 成人 任何一项心脏影像学技术（包括超声心动图、心脏磁共振成像或心脏 CT）检测显示，左心室心肌的某个或者多个节段的舒张末期室壁厚度 ≥ 15 mm，且心肌厚度的增加并非完全因为心脏负荷异常（高血压、主动脉瓣狭窄、主动脉缩窄等疾病）所致。

2. 儿童 需要根据体型和生长情况调整，即左心室壁厚度增加超过同年龄、同性别和同体表面积儿童左心室壁厚度平均值加 2 个标准差（即 z 值 > 2，z 值定义为所测数值偏离平均值的标准差数量）。

3. HCM 一级亲属 任何一项心脏影像学技术（包括超声心动图、心脏磁共振成像或心脏 CT）检测发现，无其他已知原因所致的左心室壁某个或者多个节段厚度 ≥ 13mm，即可确诊。需注意的是，对于遗传性 HCM 的家族成员，任何异常（如组织多普勒超声成像异常，SAM 征）尤其是心电图异常，均能增加该成员被诊断出 HCM 的可能性。

注：西京医院肥厚型心肌病诊治中心采用上述标准进行 HCM 的诊断。

*2020《AHA/ACC 肥厚型心肌病诊断及治疗指南》对 HCM 诊断标准进行更新：

1. 成人 HCM 的临床诊断可通过影像学检查来确定。二维超声心动图或心脏磁共振成像显示左心室任何部位的最大舒张末期厚度 ≥ 15 mm，且没有其他导致心肌肥厚的原因即可诊断。如果基因检测阳性或者有 HCM 家族史时，13 ～ 14 mm 的心肌肥厚也可以诊断 HCM。

2. 儿童 HCM 需要根据体型和生长情况调整，z 值 > 2.5 的标准可能适用在无症状且没有家族史的儿童中识别早期 HCM；对于有明确家族史或基因检测阳性的儿童，z 值 > 2 的阈值利于早期诊断。

（二）诊断注意事项

1.多切面、多节段连续扫查，测量室间隔厚度时要避免误将左心室腱索或乳头肌以及右心室调节束或肌小梁测量在内；室壁肥厚从一个节段到下一个节段变化较大，需要在左心室短轴二尖瓣、乳头肌和心尖切面测量16个节段舒张末期厚度以准确评价心肌受累的程度和范围。

2.为了避免将二尖瓣反流频谱误认为左心室流出道频谱，导致高估流出道压差，应在心尖五腔心、三腔心切面或者非标准切面等多切面上尽可能使用连续波多普勒区分左心室流出道频谱与二尖瓣反流频谱，同时应当常规留取二尖瓣反流频谱，以区别二者的血流频谱形态。左心室流出道梗阻峰值压差发生在收缩中晚期，频谱呈倒"匕首样"，而二尖瓣反流频谱峰值较为圆钝且峰值压差明显高于左心室流出道收缩末期压差（图1-4-32）。

3.应用超声系列短轴、长轴多切面扫查并结合心电图对心尖肥厚型HCM进行诊断，避免漏诊。对于左心室心腔内梗阻的患者需注意心尖部是否合并室壁瘤以及其内是否有血栓。由于心尖部在超声扫查时位于近场，图像分辨力较差，必要时可进行心脏超声造影或心脏磁共振检查提高心尖肥厚型HCM、室壁瘤及血栓的检出率。

4.对于存在前间隔肥厚的患者需注意右心室流出道是否存在梗阻。

5.类似HCM室壁肥厚疾病的诊断：除心肌肌小节蛋白的基因突变引起的HCM之外，还有其他原因引起的类似HCM室壁肥厚患者，其治疗方案和临床干预与肌小节蛋白基因突变引起HCM不同，确诊需进行基因检测及相关临床诊断，仅靠超声心动图很难进行诊断。

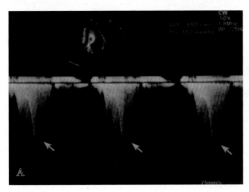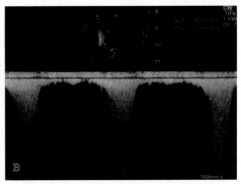

图1-4-32　梗阻性肥厚型心肌病左心室流出道和二尖瓣反流频谱

A.左心室流出道梗阻频谱峰值压差发生在收缩中晚期，频谱呈倒"匕首样"（箭头所示）；B.二尖瓣反流频谱峰值较为圆钝且峰值压差明显高于左心室流出道峰值压差

三、鉴别诊断

有多种病理性和生理性因素可导致心室壁心肌肥厚，在临床诊断HCM前需排除其

他心血管疾病或系统性疾病。

（一）高血压心脏病

长期高血压患者的心脏后负荷增加导致心肌增厚，通常表现为左心室弥漫、对称性肥厚（代偿期呈向心性肥厚，失代偿期呈离心性肥厚），左心室壁厚度一般小于15mm，心肌回声均匀，多伴左心室腔扩大，可同时合并肾脏、脑血管与眼底高血压改变，但需注意HCM同时合并高血压并不少见（图1-4-33）。

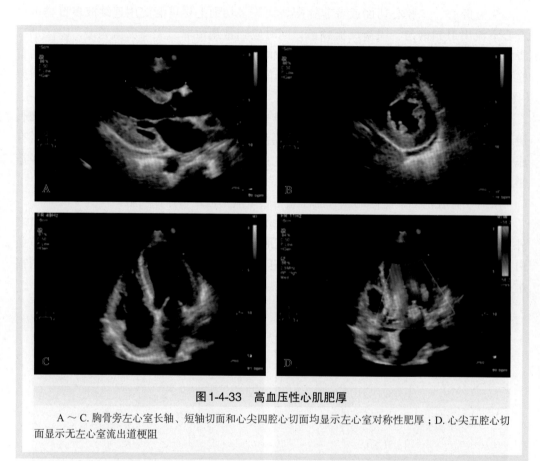

图1-4-33　高血压性心肌肥厚

A～C.胸骨旁左心室长轴、短轴切面和心尖四腔心切面均显示左心室对称性肥厚；D.心尖五腔心切面显示无左心室流出道梗阻

（二）主动脉瓣狭窄和先天性主动脉瓣下狭窄

主动脉瓣狭窄时可引起心脏后负荷增加导致心肌发生代偿性增厚。HCM与主动脉瓣狭窄患者的症状和杂音性质相似，但是主动脉瓣狭窄存在以下特点：①主动脉瓣叶明显增厚、收缩期开放受限，瓣口面积明显缩小；②多普勒超声和左心导管检查提示左心室流出道常无压差存在，而左心室与主动脉之间有明显的收缩期压差；③胸部X线示升主动脉扩张，主动脉瓣可有钙化影。但也需注意HCM左心室流出道梗阻与主动脉瓣狭窄双病共存的情况（图1-4-34）。

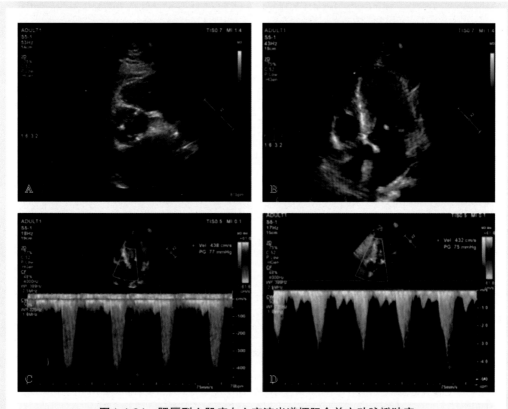

图1-4-34 肥厚型心肌病左心室流出道梗阻合并主动脉瓣狭窄

A. 胸骨旁大动脉短轴切面显示主动脉瓣增厚、钙化、狭窄,开放受限,瓣口面积缩小;B. 心尖五腔心切面显示左心室肥厚,主动脉瓣开放受限;C. 心尖五腔心切面显示主动脉瓣上血流明显加速;D. 心尖五腔心切面显示左心室流出道梗阻

(三)主动脉缩窄

主动脉缩窄可导致心肌肥厚,但存在以下特征:①胸骨上窝主动脉弓长轴切面显示主动脉弓局限性狭窄或较长一段管腔狭窄,常发生在主动脉峡部;②狭窄前升主动脉内径正常或扩张、狭窄后主动脉亦可扩张;③彩色血流显示缩窄处呈五彩高速血流信号,并向主动脉降部延伸,轻度缩窄仅见于收缩期,重度狭窄时收缩及舒张期均可见;④连续波多普勒可探及主动脉缩窄部位负向的高速湍流频谱。在重度狭窄患者,由于通过狭窄处血流过少,压差反而会下降(图1-4-35)。

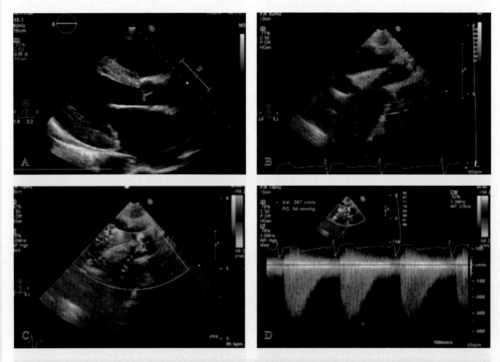

图1-4-35　主动脉缩窄导致左心室肥厚

A.胸骨旁左心室长轴切面显示左心室对称性肥厚；B.胸骨上窝主动脉弓长轴切面显示主动脉峡部缩窄；C.彩色多普勒血流显示缩窄处呈五彩镶嵌高速血流信号；D.连续波多普勒探及缩窄部位负向高速湍流频谱

（四）强化运动引起的心肌肥厚

长期高负荷运动可使心脏发生适应性心肌肥厚改变，表现为左心室对称性肥厚，左心室腔正常或略大，通常左心房不大，左心室舒张功能正常；二尖瓣瓣环运动和心肌应变多正常或增强；心肺运动试验最大耗氧量＞50ml/（kg·min）；停止运动后心肌肥厚可以减轻。此外，也不能排除运动性心肌肥厚合并HCM的情况（图1-4-36）。

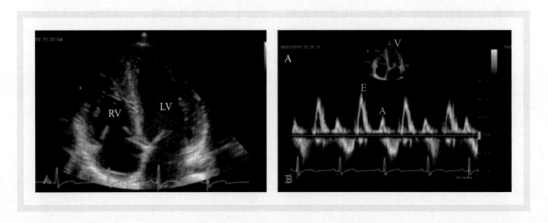

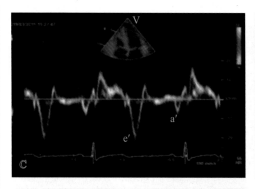
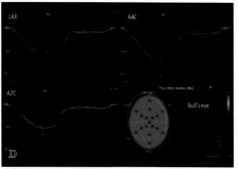

图 1-4-36　运动性心肌肥厚

A. 心尖四腔心切面显示左心室对称性肥厚，左心室腔略大，左心房大小正常；B. 二尖瓣前向血流频谱 E/A 比值＞1，左心室舒张功能正常；C. 二尖瓣瓣环运动速度正常；D. 左心室心肌纵向应变正常

四、典型病例

患者，男性，29 岁。2014 年因心慌、心悸、气短在当地医院确诊"肥厚型心肌病"，近 5 年规律服用美托洛尔，2019 年 9 月发生 1 次晕厥，持续 5 ～ 10 秒后意识恢复。于当地医院欲行酒精消融术，因无合适靶血管未做手术后推荐至我中心，进行相关检查（图 1-4-37 ～图 1-4-40）。

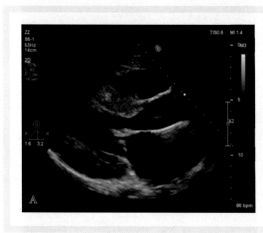
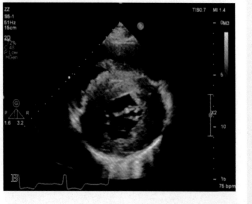

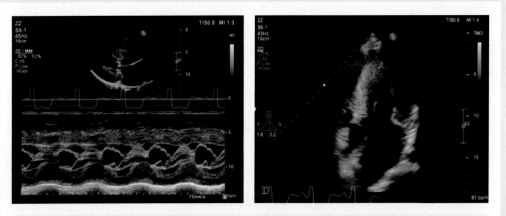

图1-4-37　左心室壁肥厚，室间隔为著，二尖瓣SAM征阳性

A、B.胸骨旁左心室长轴和短轴切面示左心室壁肥厚，室间隔为著；C.胸骨旁左心室长轴M型超声二尖瓣SAM征阳性；D.心尖五腔心切面示二尖瓣收缩期贴近室间隔

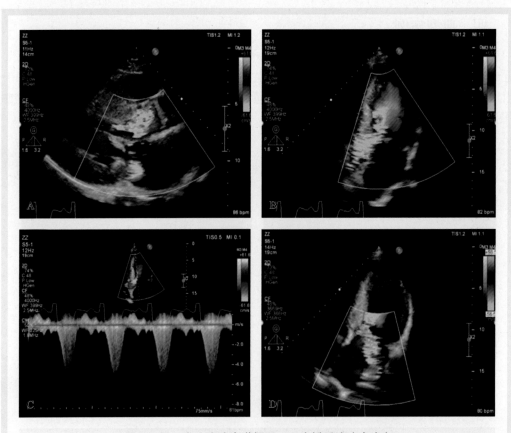

图1-4-38　左心室流出道梗阻，二尖瓣反流（中度）

A、B.胸骨旁左心室长轴和心尖五腔心切面左心室流出道可见五彩镶嵌的湍流信号；C.连续波多普勒示左心室流出道梗阻频谱，左心室流出道压差96 mmHg（静息状态，心率81次/分）；D.心尖四腔心切面示左心房内出现五彩镶嵌反流束

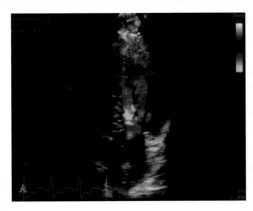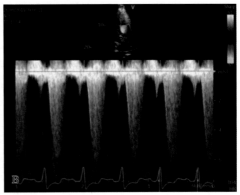

图1-4-39　运动负荷超声心动图激发后左心室流出道梗阻明显加重

A.心尖五腔心切面左心室流出道可见五彩镶嵌的湍流信号；B.连续波多普勒示左心室流出道梗阻加重，左心室流出道压差146 mmHg（运动负荷超声激发后，心率106次／分）

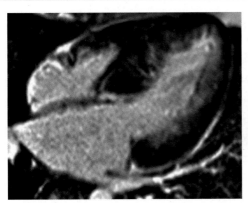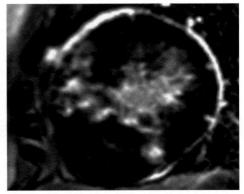

图1-4-40　心脏磁共振示室间隔、左心室各壁不同程度增厚，可见斑片状明显异常强化影，多考虑为非对称性肥厚型心肌病伴心肌纤维化

（林逸贤　王　静）

参考文献

［1］安硕研，樊朝美，赵世华，等.左心室中部肥厚型梗阻性心肌病的临床特点及预后［J］.中国循环杂志，2015，30：1053-1057.

［2］蔡迟，樊朝美.左心室中部肥厚型梗阻性心肌病的研究进展［J］.中华心血管病学杂志，2012，40（12）：1064-1067.

［3］陈绍良，段宝祥，何晓红，等.梗阻性肥厚型心肌病经皮化学消蚀术后长期随访研究［J］.中国介入心脏病学杂志，2003，11（1）：21-24.

［4］闫丽荣，樊朝美.心尖肥厚型心肌病的研究进展［J］.中华心血管病学杂志，2011，39（10）：970-972.

［5］中华医学会心血管病学分会中国成人肥厚型心肌病诊断与治疗指南编写组，中华心血管病杂志编辑委员会. 中国成人肥厚型心肌病诊断与治疗指南［J］. 中国心血管病杂志，2017，45（12）：1015-1032.

［6］Cavalcante JL，Barboza JS，Lever HM. Diversity of mitral valve abnormalities in obstructive hypertrophic cardiomyopathy［J］. Prog Cardiovasc Dis，2012，54：517-522.

［7］Efthimiadis GK，Pagourelias ED，Parcharidou D，et al. Clinical characteristics and natural history of hypertrophic cardiomyopathy with midventricular obstruction［J］. Circ J，2013，77（9）：2366-2374.

［8］Elliott PM，Anastasakis A，Borger MA，et al. 2014 ESC Guidelines on diagnosis and management of hypertrophic cardiomyopathy：the Task Force for the Diagnosis and Management of Hypertrophic Cardiomyopathy of the European Society of Cardiology（ESC）［J］. Eur Heart J，2014，35：2733-2779.

［9］Gao XJ，Kang LM，Zhang J，et al. Mid-ventricular obstructive hypertrophic cardiomyopathy with apical aneurysm and sustained ventricular tachycardia：a case report and literature review［J］. Chin Med J（Engl），2011，124：1754-1757.

［10］Harris KM，Spirito P，Maron MS，et al. Prevalence，clinical profile，and significance of left ventricular remodeling in the end-stage phase of hypertrophic cardiomyopathy［J］. Circulation，2006，114（3）：216-225.

［11］Kitaoka H，Doi Y，Casey SA，et al. Comparison of prevalence of apical hypertrophic cardiomyopathy in Japan and the United States［J］. Am J Cardiol，2003，92（10）：1183-1186.

［12］Writing Committee Members，Ommen SR，Mital S，et al. 2020 AHA/ACC Guideline for the Diagnosis and Treatment of Patients With Hypertrophic Cardiomyopathy：Executive Summary：A Report of the American College of Cardiology/American Heart Association Joint Committee on Clinical Practice Guidelines［J］. Circulation，2020，142：e533-e557.

［13］Xiao Y，Yang KQ，Jiang Y，et al. Recent progress in end-stage hypertrophic cardiomyopathy［J］. Am J Med Sci，2015，349（5）：448-453.

第三节　计算机断层扫描对肥厚型心肌病的诊断及临床价值

自20世纪70年代以来，随着超声心动图的逐渐发展，其已成为影像学诊断肥厚型心肌病最主要的方式。虽然绝大部分的肥厚型心肌病患者可以通过心脏超声获得诊断，但某些病变较为局限，如心尖肥厚型心肌病，或病变程度较轻的患者则较难获得准确的诊断。而计算机断层扫描（computed tomography，CT）具有良好的空间分辨率，在肥厚型心肌病（HCM）诊断中受到越来越多的关注。

随着时间分辨率的不断提高及多排CT、多层CT、双源CT的出现和发展，心脏CT除了保持对于解剖细节的评估优于其他无创检查及计算机体层血管成像（computed tomography angiography，CTA）的优势外，同时也在心肌灌注、延迟显像及基于CT图像的3D打印方面有了重要发展。

一、CT对肥厚型心肌病结构和功能的诊断

CT空间分辨率及密度分辨率高，对于观察心脏各房室解剖结构更加有利。心脏CT全期相重建，不仅可测量各期相肥厚心肌的厚度，还可动态观察心肌运动功能及左心室心功能参数，比如舒张末期容积、收缩末期容积、射血分数、心肌质量等。CT增强扫描可准确测量心肌室壁厚度，并可显示粗大的乳头肌及左心室流出道狭窄的情况（图1-4-41）。

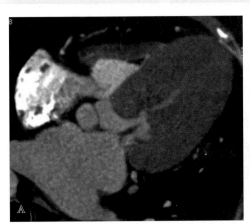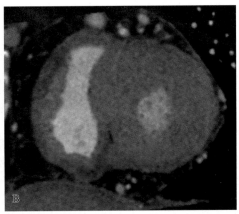

图1-4-41　肥厚型心肌病CT成像

A. 心脏CT轴位五腔心平面显示：室间隔明显增厚，左心室腔缩小；B. 短轴位显示：增厚的心肌以室间隔前中段增厚为主

二、CTA在肥厚型心肌病诊疗中的应用

肥厚型心肌病因心肌肥厚、心肌缺血，患者常表现为胸闷、胸痛，心电图可呈心肌缺血表现，上述特征易被误诊为冠心病。且肥厚型心肌病冠状动脉狭窄的发生率高达26%，因此明确患者冠状动脉狭窄程度非常重要。

冠状动脉造影（coronary angiography，CAG）是以往诊断冠状动脉狭窄的金标准，但CAG是有创检查，存在一定的风险性，且费用较高。随着影像学的发展，CTA技术在临床应用越来越广泛，且CTA无创，可重复，具有一定的优势。除此之外，CTA可显示冠状动脉间隔支的位置与肥厚心肌的关系，对于肥厚型心肌病微创治疗方案制订及其疗效评估有较准确的评估价值（图1-4-42）。

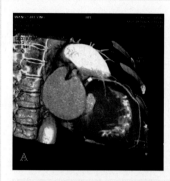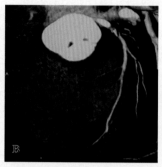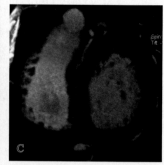

图 1-4-42　肥厚型心肌病冠状动脉血管 CTA 成像

A、B. 心脏 CTA VR 图像立体显示前降支全程及间隔支走行；C. 血管心脏短轴位显示高位乳头肌水平室间隔明显增厚，前室间隔增厚尤著，第一间隔支穿行其中

三、心肌延迟增强 CT 评价心肌纤维化

心肌纤维化程度是反映 HCM 患者预后的重要指标，研究证实心肌延迟强化 CT 可以评估患者的心肌纤维化程度（图 1-4-43），提高包括心脏的形态、功能以及 HCM 术前心肌纤维化评估。然而 CT 扫描相对于心脏磁共振（cardiac magnetic resonance，CMR）来说对心肌纤维化评估的不足之处在于难以避免的射线伤害以及对比剂造成的肾损害，其相对于 CMR 的优点在于对具有 CMR 检查禁忌证或不能除外冠心病风险的患者，CT 可以在对心脏形态、功能及心肌纤维化的评估方面，作为 CMR 的有益补充。

四、基于 CT 图像的 3D 打印技术在肥厚型心肌病中的应用

作为一种新兴的快速成形技术，3D 打印（3D Printing）近年来已在骨科、口腔科等

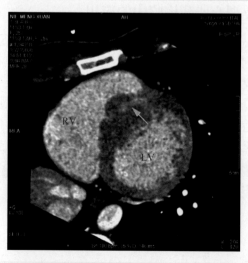

图 1-4-43　肥厚型心肌病心肌延迟强化（箭头所示）CT 成像

有广泛应用，对于心血管领域的应用与发展目前也备受关注。获得合适的影像数据是进行3D模型打印的第一个环节，图像质量直接关系到3D打印模型的质量。CTA是目前临床上最常用的3D打印数据资源，其优势在于管腔和心肌、血管壁的对比度较高，能够较好地区分心脏内结构及冠状动脉。同时，CTA能提供更好的空间分辨率，成像时间更短，获取途径也更简单。

西京医院肥厚型心肌病诊治中心目前已完成基于CT成像肥厚型心肌病3D打印10例。3D打印模型可直观展示心肌肥厚程度、范围及毗邻关系，对于治疗方案的确立具有重要的指导意义（图1-4-44）。

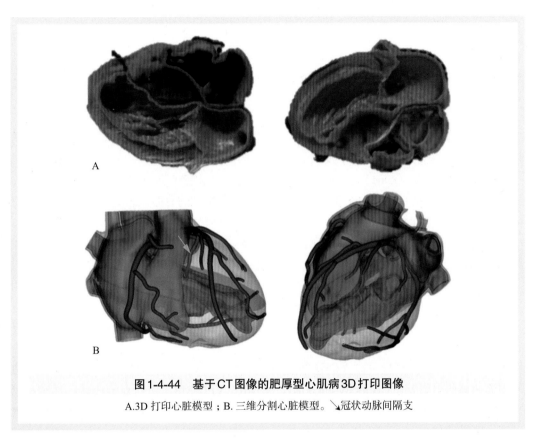

图1-4-44　基于CT图像的肥厚型心肌病3D打印图像

A.3D打印心脏模型；B.三维分割心脏模型。↘冠状动脉间隔支

（赵宏亮　李　静）

参考文献

[1] Langer C，Lutz M，Eden M，et al. Hypertrophic cardiomyopathy in cardiac CT：a validation study on the detection of intramyocardial fibrosis in consecutive patients［J］. Int J Cardiovasc Imaging，2014，30：659-667.

[2] Ommen SR，Mital S，Burke MA，et al. 2020 AHA/ACC Guideline for the Diagnosis and Treatment of Patients With Hypertrophic Cardiomyopathy：Executive Summary：A Report of the American College of Cardiology/American Heart Association Joint Committee on Clinical Practice Guidelines［J］. Circulation，2020，Dec 22，142（25）：e533-e557.

[3] Steve RO，Seema M，Michael AB，et al. 2020 AHA/ACC Guideline for the Diagnosis and Treatment of Patients With Hypertrophic Cardiomyopathy［J］. Circulation，2020，142：e533-e557.

［4］Zhao L，Ma X，Feuchtner GM，et al. Quantification of myocardial delayed enhancement and wall thickness in hypertrophic cardiomyopathy：multidetector computed tomography versus magnetic resonance imaging［J］. Eur J Radiol，2014，83：1778-1785.

第四节 磁共振对肥厚型心肌病的诊断及临床价值

心脏磁共振（cardiac magnetic resonance，CMR）凭借软组织分辨率高、多方位多参数成像及无电离辐射等优势，可以评估心脏的整体形态及结构，是评价心功能的金标准，还可以通过首过灌注扫描及延迟增强扫描精准评估心肌活性，也可以直观心脏各瓣膜的结构及功能，是心血管疾病的"一站式（one-stop shop）"检查方法。CMR可明确肥厚型心肌病（hypertrophic cardiomyopathy，HCM）的诊断并可准确分型，同时是目前唯一可精准定性和定量评估心肌纤维化的检查方法。

一、CMR检查HCM的优势

1.可多方位无死角成像，尤其是对于超声易漏诊易误诊的、特殊类型的HCM可清晰显示，比如心尖部、后室间壁及前侧壁心肌肥厚。

2.通过心脏电影（Cine），不仅可通过精准测量舒张末期心肌厚度以确诊HCM的诊断，还可同时评估心肌局部运动功能情况，以及利用扫描获得到的数据，通过后处理软件获得整体心功能参数，比如舒张末期容积、收缩末期容积、射血分数、心肌质量、心肌收缩率等。

3.利用钆对比剂首过灌注，可观察心肌局部有无充盈缺损以判断有无心肌缺血，尤其是对于心室中部HCM，肥厚心肌以远以及心尖部易出现缺血坏死。

4.心肌纤维化是心脏事件发生的病理学基础，肥厚心肌的纤维化程度与预后明确相关。延迟增强扫描是CMR诊断HCM的特殊序列，对HCM的预后评估非常重要，其显示的肌壁间斑片状明显强化，提示局部心肌纤维化，该序列可精准定性且定量评估肥厚心肌纤维化程度。

5.心脏MR血流测量可以无创评估瓣膜的狭窄和反流，估算心脏病异常分流。一般采用流速编码电影MR（velocity-encoded cine MR，VEC-MR）进行血流成像，通常利用平行于血流方向成像以估算合适的流速编码速度，然后再垂直于目标血流方向进行扫描以进行定量评估。

6. T_1 Mapping是近几年研发出来的新序列，可以反映心肌各像素的T_1值，不仅可更加精确地评价HCM患者纤维化程度，还可以利用钆对比剂联合T_1 Mapping技术定量分析的细胞外间质容积（extracellular volume，ECV），反映细胞外间质容积占整个心肌组织容积的百分比，可更加早期探测到心肌纤维化，是诊断心肌纤维化的新标准。

二、HCM的CMR影像特征

1.心肌壁间的多发斑片状强化，最常见的部位是室间隔、室间隔与左心室前壁交界区，以及室间隔与左心室下壁交界区。

2.除外明显肥厚局部纤维化的区域，T_2WI＋FS（TIRM），T_1WI，T_1 Mapping，Cine等各个序列肥厚心肌的信号均与正常心肌信号基本一致。

3.一般情况下Cine显示左心室收缩功能正常，而舒张功能受限。

4.HCM病变区，也就是肥厚的心肌，除了纤维化区域，都具有收缩功能及舒张功能（图1-4-45）。

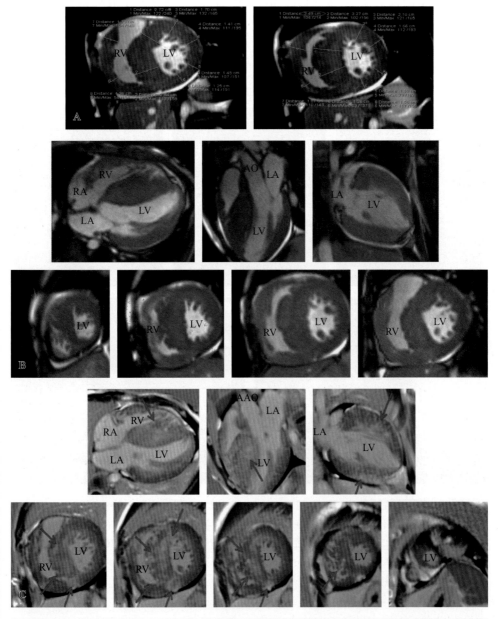

图1-4-45　男性，14岁。10年前感冒时查体发现心脏杂音，体检：胸骨左缘第2、3肋间闻及3/6级收缩期吹风样杂音，超声心动图提示梗阻性肥厚型心肌病。CMR示：短轴位电影序列舒张末期（A）测量增厚的左心室各壁及室间隔厚度，最厚处约3.49cm。四腔心、三腔心、两腔心及短轴位心脏电影序列（B）显示不同节段不同程度心肌增厚，延迟增强扫描序列（C）显示增厚心肌的壁间斑片状明显强化影

三、特殊类型HCM的CMR诊断及鉴别诊断

1.心尖肥厚型心肌病　该型肥厚型心肌病（图1-4-46）需与心尖部肿瘤（图1-4-47）相鉴别。尤其需要注意早期心尖肥厚型心肌病，部分患者心尖部心肌厚度达不到15mm，但心电图已有明显T波倒置，需密切关注患者室壁厚度有无正常人的变化趋势（正常人左心室壁各部位的厚度并不完全一致，有从基底部至心尖部呈逐渐变薄的趋势），这有助于该型肥厚型心肌病的诊断。

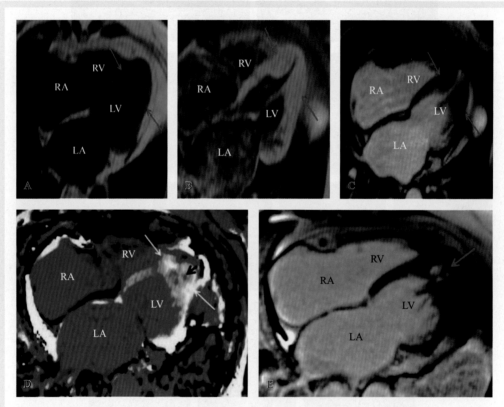

图1-4-46　女性，67岁，心尖肥厚型心肌病。以"心律不齐"入院。CMR示：四腔心T$_1$WI序列（A）及四腔心T$_2$WI抑脂序列（B）显示患者心尖部增厚，T$_1$WI（A）、T$_2$WI（B）、电影序列（C）及T$_1$ Mapping（D白色长箭头）显示增厚的心尖部信号与其余部分心肌信号一致。延迟增强扫描序列（E）显示心尖部壁间斑片状明显强化影，与T$_1$ Mapping（D黑色短箭头）显示的斑点状异常颜色相一致

2.心室中部肥厚型心肌病　该型肥厚型心肌病梗阻发生于左心室腔内，其以远心肌容易发生缺血坏死且易形成室壁瘤，需与冠心病心肌梗死相鉴别（图1-4-48）。

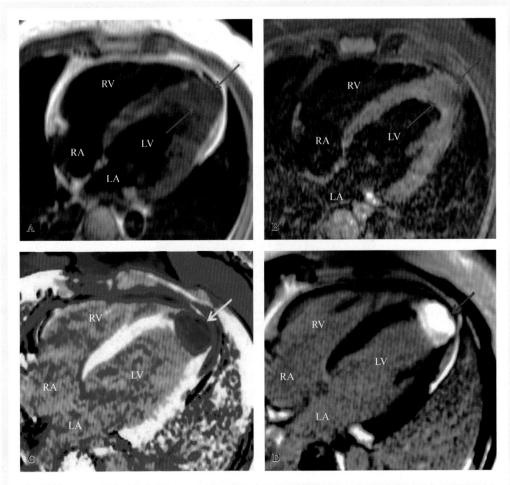

图1-4-47　男性，23岁，心尖部纤维瘤。单位体检超声心动图偶然发现"心尖肥厚型心肌病"。CMR：心尖部可见团块状长T_1（A）短T_2（B）双低信号影，T_1 Mapping（C）呈与相邻心肌信号明显不同的信号影。延迟增强扫描序列（D）显示心尖部病灶呈明显均匀强化

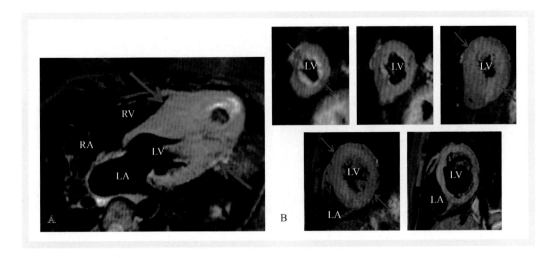

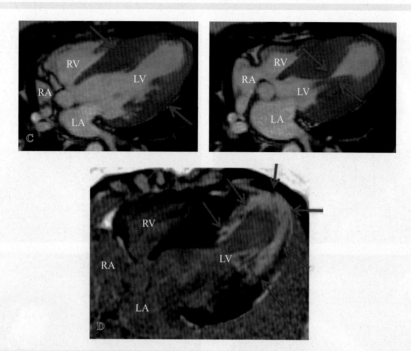

图1-4-48　女性，24岁。主诉：胸闷、气短、走路无力、偶尔心慌、头晕眼花3年，且无明显诱因晕厥1次。CMR示：左心室中部及室间隔中部明显增厚（A、B），短轴T_2WI抑脂像显示心尖部心内膜下异常高信号影（B），心脏电影显示于收缩期增厚的左心室中部心腔几近闭塞，其以远心肌运动功能基本丧失、心尖圆钝（C）。延迟增强扫描示增厚心肌以远的心肌呈透壁性异常明显强化影（D）

3.对称性肥厚型心肌病　该型肥厚型心肌病（图1-4-49）少见，诊断需谨慎，需与引起心肌均匀肥厚的其他疾病相鉴别。比如，代谢性心肌病（心肌淀粉样变性、Pompe、Danon、Anderson-Fabry综合征等）、主动脉瓣狭窄或畸形、主动脉缩窄、高血压心肌病、甲状腺功能减退型心肌病等（图1-4-50）。

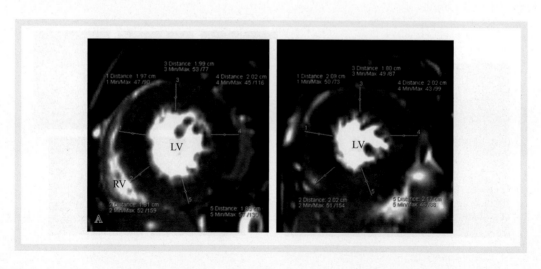

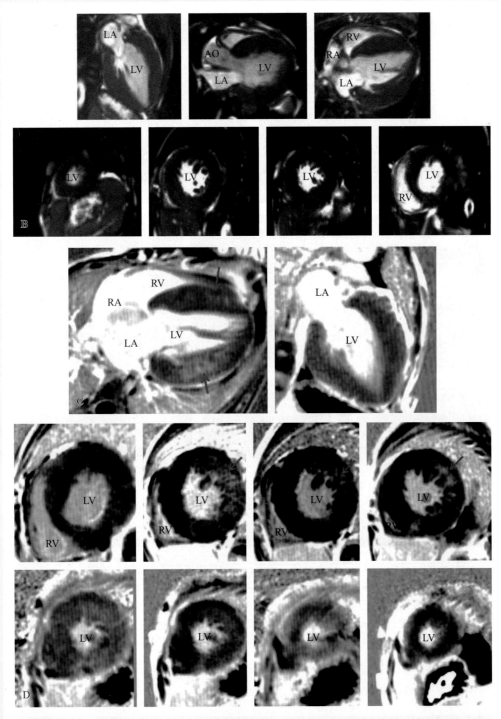

图1-4-49　男性，8岁。对称性肥厚型心肌病。家族史：母亲患有HCM。CMR示：短轴位舒张末期心脏电影（A），以及四腔心、三腔心、两腔心及短轴位心脏电影（B）显示左心室各壁及室间隔心肌较均匀增厚。延迟增强扫描显示四腔心及短轴位心肌壁间斑片状明显强化影（C、D，箭头所示）

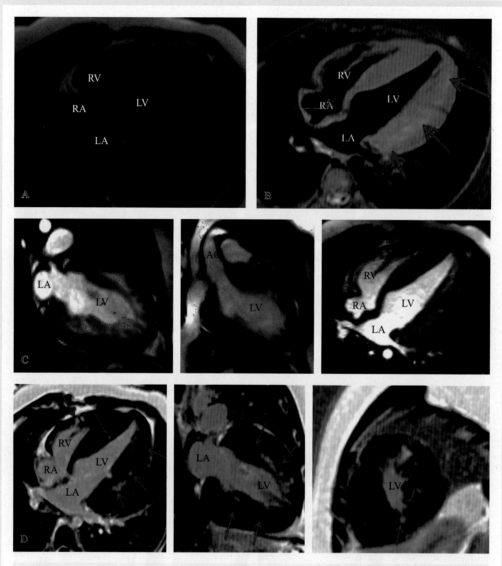

图1-4-50 男性，14岁，Danon病。主诉：活动后突感胸骨后疼痛，持续十几分钟，伴心悸，休息后症状逐渐缓解。CMR示：T_1WI（A）、T_2WI抑脂像（B）及心脏电影（C）均显示左心室各壁及室间隔呈均匀明显增厚，且T_2WI抑脂像（B）可见少许斑片状长T_2异常信号影，延迟增强扫描（D）显示左心室各壁心内膜下大片状明显强化影，并可见右心室壁少许斑片状异常强化影

4.肿块型肥厚型心肌病 该型肥厚型心肌病需与心脏肿瘤相鉴别。其心肌肥厚区的多种MR序列的信号特点与相邻正常心肌信号相近（图1-4-51）。而心脏肿瘤多表现为与相邻心肌截然不同的信号特点，尤其是延迟增强扫描及T_1 Mapping序列的信号表现。

总之，CMR是心脏的一站式检查方法，可准确诊断HCM，并明确类型、评估心肌

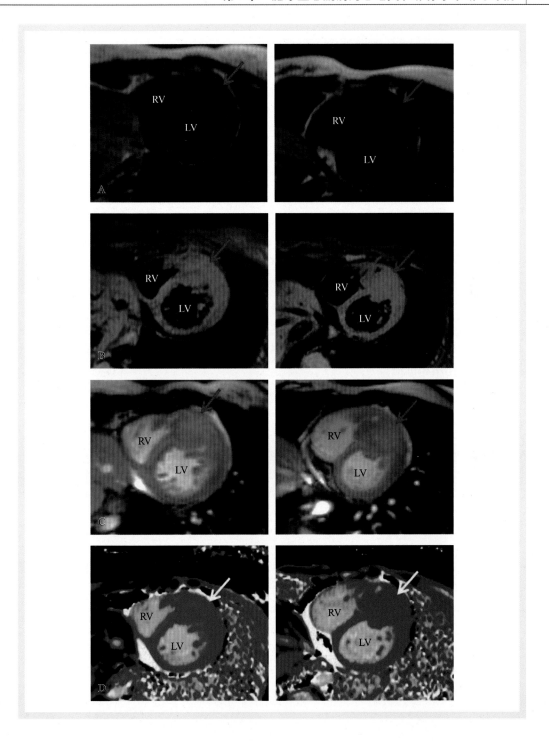

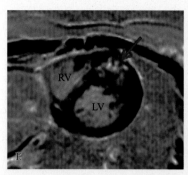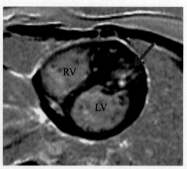

图1-4-51　女性，18岁，肿块型肥厚型心肌病。CMR示：前室间隔及左心室前壁可见团块状等T_1（A）等T_2（B）信号影，其心脏电影（C）及T_1 Mapping（D）信号与心肌信号一致，延迟增强扫描（E）呈团块内的斑片状明显强化影

厚度以及左心室流入流出道改变等病变程度，还可对心肌微循环、心肌纤维化程度以及心脏整体和局部早期功能改变进行评估，因此CMR对HCM的诊断、治疗和预后评估均具有重要的作用和价值。

（David H.Hsi　刘　莹）

参考文献

［1］吕传剑，赵世华，陆敏杰，等. MRI延迟强化在肥厚型心肌病中的临床意义［J］. 中华放射学杂志，2013（5）：396-400.

［2］Baxi AJ，Restrepo CS，Vargas D，et al. Hypertrophic Cardiomyopathy from A to Z：Genetics，Pathophysiology，Imaging，and Management［J］. Radiographics，2016，36（2）：335-354.

［3］Bogaert J，Olivotto I. MR Imaging in Hypertrophic Cardiomyopathy：From Magnet to Bedside［J］. Radiology，2014，273（2）：329-348.

第5章　肥厚型心肌病的治疗

目前肥厚型心肌病尚无根治方法，其治疗策略旨在改善患者临床症状与心功能，控制并发症与预防疾病的进展。治疗重点在于解除左心室流出道梗阻，发现并及时处理心律失常，改善左心室顺应性、防治血栓栓塞事件、识别高危猝死患者。对于心脏性猝死风险很高的无症状患者和大多数有症状患者均有必要进行充分的药物治疗，以缓解症状，改善和提高生活质量。对于不能耐受药物治疗或对药物治疗反应不佳的HOCM患者，可选择非药物治疗，包括外科室间隔心肌切术、室间隔心肌消融等方式来解除梗阻，改善症状，终末期的肥厚型心肌病患者可选择心脏移植治疗。

一、左心室流出道梗阻患者的管理

左心室流出道梗阻（LVOTO）定义为左心室流出道峰值压力阶差（静息或激发时）≥30mmHg，但侵入性治疗的适应证通常为左心室流出道压差≥50mmHg。当患者左心室流出道压差（静息或激发后）介于30～50mmHg时，通常认为可以当作非梗阻来处理；如果这部分患者有明显的、没有其他原因可以解释的临床症状时，可以考虑行运动负荷超声评估，必要时侵入性治疗，但相对缺乏大样本的数据支持。

（一）一般措施

LVOTO患者应避免饮酒，并鼓励控制体重。避免使用血管扩张剂，包括硝酸盐类药物与磷酸二酯酶抑制剂，以免外周血管扩张，回心血量减少，加重左心室流出道梗阻。新发或控制不良的心房颤动可加重LVOTO引起的不良症状，应尽快恢复窦性心律或控制心室率。LVOTO患者应避免使用正性肌力药物，如地高辛等，防止心肌收缩力增强加重梗阻。

（二）药物治疗

1. Ⅰ类推荐　对于HOCM患者且症状是由于LVOTO导致的，推荐一线治疗方案为无血管扩张作用的β受体阻滞剂（剂量可加至最大耐受剂量），以改善患者症状；若不能耐受或对β受体阻滞剂治疗反应不佳或伴有禁忌证，推荐用非二氢吡啶钙通道阻滞剂替代（如维拉帕米、地尔硫䓬）以改善症状（小剂量开始，剂量可加至最大耐受剂量）。治疗急性低血压时对液体输入无反应的HOCM患者，推荐静脉注射去甲肾上腺素（或其他单纯血管收缩剂），可单独或联合使用β受体阻滞剂。

2. Ⅱ类推荐　对于HOCM伴有持续性呼吸困难的患者，其临床证据是容量超负荷和左心室充盈压高，可考虑谨慎采用小剂量袢利尿剂或噻嗪类利尿剂改善劳力性呼吸困难。对于HOCM患者，避免使用血管扩张剂（如血管紧张素转化酶抑制剂、血管紧张素受体阻滞剂、二氢吡啶钙通道阻滞剂）或地高辛，这些药物会加重动态流出道梗阻引起的症状。

3. Ⅲ类（有害）推荐　对于梗阻性HCM患者，采用多巴胺、多巴酚丁胺和其他静脉应用的正性肌力药治疗急性低血压可能有害。静息时或激发后左心室流出道梗阻的患者应避免使用地高辛。对于严重呼吸困难、低血压、静息压差非常高的患者（如＞100mmHg），以及所有出生小于6周的新生儿，维拉帕米具有潜在的危害。对有静息或可激发左心室流出道梗阻的HCM患者，采用硝苯地平或其他二氢吡啶类钙通道阻滞剂对症（心绞痛或呼吸困难）治疗有潜在的危险。

4. 新治疗药物　2016年 *Science* 杂志首次指出 Mavacamten（又称为MYK-461）可作为肥厚型心肌病的潜在治疗药物，Mavacamten可抑制心肌肌球蛋白重链ATP酶活性，从而调节心肌收缩力，明显缓解左心室流出道梗阻，还可以改善心肌能量代谢异常；对于致病基因携带者还可抑制心肌肥厚表型出现，对于已出现心肌肥厚者甚至可以逆转心肌肥厚、抑制心肌纤维化，并且安全性和耐受性良好。Mavacamten给HCM药物治疗带来新的选择。

（三）侵入性治疗

1. 外科室间隔心肌切除术　外科室间隔切除术由 Andrew Glenn Morrow 创立，包括经典Morrow手术和改良扩大Morrow手术，旨在消除SAM征的病理生理改变，且成为临床治疗梗阻性肥厚型心肌病的金标准，可缓解90%～95%以上的LVOTO患者，并减少SAM征（收缩期二尖瓣前移）引起的二尖瓣反流，其中70%～80%的患者达到了与正常人相当的生存预期。根据国内外经验，室间隔心肌切除最好由经验丰富的HCM团队在专门的中心开展，室间隔心肌切除术的一般标准包括：①临床。药物治疗效果不佳，经最大耐受剂量药物治疗仍存在呼吸困难或胸痛（NYHA心功能Ⅲ级或Ⅳ级），或由于LVOTO导致的其他症状（如晕厥、先兆晕厥），影响日常活动或生活质量。②血流动力学。静息或运动激发后，由室间隔肥厚和二尖瓣收缩期前移所致的LVOTG≥50 mmHg。③解剖学。根据手术操作者的判断，预切除的室间隔厚度足以安全有效地进行手术。室间隔心肌切除术的主要并发症：完全性束支传导阻滞、室间隔穿孔、心脏破裂和主动脉瓣反流，但是在有丰富经验的心脏中心上述并发症的发生率低。

成功的室间隔心肌切除术可以减少SAM导致的二尖瓣反流，减小左心房的大小和轻度逆转左心室重构，室间隔心肌切除术后患者很少发生流出道再次梗阻。对于有症状的HOCM且伴有需要手术治疗的心脏病（如相关乳头肌异常、二尖瓣前叶较长、二尖瓣器质性病变，多支冠状动脉病变、主动脉瓣狭窄），外科室间隔切除术提供了用一种手术解决所有结构/解剖问题的方法。同样，对于阵发性心房颤动患者，术中肺静脉隔离或迷宫手术也可用于室间隔切除术。经主动脉室隔切除术几乎不会增加其他心脏手术的风险，LVOTO的缓解将使早期血流动力学不稳定的风险降到最低。二尖瓣置换术在普通中心比在专科中心更常见，虽然瓣膜置换术减除了SAM征和因此引起的二尖瓣反流及流出道梗阻，但与接受单纯室间隔切除术的患者相比，室间隔心肌切除合并二尖瓣置换术会增加医院死亡率和住院时间。

2.经皮室间隔酒精消融术　经皮室间隔酒精消融术是一种介入治疗手段，是通过导管将酒精注入前降支的一或多支间隔支中，使其支配的肥厚室间隔心肌缺血、坏死、变薄、收缩力下降，使室间隔基底部变薄、流出道梗阻消失或减轻。中短期研究显示该方法可有效降低LVOTO，改善症状、增加活动耐量。具备以下适应证的患者建议在三级医疗中心由治疗经验丰富的专家团队进行经皮室间隔酒精消融术。

（1）临床：①经严格药物治疗3个月、基础心率控制在60次/分左右、静息或轻度活动后仍有临床症状。既往药物治疗效果不佳或有严重不良反应、NYHA Ⅲ级或Ⅳ级。②尽管症状不严重，NYHA心功能未达到Ⅲ级，但LVOTG高及有其他猝死的高危因素，或有运动诱发的晕厥。③外科室间隔切除或置入带模式调节功能的双腔（DDD）起搏器失败。④有增加外科手术危险的合并症。

（2）血流动力学：经胸超声心动图和多普勒检查，静息状态下LVOTG≥50 mmHg，或激发后LVOTG≥70 mmHg。

（3）形态学：①超声心动图示室间隔肥厚，梗阻位于室间隔基底段，并合并与SAM征有关的左心室流出道及左心室中部压力阶差，排除乳头肌受累和二尖瓣叶过长。②冠状动脉造影有合适的间隔支，间隔支解剖形态适合介入操作。心肌声学造影可明确拟消融的间隔支为梗阻心肌提供血供，即消融靶血管。③室间隔厚度≥15 mm。

经皮室间隔酒精消融术非致死性并发症为：①高度或三度房室传导阻滞，发生率为2%～10%，需安装起搏器治疗。②束支传导阻滞，发生率约50%。③心肌梗死，与前降支撕裂、酒精泄漏、注入部位不当等有关。手术死亡率与单纯室间隔切除术相当。但一般不建议同时多个间隔支注射大量无水酒精，以减少并发症和恶性心律失常的发生。

3.室间隔肌切除术与室间隔酒精消融术　两种手术方法的选择应基于对二尖瓣与室间隔的系统评估，包括其他原因导致的左心室流出道梗阻以及需要外科干预的二尖瓣异常。对于存在严重室间隔肥厚（厚度≥30mm），且心脏磁共振提示广泛纤维化的患者，酒精消融的效果可能不太明显，但缺乏系统性数据。一般来说，在与二尖瓣接触部位的室间隔厚度较薄（≤16mm）的患者，酒精消融或外科切除造成室间隔穿孔的风险均很高。目前还没有外科切除术和酒精消融术的随机对照试验，但几个荟萃分析显示，两种手术方式均能改善心功能状态，手术死亡率相似。酒精消融术后易出现右束支传导阻滞，室间隔切除术后较易出现左束支传导阻滞，而术前本身存在传导性疾病的患者术后发生完全性房室传导阻滞的概率很大。儿童室间隔切除的手术死亡率约2%。在有经验的中心，一般由于左心室流出道梗阻复发需要二次手术的情况非常少见，但在婴儿和新生儿中，因为切除技术的限制和心肌肥厚的进展，可能需要再次手术。室间隔酒精消融术在儿童、青少年及年轻人中的应用是有争议的，因为在这些群体中没有关于酒精消融产生心肌瘢痕的长期观察随访的数据，并且该手术对婴儿和较小儿童的技术困难和潜在危险更大。

4.Liwen术式治疗肥厚型心肌病　Liwen术式是继外科和经导管两种路径之后创新路径，即在超声引导下将特制活检针、消融针及注射针等诊疗装置，经皮经心肌穿刺抵达心脏靶区，进行诊断和治疗心脏疾病的新术式。Liwen术式治疗肥厚型心肌病（超声引导下经皮心肌内室间隔射频消融术）是将射频针经皮经肋间经心外膜进入心尖心肌内室间隔进行消融的微创介入治疗方法。详见本书第二部分。

二、左心室心腔内狭窄和心尖部室壁瘤

HCM 患者中有 10% 存在左心室心腔内狭窄，这些患者通常症状较重，心力衰竭与心脏性猝死的风险较高。部分患者中，约 25% 的患者同时伴有心尖部室壁瘤，而心尖部室壁瘤与心血管死亡率有着较高的相关性。左心室心腔内狭窄伴有严重呼吸困难和心绞痛（NYHA 心功能 Ⅲ 级或 Ⅳ 级）的患者可给予高剂量的 β 受体阻滞剂维拉帕米或地尔硫䓬，同时，一些小样本研究表明，若效果不佳，且左心室射血分数正常和左心室腔小（左心室舒张末期容积 < 50ml/m² 和左心室每搏量 < 30 ml/m²），可行心尖室间隔切除术减轻症状。

心尖部室壁瘤本身很少需要治疗，一些患者发生与邻近心尖瘢痕形成相关的单形性室性心动过速可能适于消融。与猝死相关的室壁瘤仅局限于一小部分患者，如果没有埋藏式心脏转复除颤器 ICD 置入的其他适应证，一般不推荐置入 ICD 作为猝死的预防措施。

三、无左心室流出道梗阻患者的管理

（一）LVEF 正常的心力衰竭患者治疗建议

NYHA 功能分级 Ⅱ～Ⅳ 级且 EF ≥ 50% 的患者，若在静息时和刺激时没有 LVOTO，β 受体阻滞剂和非二氢吡啶类钙通道阻滞剂（维拉帕米或地尔硫䓬）是一线药物。两种药物都旨在降低心率，改善舒张功能，降低左心室充盈压，降低心肌需氧量。同时应考虑接受低剂量噻嗪类袢利尿剂治疗，以改善心力衰竭症状。对于出现心绞痛样胸痛且无 LVOTO 或阻塞性冠状动脉疾病证据的患者，应考虑进行 β 受体阻滞剂和钙拮抗剂治疗，以改善症状。

（二）LVEF 降低的心力衰竭患者治疗建议

对于无左心室流出道梗阻且 LVEF < 50% 的患者，应考虑应用 β 受体阻滞剂及血管紧张素转化酶抑制剂（ACEI）治疗。若 ACEI 抑制剂不耐受，可考虑血管紧张素 Ⅱ 受体拮抗剂（blocker，ARB）治疗、β 受体阻滞剂和（或）低剂量袢利尿剂治疗，以降低心力衰竭住院率和过早死亡的风险。对于所有 NYHA 功能分级 Ⅱ～Ⅳ 级且 LVEF < 50% 的有持续性症状的患者，无论是否服用 ACEI（若 ACEI 不耐受，可考虑 ARB）和 β 受体阻滞剂，均应考虑接受盐皮质激素受体拮抗剂（如螺内酯）治疗，以降低心力衰竭住院率和过早死亡风险。

（三）心脏移植治疗

对于 NYHA 功能分级 Ⅲ～Ⅳ 级且 LVEF < 50% 的终末期患者，对常规药物治疗均无反应或存在难治性室性心律失常，可考虑进行原位心脏移植。

四、房性心律失常

（一）Ⅰ 类推荐

①对于持续性、永久性或阵发心房颤动、心房扑动的患者，在没有禁忌证的前

提下，建议抗凝治疗以直接作用口服抗凝剂（DOAC）作为一线选择，维生素K拮抗剂（华法林）将国际标准化比值（INR）控制在2.0～3.0，作为二线选择，预防血栓栓塞，无须CHA$_2$DS$_2$-VASc评分系统评估患者脑卒中风险。②对于通过内部或外部心脏装置或监护仪检测到HCM伴亚临床心房颤动患者，发作持续时间超过24小时的情况下，建议使用抗凝治疗，DOAC作为一线治疗方案，维生素K拮抗剂作为二线治疗方案，与CHA$_2$DS$_2$-VaSc评分无关。③对于选择速率控制策略的患者（例如，由于患者选择、抗心律失常药物失效或不耐受），优选β受体阻滞剂、非二氢吡啶类钙通道阻滞剂（维拉帕米和地尔硫䓬）或两者的组合控制心室率。

（二）Ⅱ类推荐

①考虑到心房颤动发作的持续时间、潜在风险因素和出血风险，对于通过内部或外部心脏装置或监护仪检测到的HCM病伴亚临床心房颤动患者，在发作持续时间超过5分钟但少于24小时的情况下，使用DOAC抗凝剂作为一线选择和维生素K拮抗剂作为二线选择可能是有益的。②若患者拒绝口服抗凝剂，可考虑每日服用75～100 mg阿司匹林联合75 mg氯吡格雷（出血风险较低）进行抗血小板治疗。③进行抗血栓治疗前（无论是抗凝剂还是抗血小板药物治疗），应考虑利用HAS-BLED评分评估出血风险。④近期心房颤动发作的患者，应考虑通过直流电复律或静脉注射胺碘酮药物复律以恢复窦性节律。直流电复律后，应考虑采用抗凝及胺碘酮治疗以控制并维持窦性心律。⑤对于新发或心室率控制不达标的心房颤动患者，在进行介入治疗前，应考虑先恢复窦性节律或控制心室率于适当水平。⑥对于需要手术切除室间隔肥厚部位的HCM病伴心房颤动患者，同时进行心房颤动消融术有利于控制心房颤动节律。

若心房颤动患者服用剂量调整后的抗凝剂但未能维持抗凝疗效或副作用过大，或是患者未能参加或接受INR监测，建议采用直接凝血酶抑制剂（达比加群）或口服Xa因子抑制剂治疗。除非患者的心房颤动病因可逆转，否则在恢复窦性节律前建议终身接受口服抗凝剂治疗（INR 2.0～3.0）。对于不适合或拒绝抗凝治疗的患者，可行左心耳封堵术。

五、心脏性猝死

1.对于因室性心动过速或心室颤动发生心搏骤停的幸存患者，或自发持续性室性心动过速引发晕厥或血流动力学异常且预期寿命＞1年的患者，建议置入式心脏复律除颤器（ICD）。对于无复苏后室性心动过速/心室颤动或自发持续性室速引发晕厥或血流动力学异常病史的16周岁以上的患者，建议采用SCDI评估5年猝死风险。建议在患者初诊或临床状态改变时进行5年SCD风险评估，之后每1～2年再次评估。若患者5年后SCD风险≥6%且预期寿命＞1年，在对患者进行详细临床评估（包括ICD置入终身并发症风险和对生活、社会经济状态和心理健康的影响）后，应考虑置入ICD。

2. ICD置入：对于发生过室性心动过速或心室颤动而导致心搏骤停的幸存者，或存在持续性室性心动过速诱发的晕厥或血流动力学改变，并且时间持续1年以上的患者，建议置入ICD；5年SCDI≥6%且预期寿命＞1年的患者，应置入ICD；5年SCDI≥4%且≤6%且预期寿命＞1年的患者，对患者进行评估获益的条件下，可考虑置入ICD。

置入ICD前，应告知患者不恰当放电与置入并发症的风险，以及置入后对社交、职业和驾驶等方面的影响。对于优化治疗和ICD程控后仍出现室性心律失常或复发性休克的患者，建议进行β受体阻滞剂和（或）胺碘酮治疗。对于经常因室上性心动过速导致ICD不恰当放电的患者，建议进行电生理检查，评估是否可行消融治疗。

六、常规随访建议

对于临床稳定的患者，建议每12～24个月进行一次临床评估，包括12导联心电图和超声心动图。建议对出现症状改变的患者及时进行临床评估，包括心电图和超声。对于临床稳定的患者，建议每12～24个月进行一次48小时动态心电图监测，对于窦性心律且左心房直径≥45 mm的患者每6～12个月检查一次，而对出现心悸的患者随时可进行检查。

七、生活与运动指导

对于大多数HCM病患者来说，轻度至中度的休闲运动*有利于改善心肺功能、身体功能和生活质量，并有利于他们的整体健康，并可以参加低强度的竞技运动。当患者有进行更高强度的锻炼或训练的意愿时，应当通过患者和HCM专家护理团队共同决策，对潜在风险进行全面认知。对于HCM基因型阳性、表型阴性的个体中，可以参加任何强度的竞技运动。在HCM患者中，不应该进行以参加竞技体育为唯一目的ICD置入。（*休闲运动是为了休闲，不需要系统的训练，也没有超越他人或与其竞争的目的）

（David H.Hsi　周梦垚　雷常慧）

参考文献

［1］肥厚型梗阻性心肌病室间隔心肌消融术中国专家共识组. 肥厚型梗阻性心肌病室间隔心肌消融术中国专家共识［J］. 中国心血管病研究，2012，10（1）：1-7.

［2］乔树宾，宋云虎. 肥厚型心肌病：基础与临床［M］. 北京：人民卫生出版社，2012.

［3］邵春丽，段福建，乔树宾，等. 运动负荷超声在评估肥厚型心肌病梗阻类型中的应用［J］. 中华内科杂志，2013，52（6）：484-488.

［4］中华医学会心血管病学分会中国成人肥厚型心肌病诊断与治疗指南编写组. 中国成人肥厚型心肌病诊断与治疗指南［J］. 中华心血管病杂志，2017，45（12）：1015-1032.

［5］Barry J. Maron. Commentary and Re-Appraisal：Surgical Septal Myectomy Vs. Alcohol Ablation：After a Decade of Controversy and Mismatch Between Clinical Practice and Guidelines［J］. Progress in Cardiovascular Diseases，2012，（54）：523-528.

［6］Elliott PM，Anastasakis A，Borger MA，et al. 2014 ESC Guidelines on diagnosis and management of hypertrophic cardiomyopathy：the Task Force for the Diagnosis and Management of Hypertrophic Cardiomyopathy of the European Society of Cardiology（ESC）［J］. Eur Heart J，2014，35（39）：2733-2779.

［7］Green EM，Wakimoto H，Anderson RL，et al. A small-molecule inhibitor of sarcomere contractility suppresses hypertrophic cardiomyopathy in mice. Science. 2016 Feb 5；351（6273）：617-621.

［8］Liu Liwen，Li Jing，Zuo Lei，et al. Percutaneous Intramyocardial Septal Radiofrequency Ablation for Hypertrophic Obstructive Cardiomyopathy［J］. J Am Coll Cardiol，2018，72（16）：1898-1909.

［9］ Liwen Liu，Bing Liu，Jing Li，et al. Percutaneous intramyocardial septal radiofrequency ablation of hypertrophic obstructive cardiomyopathy：a novel minimally invasive treatment for reduction of outflow tract obstruction ［J］. EuroIntervention，2017：13.

［10］ Olivotto I，Oreziak A，Barriales-Villa R，et al. EXPLORER-HCM study investigators. Mavacamten for treatment of symptomatic obstructive hypertrophic cardiomyopathy（EXPLORER-HCM）：a randomised，double-blind，placebo-controlled，phase 3 trial ［J］. Lancet，2020 Sep 12，396（10253）：759-769.

［11］ Ommen SR，Mital S，Burke MA，et al. 2020 AHA/ACC Guideline for the Diagnosis and Treatment of Patients With Hypertrophic Cardiomyopathy：Executive Summary：A Report of the American College of Cardiology/American Heart Association Joint Committee on Clinical Practice Guidelines ［J］. Circulation，2020，142：e533-e557.

［12］ Song Lei，Zou Yubao，Wang Jizheng，et al. Mutations profilein Chinese patients with hypertrophic cardiomyopathy ［J］. Clin Chim Acta，2005，351（1-2）：209-216.

第二部分

Liwen 术式治疗肥厚型心肌病

第6章 Liwen术式及标准化诊疗流程

Liwen术式是在超声引导下将特制活检针、消融针及注射针等诊疗装置,在跳动的心脏上,经皮经心肌穿刺抵达心脏靶区,进行诊断和治疗心脏疾病的新术式。超声引导下经皮心肌内室间隔射频消融术(percutaneous intramyocardial septal radiofrequency ablation,PIMSRA)治疗梗阻性肥厚型心肌病是Liwen术式的治疗方法之一。

第一节 Liwen术式治疗梗阻性肥厚型心肌病

一、Liwen术式治疗肥厚型心肌病的基本原理

PIMSRA是在超声实时引导下,将射频针经皮肤、肋间、心尖精准穿刺直接送达至室间隔心肌肥厚部位,利用射频电极针前端发出的高频交变电流,使肥厚心肌组织细胞中的离子相互摩擦产生热量,局部温度可达80℃以上,使射频电极针周围的肥大心肌细胞脱水,造成组织细胞不可逆性凝固性坏死;同时可使消融心肌内的间隔支发生凝固形成反应带,从而阻断肥大心肌组织血供。PIMSRA实现在跳动的心脏上使肥厚心肌内组织和细胞的灭活,使室间隔厚度变薄、左心室流出道内径增宽,从而缓解左心室流出道梗阻,改善患者临床症状(图2-6-1)。

二、Liwen术式治疗梗阻性肥厚型心肌病的适应证与禁忌证

1.适应证

(1)静息或激发状态下左心室心腔内或左心室流出道压差≥50 mmHg的肥厚型心肌病患者。

(2)药物治疗效果不佳,经最大耐受剂量药物治疗仍存在呼吸困难、胸痛或其他症状(如晕厥、先兆晕厥)。

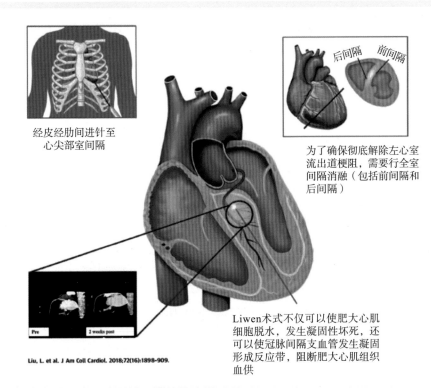

经皮经肋间进针至
心尖部室间隔

后间隔　前间隔

为了确保彻底解除左心室
流出道梗阻，需要行全室
间隔消融（包括前间隔和
后间隔）

Liwen术式不仅可以使肥大心肌
细胞脱水，发生凝固性坏死，还
可以使冠脉间隔支血管发生凝固
形成反应带，阻断肥大心肌组织
血供

Liu, L. et al. J Am Coll Cardiol. 2018;72(16):1898-909.

图2-6-1　经皮心肌内室间隔射频消融术［引自Liu，L. et al. J Am Coll Cardiol. 2018，72（16）：1898-1909.］

2.禁忌证

（1）非梗阻性肥厚型心肌病。

（2）合并必须进行外科手术的心脏疾病（二尖瓣严重器质性病变，需冠状动脉旁路移植术治疗的冠心病）。

（3）心力衰竭［经强化抗心力衰竭治疗，仍有静息性心力衰竭症状，左心室射血分数＜50%或N端-B型钠尿肽前体（NT-proBNP）≥5000pg/ml］。

（4）近6个月发生一级终点等位事件和二级终点事件［一级终点等位事件：心搏骤停抢救存活或置入埋藏式心脏除颤器（implantable cardioverter-defibrillator，ICD）适当放电；二级终点指满足以下任意一项：急性心肌梗死、因心力衰竭住院、血栓栓塞、终末期HCM］。

三、Liwen术式治疗梗阻性肥厚型心肌病流程（图2-6-2）

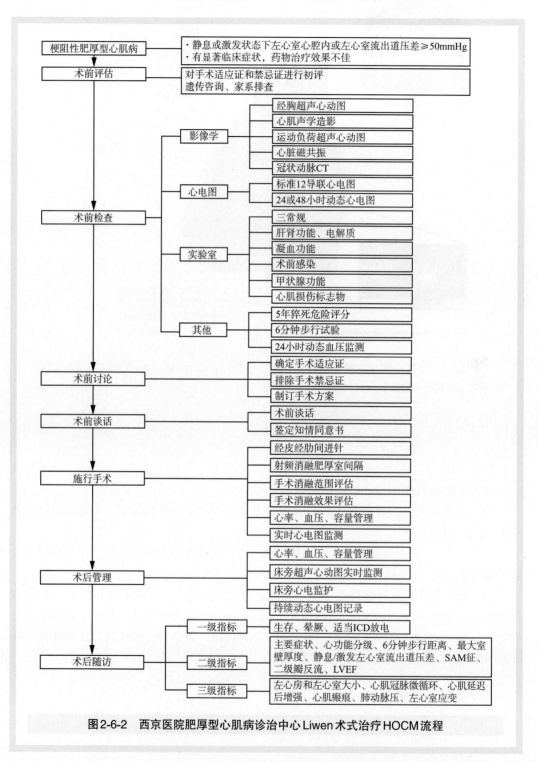

图2-6-2   西京医院肥厚型心肌病诊治中心Liwen术式治疗HOCM流程

（刘丽文　李　静　拓胜军）

参考文献

［1］中华医学会心血管病学分会中国成人肥厚型心肌病诊断与治疗指南编写组，中华心血管病杂志
编辑委员会. 中国成人肥厚型心肌病诊断与治疗指南［J］. 中华心血管病杂志，2017，45：1015-
1032.

［2］Elliott PM，Anastasakis A，Borger MA，et al. 2014 ESC Guidelines on diagnosis and management
of hypertrophic cardiomyopathy：the Task Force for the Diagnosis and Management of Hypertrophic
Cardiomyopathy of the European Society of Cardiology（ESC）［J］. Eur Heart J，2014，35：2733-
2779.

［3］Liu L，Li J，Zuo L，et al. Percutaneous Intramyocardial Septal Radiofrequency Ablation for Hyper-
trophic Obstructive Cardiomyopathy［J］. J Am Coll Cardiol，2018，72（16）：1898-1909.

［4］Ommen SR，Mital S，Burke MA，et al. 2020 AHA/ACC Guideline for the Diagnosis and Treatment
of Patients With Hypertrophic Cardiomyopathy：Executive Summary：A Report of the American Col-
lege of Cardiology/American Heart Association Joint Committee on Clinical Practice Guidelines［J］.
Circulation，2020，142：e533-e557.

第二节　Liwen术式标准化术前流程

全面完善的术前检查是评估手术安全性的重要前提，也为患者制订个性化治疗方案提供重要依据。

Liwen术式标准化术前检查流程

1.一般状况评估和病史采集

（1）基本信息：包括姓名、性别、出生年月、身高、体重、民族、籍贯、住址、联系方式等便于患者随访。

（2）记录特殊病史：包括患者症状、晕厥史、猝死家族史、心血管早逝家族史等评估患者病情；检查患者有无其他可能加重HCM的基础性疾病，包括高血压、糖尿病、高血脂、冠心病等用于判断患者预后，查体记录患者有无肌无力、智力低下、身材矮小、胸廓畸形、神经性耳聋等其他伴随症状用于患者病因学诊断；记录患者用药情况便于患者规范用药。

2.心电图和影像学检查

（1）经胸超声心动图检查：为HCM患者行Liwen术式治疗前最重要的无创诊断方法；所有HCM患者术前均应进行全面的经胸超声心动图检查（包括二维超声、彩色多普勒、频谱多普勒、组织多普勒等），用于评估患者术前心脏结构及功能。①采用二维短轴检测左心室从基底至心尖16节段最大舒张期室壁厚度，以确定消融范围，指导制订手术策略。②评估左心室流出道压差，对于静息状态下压差＜50mmHg的患者行瓦氏动作或下蹲试验检测左心室流出道梗阻。③评估右心室壁是否肥厚，右心室流出道是否梗阻。④评估二尖瓣器反流及是否存在病理改变。⑤左心室舒张功能进行综合评估，包

括二尖瓣流入血流的脉冲多普勒检查、瓣环组织多普勒速度成像、肺动脉收缩压和左心房大小和容积测定，二尖瓣反流。⑥左心室收缩功能评价：LVEF。

（2）心肌声学造影：①评估心脏病理解剖结构；②评估左心室容量及收缩功能；③协助进行室壁运动分析，评估心肌缺血；④明确冠状动脉间隔支走行，指导消融区域及消融范围，确保消融效果。

（3）运动负荷超声心动图：HCM患者的运动负荷超声心动图是在医师指导和监督下进行的可控负荷试验，采用"症状限制的负荷策略"，推荐采用仰卧位踏力自行车进行。运动负荷超声主要用于：①评估流出道梗阻的动态变化及程度；②监测心电图ST-T变化情况，评估心肌缺血；③明确有无运动诱发的心律失常；④评估动脉血压变化，明确有无异常血压反应；⑤客观有效地评估临床症状和运动耐量，确定运动受限的程度和机制。

（4）心脏磁共振：①评估左心室的容积、射血分数及心肌厚度；②评估是否存在心肌纤维化及其累及范围；③鉴别诊断其他代谢性疾病。

（5）冠状动脉CTA：①明确有无冠状动脉的解剖畸形及阻塞性病变；②明确心尖部冠状动脉血管走行位置，协助设计手术进针路径，避免穿刺出血；③明确冠脉间隔支位置及走行，协助设计手术消融位置及范围，确保消融效果。

（6）心电图（标准12导联及24小时动态）。①评估心律失常及心肌缺血，指导围手术期用药及手术消融程度。如术前心电学检查提示频发室性心律失常，提示术中出现心律失常的风险较高，可加用利多卡因或胺碘酮等控制。②协助患者及其家属的早期诊断，本中心研究显示，心电图对家族性肥厚型心肌病肌小节基因突变携带者的早期诊断有一定参考价值。③明确心电图在药物或手术治疗中的变化。④辅助鉴别诊断。

3. 实验室检查

（1）入院常规：血常规、尿粪常规、肝肾功能、血脂、术前感染、甲状腺功能、妊娠试验（育龄期女性）等。

（2）凝血功能：评估术中出血风险，指导术中止血药物的使用。

（3）血糖、糖化血红蛋白：指导围手术期血糖管理，排除糖尿病性心肌肥厚。

（4）肾功能：和尿常规辅助排除淀粉样变可能。

（5）电解质：术前积极纠正电解质紊乱，降低心律失常风险。

（6）心肌损伤标志物：如NT-proBNP＞5000ng/ml，可能心肌损伤较重，考虑药物改善后择期手术，一般＜4000ng/ml可考虑手术，4000～5000ng/ml时权衡利弊慎重决定。

4. 其他指标

（1）5年猝死危险评分：根据2014年ESC《肥厚型心肌病诊断和管理指南》推荐的HCM猝死预测模型（HCM Risk-SCD）对患者进行个体化风险评估，计算5年猝死风险，指导ICD的置入。5年猝死风险≥6%为高危患者，建议置入ICD；＜4%者为低危患者，不建议置入ICD；4%～6%为中危患者，根据具体情况而定。

【※5年猝死风险＝$1-0.998^{\exp(预后指数)}$，预后指数＝［0.159 398 58×最大室壁厚度（mm）］－［0.002 942 71×最大室壁厚度^2（mm^2）］＋［0.025 908 2×左心房内径（mm）］＋［0.004 461 31×

最大（静息/瓦氏动作）左心室流出道压差（mmHg）]＋[0.458 308 2×猝死家族史]＋（0.826 391 95×非持续性室性心动过速）＋（0.716 503 61×不能解释晕厥）－[0.017 999 34×临床评估年龄（岁）]。其中猝死家族史、非持续性室性心动过速、不能解释的晕厥3项为非连续变量，有计为1、无计为0，其他指标为连续变量。】

（2）6分钟步行试验（6MWT）：主要用于评估患者心肺功能、运动耐量，以及治疗效果，测量患者的功能状态，可作为临床试验的终点观察指标之一，也是患者生存率的预测指标之一。

（3）24小时动态血压监测：可获知患者较为全面的血压信息，能实际反映血压在全天内的变化规律，避免单次测量的偶然性。如患者血压持续较低，甚至常低于90/60mmHg，围手术期更需注意维持血压，避免二尖瓣"SAM"加重。

5.适应证与禁忌证评估 根据患者的一般情况、病史采集及各项检验检查，评估患者是否符合手术适应证、是否有手术禁忌证。如果不符合适应证或存在禁忌证，可根据患者具体情况建议推迟手术或进行其他可行、安全的治疗方法。

6.术前会诊，制订手术方案

（1）了解患者详细病史、既往史、家族猝死史等，评估患者猝死危险分层SCDI，指导ICD置入，包括是否需要置入或置入的时机。

（2）结合术前冠状动脉CTA间隔支情况及心尖血管分布情况，行超声术前定位及会诊，调整仪器Scale至最小，注意规避心尖冠状动脉血管，选择心尖裸区，确认合适的进针路径。

（3）超声多切面测量，预估消融范围，根据室间隔厚度及预估消融范围选择消融针的规格。

（4）分析术前心脏MRI，评估是否存在心肌纤维化及其累及范围，制订个体化手术方案。

（5）注意肥厚型心肌病与其他导致心脏后负荷增加疾病的鉴别，如高血压心脏病、主动脉缩窄、运动员心肌肥厚、主动脉瓣狭窄、糖尿病及心肌淀粉样变等。

（6）根据患者病情特点及术前评估，必要时进行多学科联合诊疗。

7.术前谈话、签署知情同意书和相关术前准备 鼓励临床医师和患者在制订诊疗计划时应进行共同决策，共同决策是患者与医护团队之间的对话，主要包括充分沟通检查和治疗方案、讨论这些方案的风险和获益，让患者参与并表达自己的目标和需求。

（1）向患者及其家属介绍目前可供选择的治疗方法及各种方法的操作方法、治疗费用、可能出现的并发症和预防处理措施、预期疗效等，患者及其家属自主选择手术方式。

（2）介入诊疗前详细交代患者病情及相关术前检查情况，了解患者及其家属对病情的认知程度、术后结果的心理预期。

（3）告知患者及其家属Liwen术式治疗肥厚型心肌病的基本原理、治疗过程，可能的风险及并发症等，在患者及其家属充分了解情况并认可接受风险后签署相关知情同意书。

（4）根据评估结果及诊疗方案，进行相关术前准备，主要包括围手术期用药、消融器械准备、并发症预防与处理准备、麻醉管理沟通、术前医嘱（禁食水、备皮、建立静脉通道等）及外科保障沟通等。

（周晓东　周梦垚）

第三节 Liwen术式规范化操作流程

为推广和规范Liwen术式治疗梗阻性肥厚型心肌病的临床应用，使之更能安全有效地为国内外临床梗阻性肥厚型心肌病的治疗提供新方法，本节将描述Liwen术式操作流程细节。规范化操作流程基于5年来Liwen术式治疗梗阻性肥厚型心肌病所获经验，可能存在认识局限性，后期将不断完善适时更新以保证此流程的科学性、先进性。

一、手术室术前准备及注意事项

1. 连接心电监护仪：全身麻醉，连接心电监护仪，实时记录并监测术前及术中患者的心率（HR）、血压（BP）、血氧饱和度（SpO_2）、中心静脉压（CVP）、心电图（ECG）。

2. 常规消毒：患者取左侧30°～45°卧位，皮肤消毒范围为左、右两侧至腋后线，上至锁骨及上臂1/3处，下至肋缘下方20cm。

3. 连接12导联无菌电极贴：术中需全程监测12导联ECG（图2-6-3）。为充分暴露手术视野，12导联心电图电极贴位置较标准位置稍有偏离，但不影响其对心电节律的判断（12导联心电图机可用多导电生理监测仪替代）。

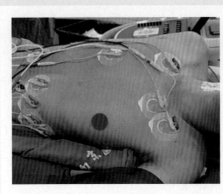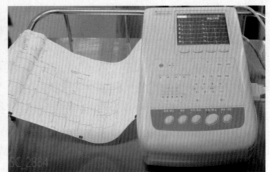

图2-6-3 无菌12导联心电图

4. 铺消毒巾：常规消毒铺单，充分暴露手术视野。

5. 穿无菌手术衣、戴无菌手术套。

6. 安装穿刺引导架：在飞利浦EPIQ 7C彩色多普勒超声诊断仪配套的S5-1、L12-3超声探头上安装穿刺引导架。

7. 安装超声无菌保护套：为飞利浦EPIQ 7C彩色多普勒超声诊断仪配套的S5-1、X5-1、L12-3超声探头安装超声无菌保护套。

8. 连接安装射频消融仪器及电极针：连接射频消融仪器电源，安装负极连接线等配件，取出射频针，注意无菌操作，并连接射频消融仪水冷循环系统，其中电极针蓝色入水口与蓝色入水管相连，电极针白色出水口与白色出水管相连，电极针射频输入线与射频消融仪器相连。

水管相连，电极针透明出水口与透明出水管相连，电极针射频输入线与射频消融系统主机对应接口相连。

9.术前评估左心室流出道压力阶差：采用S5-1探头，在心尖五腔心切面记录患者术前左心室流出道二维、彩色血流及压力阶差动态图，二尖瓣反流动态图，并进行测量，同时实时记录患者的心率、血压（图2-6-4）。

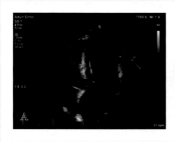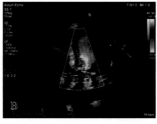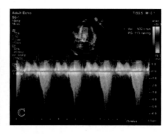

图2-6-4 术前评估左心室流出道压力阶差

A.心尖五腔切面的左心室流出道；B.左心室流出道彩色血流；C.左心室流出道压力阶差

10.安装穿刺引导架及镶嵌件：安装S5-1探头穿刺架，在穿刺引导架上安装16G镶嵌件，确保穿刺引导架与超声探头紧密固定（图2-6-5）。

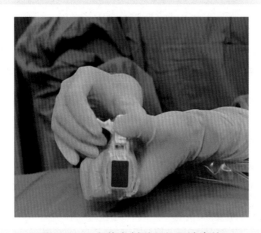

图2-6-5 安装穿刺引导架及镶嵌件

11.调节穿刺角度：调节穿刺引导架进针角度，确保穿刺架角度和超声屏幕引导线所选角度一致（图2-6-6）。

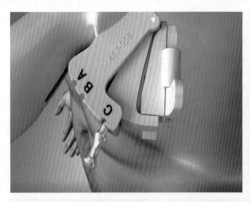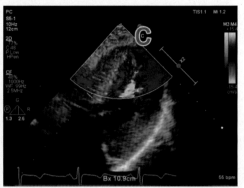

图2-6-6　调节穿刺角度

12.超声探头位置的固定：确保探头与患者皮肤组织贴合紧密，不留空隙，避免针尖偏离引导线。选择好角度后，将探头固定，使图像保持最佳状态，术者通过引导架镶嵌件插入活检针或电极针（图2-6-7）。

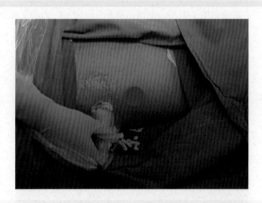

图2-6-7　保持超声探头与患者皮肤组织贴合紧密

二、Liwen术式规范化操作流程

Liwen术式术中步骤可总结为"三步曲"，即经皮经肋间进针、射频消融肥厚室间隔、手术消融范围及效果评估，详见下文。

第一步，经皮经肋间进针：①选择进针路径，避免损伤心尖血管、避免进入左右心室腔、避免损伤传导束；②经皮经肋间穿刺进针，直达室间隔靶区心肌。

第二步，射频消融肥厚室间隔：①前室间隔消融；②后室间隔消融。为了有效解除患者左心室流出道梗阻，Liwen术式治疗梗阻性肥厚型心肌病需行室间隔扩大消融。因此，我们将室间隔分为4个区，即前室间隔为1区与2区，后室间隔为3区与4区，图2-6-8。

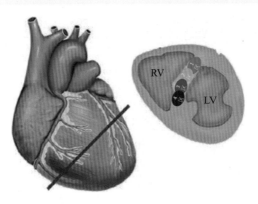

图2-6-8　Liwen术式室间隔分区示意图

第三步，手术消融范围及效果评估：①术中实时评估消融范围；②术后即刻评估手术效果。

【手术治疗操作方法】

1.选择进针路径　使用S5-1探头，在非标准心尖四腔或五腔切面，启用超声引导线（Biopsy）进行进针路径选择与定位，选择心尖裸区的最佳穿刺路径（尽量避开心包脂肪垫及避免损伤冠状动、静脉）。采用低速度标尺（15cm/s）的CDFI显像，将取样框位于心尖穿刺部位，转动探头方向，仔细观察穿刺部位心脏表面是否存在冠状动脉血流信号，以避免穿刺损伤心脏表面血管引起心包积液，甚至心脏压塞（图2-6-9）。

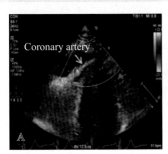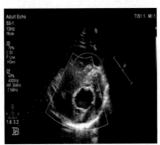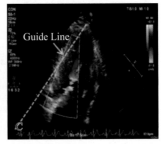

图2-6-9　选择穿刺进针路径：A.心尖左心室长轴显示心尖表面小冠状动脉；B.心尖短轴切面显示冠状动脉位置；C.选择避免伤及冠状动脉的穿刺路径

2.进针　分为两个步骤。

（1）步骤一：首先通过穿刺引导架或心肌活检鞘管插入射频电极针，经胸骨旁肋间进针，依次穿过皮肤、皮下组织、心包、心外膜、前室间隔心尖部（进入＞2cm），然后卸掉镶嵌件，采用心尖五腔切面、左心室系列短轴切面观察射频针针尖位置（图2-6-10）。

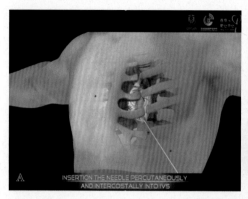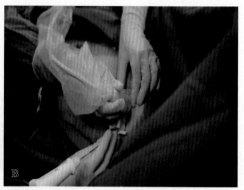

图2-6-10　超声引导下进针

A.经皮经心肌进针示意图；B.电极针插入穿刺引导架

（2）步骤二：沿室间隔中央部走行，进针至室间隔1区基底部肥厚部位，于左心室长轴、短轴切面确认射频针位于室间隔1区基底部，且需与主动脉瓣环保持8～10mm的安全距离，以保护房室结（图2-6-11）。

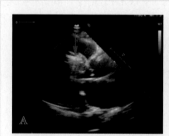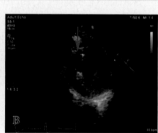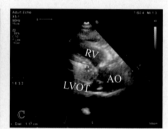

图2-6-11　进针后确认电极针尖端位置

A.左心室长轴切面确认针尖位置；B.左心室短轴切面确认针尖位置；C.确认电极针与主动脉瓣环保持安全距离，以保护房室结

3.室间隔1区射频消融　启动Liwen RF射频消融仪，每次消融时间为8～12分钟或射频消融仪出现三次休眠状态，即可停止单次消融。室间隔1区共消融2～3次（具体次数根据需消融室间隔长度及消融气化范围而决定）。

（1）步骤一：室间隔1区基底部消融：确认针尖位于室间隔1区基底部后，改用X5-1探头进行扫查，切换到X-plane模式，在左心室长轴切面扫查，同时显示左心室长轴及短轴切面来观测射频消融范围，保持消融范围上部距主动脉瓣环8～10mm，消融范围距离室间隔两侧心内膜3～5mm，以保护心肌传导束（图2-6-12）。

（2）步骤二：室间隔1区中间部消融：消融第一针结束，在左心室长轴或心尖切面沿此路径退针，退针距离为1～2cm（根据针具型号）。观测退针后针尖位置与第一针

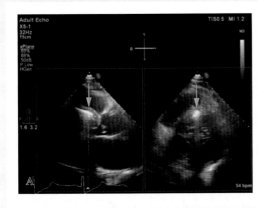
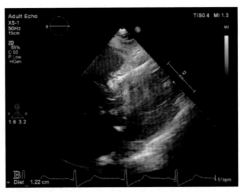

图2-6-12　前间隔基底部消融

A.X-plan模式观测室间隔1区基底部射频消融；B.消融边缘需与心内膜保持安全距离

消融区有2～3mm的重叠，心尖四/五腔切面观察针尖不能退出心尖部。再次启动射频机治疗，观察射频消融范围，测量整个消融长度、宽度、厚度，达到预消融范围后停止消融（图2-6-13）。

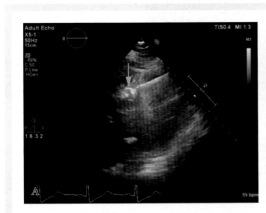
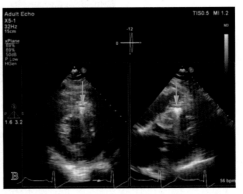

图2-6-13　前间隔中间部消融

A.室间隔1区针道退针；B.X-plane模式观测中间部室间隔1区消融

4.术中实时监测　术中应积极控制心率、维持窦性心律、避免血容量不足和保持一定的外周血管阻力。同时需实时监测患者的生命体征，包括HR、BP、SpO_2、CVP、ST段的改变，有无室间隔假性动脉瘤、有无心包积液，有无胸腔积液，以及积液变化等情况。

5.术中实时评估消融效果　术中实时评估左心室流出道二维、彩色血流及压力阶差动态图，二尖瓣反流动态图，并进行测量（图2-6-14）。

6.转换针道，至室间隔2区、3区及4区

（1）步骤一：退针至心尖部，针尖距心尖为2～3cm（图2-6-15）。

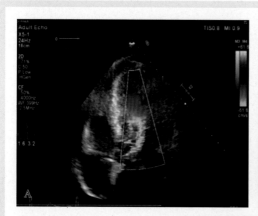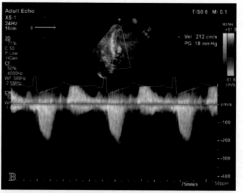

图2-6-14 术中实时评估消融效果

A.心尖五腔切面左心室流出道彩色血流；B.左心室流出道压差

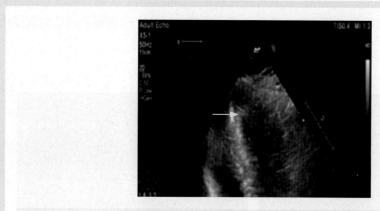

图2-6-15 转换针道前，退针至心尖部

（2）步骤二：在超声引导下，左心室短轴切面显示心尖部，在心尖位置由室间隔1区改针道将射频针转向室间隔2区方向（图2-6-16），转换角度为30°～60°，具体转换角度与室间隔厚度和肥厚部位相关。射频针转换针道至室间隔3区和4区操作同上述所示。

7.室间隔2～4区射频消融　转换针道完毕，进针至室间隔2～4区基底部肥厚部位，同样距离室间隔膜部需保持8～10mm安全距离，启动射频机，每次8～12分钟或出现休眠2次，再退针1～2次，消融操作同室间隔1区消融（图2-6-17）。

8.治疗结束，拔出射频针　达到预计消融范围，根据患者的肥厚及部位确定消融范围：心尖四腔或五腔切面显示消融长度达到30～50mm，左心室短轴切面显示消融宽度达到30～60mm，消融厚度达到室间隔厚度的2/3且距离两侧心内膜留有共8～10mm的未消融区域，治疗结束，拔出射频消融针。经肋间按压穿刺点5～10分钟，且实时监测患者命体征，有无室间隔假性动脉瘤，有无心包积液、胸腔积液及积液变化等情况。

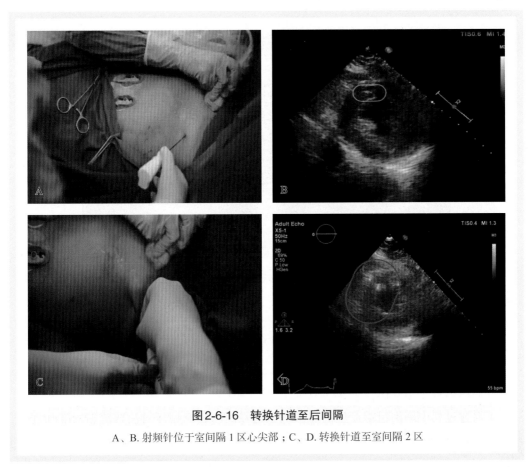

图2-6-16　转换针道至后间隔

A、B.射频针位于室间隔1区心尖部；C、D.转换针道至室间隔2区

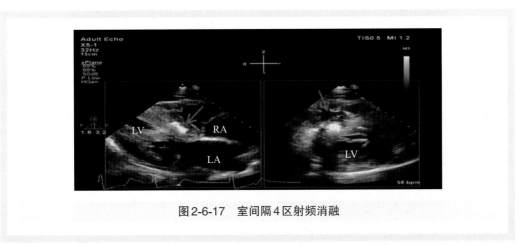

图2-6-17　室间隔4区射频消融

9.术后即刻评估

（1）评估左心室流出道压力阶差：心尖五腔切面左心室流出道二维、彩色血流，测量左心室流出道压差及二尖瓣反流量。

（2）评估消融范围：行超声心肌造影显示室间隔消融区内无明显心肌灌注，测量其范围（图2-6-18）。

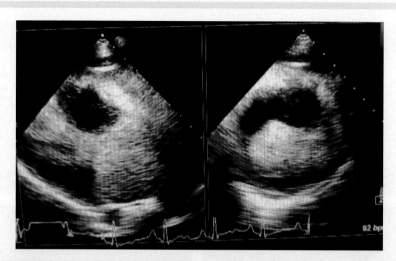

图2-6-18 术后超声心肌造影显示室间隔消融区内无明显心肌灌注

（3）评估是否出现心包积液、胸腔积液、室间隔假性动脉瘤等并发症。

【注意事项】

1.术者始终保持动作轻柔，切勿粗鲁操作，避免引起小冠状动脉假性动脉瘤、针眼出血、心律失常等并发症。

2.消融过程中局部组织产生的热蒸汽微泡强回声影响超声对消融范围的准确判断，并使针尖及深部组织显示困难，故常规治疗顺序为先消融室间隔基底部再消融室间隔中间部。

3.切忌在看不见针尖的情况下盲目消融。针尖显示不清时，可仔细观察针尖后方伴彗星尾征，也可用CDFI显示针尖后方彩色伪像，或轻微抖动射频针柄可见针尖轻轻晃动来便于识别。禁止提拉射频针，避免损伤血管及传导束。

4.治疗过程中实时监测射频电极针外露情况，防止电极针随心跳被牵拉过深而造成其他结构的过度消融。

5.术中应密切监测患者的生命体征。若患者生命体征不稳定（如心律失常、持续性低血压等），暂停消融，找出原因并做处理。待患者生命体征恢复平稳后可酌情继续消融治疗；若患者生命体征持续不稳定则考虑停止手术，后续随访评估，根据患者实际情况再选择进行二次消融治疗。

6.术中应实时监测有无室间隔假性动脉瘤，有无心包、胸腔积液及积液变化的情况。

7.换区域转针道时，需将射频针针尖退至距心尖2～3cm处，再行转换角度等操作。

（刘丽文 李 静）

参考文献

[1]罗明尧，王水云，宋云虎，等. 118例肥厚型梗阻性心肌病的外科治疗经验［J］. 中华医学杂志，2013，93（2）：110-113.

［2］任崇雷，高长青，王瑶，等．超声心动图在肥厚性梗阻型心肌病外科治疗中的作用［J］．中国体外循环杂志，2015（1）：25-28.

［3］中华医学会心血管病学分会中国成人肥厚型心肌病诊断与治疗指南编写组，中华心血管病杂志编辑委员会．中国成人肥厚型心肌病诊断与治疗指南［J］．中国心血管病杂志，2017，45（12）：1015-1032.

［4］Elliott PM，Anastasakis A，Borger MA，et al．2014 ESC Guidelines on diagnosis and management of hypertrophic cardiomyopathy：the Task Force for the Diagnosis and Management of Hypertrophic Cardiomyopathy of the European Society of Cardiology（ESC）［J］．Eur Heart J，2014，35（39）：2733-2779.

［5］Kotkar KD，Said SM，Dearani JA，et al．Hypertrophic obstructive cardiomyopathy：the Mayo Clinic experience．Ann Cardiothorac Surg，2017 Jul，6（4）：329-336.

［6］NishimuraRA，SeggewissH，Schaff HV．Hypertrophic ObstructiveCardiomyopathy：Surgical Myectomy and Septal Ablation［J］．Circulation research，2017，9；121（7）：771-783.

第7章 Liwen术式围手术期管理

第一节 术中麻醉管理策略

Liwen术式治疗梗阻性肥厚型心肌病是一种微创治疗方式，且需要在全身麻醉下为患者实施。肥厚型心肌病患者自身的基础条件决定了麻醉管理具有挑战性，同时射频消融治疗对患者的血流动力学带来特异性影响，这些都会增加麻醉管理难度。因此全面细致的术前评估、精细的术中管理，以及及时有效地处理术中并发症，才能保证患者顺利度过手术期并获得良好预后。

一、拟行Liwen术式射频消融术患者的麻醉前评估

对梗阻性肥厚型心肌病患者的评估包括详细的个人与家族病史、心脏性猝死或心力衰竭病史，以及体格检查、12导联心电图、全面的超声检查。心率/心律监测、心脏MRI和心肺功能运动试验，也是可以选择的检查。怀疑有运动耐受降低的患者，运动试验是有益的。

二、Liwen术式治疗梗阻性肥厚型心肌病的麻醉管理

（一）麻醉注意事项

因HCM患者左心室流出道梗阻，心室内压力阶差的增加会影响收缩压，麻醉管理目标是尽量减少或防止梗阻加重。同时左心室舒张功能障碍导致心脏对血容量、收缩力和全身血管阻力的变化敏感性增加。如果容量管理不适当，肺静脉压力急剧增加，可能会快速出现肺淤血水肿。由于术前禁食水降低了前负荷和静脉充盈，加重流出道梗阻，因此麻醉诱导是一个危险的时期。建议监测中心静脉压，以改善和保持前负荷。可通过临时体位（特伦德伦伯卧位）、补充容量，和（或）应用血管收缩药暂时治疗低血压。血管收缩药（非正性肌力药）可更好地维持全身血管阻力。

心律失常可使患者的麻醉管理复杂化。动态心电图监测显示，25%～33%的患者发生非持续性室性心动过速，而持续单一型室性心动过速罕见。无症状非持续性室性心动过速往往是良性的。部分患者术前有ICD置入，在射频消融前，需暂时停止ICD，并

保证体外除颤器在位，手术结束后将ICD重启。除室性心律失常外，30% ～ 50%的患者伴有阵发性室上性心动过速。心房颤动是最常见的室上性心动过速，约27%的HCM患者合并心房颤动。约84%症状恶化的患者可见新发心房颤动。症状恶化和新发心房颤动可使患者迅速转为充血性心力衰竭，这时需进行快速电复律。慢性心房颤动可用β受体阻滞剂和维拉帕米，但是对伴有严重流出道梗阻和充血性心力衰竭的患者，二者联合应用可能是有害的。胺碘酮对恢复HCM患者正常窦性节律和减少复发特别有效。

（二）麻醉流程

1. 术前准备　麻醉前8小时禁固体食物，麻醉前2小时可饮清饮料≤ 5ml/kg（或总量≤300ml）。

2. 全身麻醉

（1）患者入室后，监测心电图、脉搏血氧饱和度、BIS，局部麻醉下建立有创动脉血压监测。开放外周静脉通路后，快速输注林格液200 ～ 500ml。

（2）全身麻醉诱导采用全凭静脉麻醉。给予咪达唑仑0.04 ～ 0.05mg/kg，依托咪酯0.1 ～ 0.15mg/kg，舒芬太尼0.5μg/kg，罗库溴铵0.6 ～ 0.8mg/kg。给药5分钟后，行气管插管，正压通气。

（3）全身麻醉气管插管后超声引导下建立颈内静脉穿刺置管。置入7Fr双腔或三腔深静脉导管，用于术中输液、泵注血管活性药物、监测中心静脉压。同时额外置入临时起搏器鞘管。如术中射频消融导致重度房室传导阻滞，可以放置临时起搏器维持心率。

（4）手术中的麻醉维持采用静吸复合麻醉。持续泵注右美托咪定0.4 ～ 0.7μg/（kg·h）、瑞芬太尼0.1μg/（kg·min），吸入1% ～ 2%七氟烷，间断给予少量罗库溴铵。Liwen术式治疗中的疼痛刺激很小，一般不需要追加中效阿片类镇痛药物。

（5）治疗中根据患者的中心静脉压、尿量、血压调整补液速度与补液量。大多数患者需要给予林格液1000ml，人工胶体液500ml，将中心静脉压维持在10 ～ 13mmHg有利于术中血压稳定。为了满足患者术中无知晓、能耐受气管导管所给予的麻醉深度，一般会超过手术的疼痛刺激，因此术中血压低于患者基础值很常见，一般需要持续泵注小剂量去甲肾上腺素0.03 ～ 0.1μg/（kg·min）（也可选择去氧肾上腺素持续泵注）。大部分患者术前心率控制在60次/分左右，麻醉后心率会进一步降低，低于50次/分时会影响心排血量，导致血压降低。可以给予阿托品0.5mg，将心率维持在55 ～ 65次/分为理想。

（6）治疗中可能因为左心室流出道梗阻程度的动态变化、射频消融对冠状动脉供血及心电传导通路的影响，导致患者血压出现一过性降低，此时需要密切观察生命体征，及时通知手术医师，必要时暂停操作，并使用缩血管药物维持循环稳定。

3. 患者苏醒　手术结束前30分钟停止泵注右美托咪定，并逐渐减少瑞芬太尼、七氟烷剂量，手术结束时停止使用。患者清醒、肌力正常后，拔除气管导管。根据患者的血压决定是否停止泵注去甲肾上腺素，并将患者送至重症监护病房。

4. 术中常见并发症的处理　手术的常见并发症之一是心脏表面穿刺部位出血导致心脏压塞，术中应密切观察中心静脉压的变化，手术医师也会通过超声进行实时监测。一旦发生严重的心脏压塞，可置管引流，必要时侧开胸引流并缝扎止血。另一种并发症是术后心肌组织水肿，导致左心室流出道梗阻加重，影响患者血流动力学稳定，术后24小时内随着水肿的消退，梗阻会明显缓解。出现这种情况时，需要使用大剂量去甲肾上腺素或联合间羟胺维持血压，并保证容量充足，减少SAM征的发生。如患者发生上述两类并发症，均不能在手术室拔除气管导管，应带气管导管回重症监护病房进一步治疗与观察，之后根据患者的恢复情况决定拔除气管导管的时间。

（侯丽宏）

第二节　围手术期管理要点

围手术期规范化管理是患者顺利度过围手术期的关键环节，重点包括积极控制心率、血压和容量管理，床旁超声心动图实时监测，床旁心电监护与动态心电记录持续至出院。

1.控制心率　术后患者应尽早使用β受体阻滞剂，控制心率低于80次/分，55～65次/分为理想状态。可将运动负荷试验中左心室流出道压差随心率变化的具体情况作为指导。

2.预防心律失常　积极预防和治疗室上性、室性心律失常。如术前24小时动态心电图提示心律失常，围手术期可进行预防性用药。抗心律失常药物首选美托洛尔或阿替洛尔，出现频发室性期前收缩时可加用利多卡因或胺碘酮。永久性心房颤动患者控制心室率后可常规行Liwen术式治疗，如术中突发心房颤动，可在控制心室率、血流动力学无明显异常后继续手术治疗。对于新发心房颤动鼓励尽早恢复窦性心律，如心房颤动持续时间较长需注意抗凝。

3.止血/抗凝　术中出血时可使用促凝血药物预防出血，如维生素K_1或凝血酶制剂。对于服用抗凝血或抗血小板药物的患者，术前3～5天停用华法林，新型口服抗凝血药停用48小时，如无出血可术后第二天继续抗凝，避免发生血栓事件；阿司匹林停用3～5天，氯吡格雷停用5～7天。停用期间可用低分子肝素/肝素过渡。

4.维持外周血压　持续补充液体，补足容量，术前提前一天补充晶体1000～1500ml，术中根据中心静脉压持续静脉滴注1000～2000ml，对于血压不易维持的患者可补充胶体（人新鲜冷冻血浆），加用缩血管药物（去甲肾上腺素、重酒石酸间羟胺），递减至撤除，控制收缩压于120～140 mmHg，不低于110 mmHg。不宜应用血管扩张药物。若出现低血压，在纠正低血压的同时应及时行超声心动图，判断是否有心包或胸腔积液，或严重的SAM征。及时发现有无手术并发症，避免出现低血容量症、心源性休克等。

5.维持中心静脉压（CVP）　为防止低容量血症，需维持适当的前负荷，管理CVP不低于8cmH$_2$O，最好控制在10～13cmH$_2$O。对于基础较低，如术前CVP仅1～2cmH$_2$O的患者尤其需补充容量，将CVP升高至较高水平。

6.尽早拔管撤机　条件允许时，通常手术结束后在手术室即拔管，避免气管插管刺激患者增加应激反应而导致心率过快、左心室流出道梗阻加重，同时降低术后感染风险。

7.镇痛　若患者术后明显感到心前区疼痛,可加用镇痛药物缓解疼痛,避免应激反应,防止心率过快造成循环不稳定。

8.慎用利尿药和正性肌力药　HOCM患者大多呈全身血容量不足状态,需慎用利尿药,以免血容量难以维持。当患者合并充血的症状和(或)体征时,可低剂量使用利尿药改善患者症状,使用后需密切监测,不可大剂量或过于积极地使用利尿剂,避免诱发或加重左心室流出道梗阻。正性肌力药物增加心脏收缩力,增加心脏做功和耗氧,一般禁用于HOCM患者,以免加重左心室流出道梗阻。如出现急性肺水肿、左心衰竭可酌情使用利尿剂和正性肌力药。

9.饮食　避免饱食,尽量少食多餐,避免加重胸闷、胸痛的症状。

10.运动　医师可根据运动负荷试验心率的变化与左心室流出道梗阻程度的关联,指导患者生活方式,逐步恢复运动量。避免竞技类运动。

(刘丽文　周梦垚)

第三节　围手术期基本护理

本节系统阐述Liwen术式围手术期护理的配合重点,包括术前准备、术中配合、术后观察等关键环节,为手术成功提供护理保障。

一、常见护理问题及相关因素

1.活动耐力下降　与呼吸困难所致能量消耗增加和机体缺氧状态有关。

2.胸痛　与心肌缺血、缺氧有关。

3.有受伤的危险　与头晕、视物模糊、意识改变和低血压有关。

4.恐惧、焦虑　与慢性病程、病情反复、对治疗和预后缺乏信心、对死亡的恐惧有关。

5.体温过高　与手术后反应有关。

6.知识缺乏　缺乏肥厚型心肌病相关知识。

7.潜在并发症　心律失常、心力衰竭、晕厥、猝死等。

二、护理常规

(一)术前护理

1.术前评估

(1)了解患者一般情况、既往史、过敏史、手术史,有无高血压、糖尿病、传染病及血源传播性疾病等。

(2)了解有无服用影响手术的药物,如阿司匹林、华法林等抗凝血药物等。

(3)评估患者的病情、心理状态、配合程度、自理能力,协助完善血尿粪常规、心肌损伤四项、肝肾功能、离子五项、甲状腺功能九项、血浆乳酸测定（运动前、后）、凝血功能、术前感染四项及新型冠状病毒核酸检测等实验室检查；协助完成标准12导联心电图、24小时动态心电图、24小时动态血压等；配合完成经胸超声心动图（TTE）、运动负荷超声心动图、心肌声学造影、心脏磁共振成像（CMR）、计算机体层摄影血管造影（CTA）等影像学检查；配合完成6分钟步行试验、肺功能等检查项目。

2.术前准备

（1）积极治疗原发病，加强心肺功能的监护。

（2）根据病情及手术方式，指导合理饮食，如进食高蛋白、高维生素食物，以增强机体抵抗力，促进康复。

（3）做好血型、交叉配血试验及药物过敏试验。

（4）做好手术区域的皮肤准备，沐浴，剪短指（趾）甲。

（5）告知患者术前8小时禁食、6小时禁饮。

（6）物品准备

1）Liwen RF消融系统：包括射频消融主机、循环水泵、电源线、负极板连接线、射频消融电极针等。

2）超声引导及配套设备：飞利浦EPIQ7C多普勒彩色超声诊断仪、S5-1探头的专用穿刺引导架，穿刺引导架镶嵌件（含16G、17G及18G型号）、ECG输出信号线、无菌超声探头保护套、无菌超声耦合剂、橡皮筋等。

3）心电图设备：12导联心电图机、无菌12导联心电图导联线、无菌12导联心电图转接线、无菌电极片、心电图打印纸、心电图电源线等。

4）无菌包布若干个，主要有：①心手体循包，含有1件无菌手术衣、2个器械袋、1块洞巾等；②心手体循单，含有1块燕尾单、1块骨科单等；③心手体循衣，含有2件无菌手术衣、4块中单、4块治疗巾等；④心手骨科单3件衣，含有2件骨科单、3件洗手衣等；⑤超声10件，含有2把卵圆钳、8把金钳等；⑥心手盆，含有治疗碗2个、弯盘1个、小药杯2个、无菌小方纱6块等。

5）特殊药品准备：如重酒石酸去甲肾上腺素注射液、重酒石酸间羟胺注射液、胺碘酮注射液、利多卡因注射液、地塞米松磷酸钠注射液、止血药及营养心肌类的药物等。

6）急救物品，如除颤器、临时起搏器、小切口开胸探查止血包、中心静脉置管包等。

7）手术室准备器材：麻醉机、呼吸机、吸痰器、心电监护仪、微量输液泵及相应的输液器材等。

8）若干冰块、清洁桶、体位垫等。

3.心理护理　详细讲解Liwen术式的具体操作过程及麻醉相关知识，减轻患者思想负担，消除其紧张情绪，以积极的心态配合手术治疗。

4.资料保存、备份

（1）纸质版的原始资料3备份，1备份于住院病历，1备份于肥厚型心肌病诊治中心资料柜，1备份于肥厚型心肌病电子版资料库（扫描版）。

（2）超声科影像资料3备份，DICOM格式2备份储存于光盘内，Avi格式1备份储存于移动硬盘内。

（3）CT、CMR影像资料2备份，光盘、移动硬盘各1备份。

（二）术中护理

1.检查手术室环境，保证所有电源、仪器、接线板、吸引器均处于正常工作状态，仪器设备放置规范。

2.迎接患者，核对其身份、病历、影像资料、术中用药及物品，向患者介绍手术室环境及术中、术后注意事项。

3.为患者连接心电监护仪，连接体外除颤电极贴，连接射频消融系统负极板（详见第9章）。

4.选择18G或20G留置针，为患者建立静脉通路，遵医嘱术前30分钟使用抗生素。

5.配合麻醉师给患者麻醉后，为患者留置导尿管（留置具有测温功能的导尿管）。

6.为了保证术中经胸心动图的正确引导，为患者摆放正确的手术体位，即保持患者左侧卧位30°～45°，肩及后背处垫体位垫；为有效进入射频消融针和调整消融针的位置，需将患者左侧上臂外展，以左上肢与身体成70°～80°为宜，不超过90°，并妥善固定使肢体处于功能位。预防压疮，并做好患者的隐私保护。头部放置头架。

7.洗手及器械护士严格按无菌操作原则进行任何一项无菌操作，如洗手、刷手、打开无菌包布等。

8.配合医师消毒，消毒范围同心脏外科，为颈部以下至双侧髂前上棘以上。

9.铺单及连接无菌12导联心电图

（1）第一层铺单：脐以下为骨科单，头侧为中单，右侧为中单，左侧为中单（腋中线处中单塞于患者腋后线后背处）。

（2）为暴露手术视野，无菌12导联心电图粘贴位置有所改变：①右上肢（RA），位置为右侧锁骨中线。②左上肢（LA），位置为左侧锁骨中线。③右下肢（RL），位置为右腹。④左下肢（LL），位置为左腹。⑤胸导联V_1，位置由胸骨右缘第4肋间平行挪至近右侧乳头。⑥胸导联V_2，位置由胸骨左缘第4肋间垂直挪至左侧锁骨处。⑦胸导联V_3，由正常位置垂直向下挪至前正中线与左侧锁骨中线的连线中点与肋缘交界处。⑧胸导联V_4，由正常位置垂直向下挪至左侧锁骨中线与肋缘交界处。⑨胸导联V_5，由正常位置垂直向下挪至左侧腋前线与肋缘交界处。⑩胸导联V_6，由正常位置垂直向下挪至左侧腋中线与肋缘交界处。⑪检查心电图导联线粘贴位置，将无菌ECG导联线的末端无接触式递于巡回护士质检图像质量，打印ECG图像，确保无异常后，继续铺无菌治疗单、巾。

（3）第二层铺单：颈项处治疗巾（二折）、右侧乳房以外治疗巾（一折）、左侧腋前线以外治疗巾（一折，腋中线处治疗巾塞于患者腋后线后背处）、剑突下治疗巾（一折）。

（4）第三层铺单：燕尾单，暴露手术视野。

（5）第四层铺单：胸骨柄以下骨科单。

10.安装无菌超声探头，首先巡回护士安装S5-1探头穿刺引导架，将清洁耦合剂均匀涂抹于线性探头上（S5-1及X5-1）；其次洗手护士将无菌探头保护套依次反抓袖套式包裹清洁超声探头（S5-1及X5-1），确保线性探头表面与保护套之间有足够的清洁耦合剂，整理超声探头，使表面平整无皱褶后用橡皮筋固定，用金钳固定在患者右胸前布单上，剩余部分无菌探头保护套，由巡回护士捏住末端无菌探头保护套顺延超声探头电缆线固定；最后洗手护士安装穿刺镶嵌件，备用。

11.安装射频消融电极，打开射频电极针内包装，注意无菌操作，由洗手护士取出水管和射频电极针，将电极针上的蓝色端与蓝色水管的蓝色端相连，将电极针上的白色端与白色水管的任意白色端相连，将所有电线和水管整理清楚，防止打结，预留够手术操作的无菌长度后，将电极针的末端、蓝色水管的进水端和白色水管的出水端无接触式交给巡回护士或工程师，由巡回护士或工程师调整和安装（详见第9章）。

12.准备无菌耦合剂和无菌纱布。

13.术中巡回护士或工程师设置和操作射频消融系统（详见第9章）。

14.术中巡回护士或工程师记录和打印术中心电图，分别为：手术开始前、射频针穿刺进针时、每一针开始时、每一针功率变化时、每一针消融结束时、特殊病情变化时、拔针、手术结束时等。

15.病情观察。密切观察脉搏、呼吸、血压、心率、心律、体温、出汗、尿量等全身变化。

（1）心律失常的护理：密切观察脉搏、呼吸、血压、心率、心律及心电图参数改变，如有恶性心律失常的发生，立即报告医师并配合处理：准备抗心律失常药物、除颤器、临时起搏器等；如患者发生心室颤动、心搏骤停应立即配合医师行心脏按压、电除颤。

（2）低血压的护理：严密监测血压、心率、尿量、出血倾向等，如术中血压较术前血压持续下降，低于90/60 mmHg，伴冷汗、少尿等症状时，立即报告医师，快速扩充血容量，准备血管活性药物等。

（3）体温升高的护理：体温超过38.5℃，给予物理降温或遵医嘱给药，30分钟后复测体温，并做好记录；药物降温时严密观察药物的不良反应。

（4）心包积液穿刺引流的护理：严格执行无菌操作、快速有效的传递手术物品，置管过程中严密观察生命体征的变化；置管成功后引流量应从小量、低流速开始，每次引流量不超过1000ml，记录引流液的颜色、量、黏稠度情况，同时协助术者固定导管，防止导管脱落；继续严密监测患者生命体征，如有异常，及时协助医师处理。

16.术中用药、输血由麻醉医师或手术医师根据需要下达口头医嘱，并做好相应记录，由手术室护士与麻醉医师共同查对执行。

17.整理病历、药品及影像资料等；术后病理标本应妥善放置，做好交接登记。

18.术后完善护理记录。

（三）术后护理

1.ICU病情观察（特级护理）

（1）给予心电监护及有创血压监护，密切观察患者的意识、瞳孔、生命体征、症状、体征等，及时询问患者感受，发现异常及时报告医师，并立即处理。

（2）准确记录24小时出入量，若患者尿量每小时＜30ml，应报告医师，遵医嘱给予少量利尿药，观察生命体征平稳后方可离开。

（3）重点监测项目：①实时血压、心率监护≥72小时（理想血压110～130/60～90mmHg、理想心率55～65次/分）；②持续12导联心电图监护≥72小时；③心肌损伤四项检测24小时/次，≥72小时；④血气分析检测4小时/次，≥24小时。

（4）用药护理：遵医嘱合理使用血管活性药物，如重酒石酸去甲肾上腺素、重酒石酸间羟胺等，注意用药计算精确、标识清楚，定期检查输液管路，勿扭曲、打折或受压；确保药量泵输注速度稳定、药量准确，随时记录。

（5）穿刺部位护理：每日更换敷料，注意无菌操作，观察有无渗血、血肿、皮肤红肿和渗液等情况。

（6）引流管标识清楚，固定妥善，保持引流通畅，防止阻塞、打折、脱落；密切观察引流液的颜色、性状及量，如引流管内引流出鲜红色液体，每小时＞200ml以上，且连续超过3小时，提示继发出血，应立即通知医师积极处理。

（7）观察静脉输液、输血及药物的不良反应。

（8）每2～3小时帮助患者更换1次体位，按摩受压部位，拍背，预防并发症。

（9）做好晨、晚间护理，保持床铺清洁，干燥，舒适，保持患者皮肤清洁，及时清理呕吐物、排泄物。

（10）饮食护理：术后6～8小时，患者如无不适可先喝温水再过渡到全流食。指导患者开始进食主要以高热量、无刺激性流食为主。

2.症状护理

（1）胸痛：①严密观察患者疼痛的性质、程度、部位及伴随症状，找出疼痛的原因及诱因。②与患者及其家属建立信任关系，争取得到朋友、亲属及社会的支持。③减少疼痛的刺激，调整至舒适的体位，防止因姿势不当造成肌肉、韧带或关节牵拉而引起疼痛。妥善安置术后各种引流管道，保护手术切口；护理时动作轻柔以减轻患者疼痛；观察用药后效果及不良反应。④遵医嘱使用镇痛药物。⑤告知患者及其家属疼痛的原因或诱因及减轻和避免疼痛的方法，包括听音乐、分散注意力等放松方法。

（2）恶心、呕吐：①若为麻醉后反应，协助患者头偏向一侧，及时清除呕吐物，呕吐严重时可报告医师给予止吐、解痉类药物治疗。②做好生活护理，呕吐完后协助患者漱口，清理呕吐物，更换清洁床单。开窗通风去除异味。

（3）发热：监测体温并记录，合理给予物理降温，勤换衣物；遵医嘱监测血常规，排除感染。

3.出院指导

（1）遵医嘱服用药物，告知患者服用药物的重要性，加强依从性。

（2）避免饱食和饮酒，少食多餐，并鼓励超体重患者积极减重。

（3）禁止剧烈运动，保持情绪乐观，根据术后复查结果逐步增加运动量。

（4）按照术后1周、1个月、3个月、6个月，然后每半年复查一次的时间节点定期复诊，完善临床检查如标准12导联ECG、静息及运动负荷TTE、超声心肌声学造影、CTA、CMR及实验室检查（表2-7-1），结合患者术后病情恢复情况，提供相应的生活运动指导，帮助患者更好的康复。

表2-7-1　随访时间及检查项目

	术后1周	术后1个月	术后3个月	术后6个月	术后1年	术后1.5年	术后2年
遗传咨询	√	√	√	√	√	√	√
标准12导联ECG	√	√	√	√	√	√	√
经胸超声心动图	√	√	√	√	√	√	√
心肌声学造影	√	√	√	√	√	√	√
24小时心电图	√	√	√	√	√	√	√
24小时血压	√	√	√	√	√	√	√
心肌损伤四项	√	√	√	√	√	√	√
6分钟步行试验		√		√	√	√	√
运动负荷超声心电图				√	√	√	√
CT	√			√	√		√
CMR					√		√

（李小娟）

参考文献

［1］安帅，孙文莉. 临床护理路径在肝癌射频消融术患者中的应用［J］. 齐鲁护理杂志，2020，26（05）：112-114.

［2］陈江敏，甄玉英，魏淑丽，等. 临床护理路径在肝癌射频消融术患者中的应用［J］. 中国误诊学杂志，2010，10（026）：6331-6332.

［3］郭桂霞. 射频消融术治疗阵发性室上性心动过速的临床护理研究［J］. 实用心脑肺血管病杂志，2011，19（012）：2166-2167.

［4］潘秋香，黄媛媚. 肝癌射频消融术后并发症的原因及临床护理［J］. 实用临床护理学电子杂志，2020，5（17）：118.

［5］肖金成，郭雷鸣，康鑫鑫. 射频消融术与立体定向放射治疗原发性小肝癌的临床效果比较［J］. 肿瘤防治研究，2017，44（12）：831-835.

第8章 Liwen术式围手术期的并发症预防和处理

第一节 心包积液

一、概述

心包积液（pericardial effusion，PE）是各种原因引起心包腔内液体超过50ml以上的病理状态。心包分为内层浆膜性心包和外层纤维性心包，浆膜性心包又可分为脏层和壁层，脏层覆于心肌的外面，又称为心外膜，壁层在脏层的外围，脏壁两层之间的腔隙称为心包腔，内有20～30ml少量浆液，起润滑作用，可减少心脏搏动时的摩擦，主要分布于房室沟和室间沟。

HCM患者多在疾病的中晚期出现心包积液，同时可能合并胸腔积液、腹水等多浆膜腔积液。Liwen术式治疗HOCM患者穿刺针经皮经心尖穿刺有可能损伤心脏表面冠状血管，或射频针转换角度过大而牵拉损伤到心肌时导致心包积液的产生。心包积液对心包腔内压力及血流动力学的影响与积液的量、增长速度、性状、位置等有关。少量心包积液或长时间缓慢增长的大量积液，其心包腔内压力无明显变化，不限制心脏舒张，血流动力学可无明显变化，而急性出血时血液快速进入心包内，心包内压力迅速上升，可导致心脏压塞。

二、临床表现

（一）症状

少量或慢性心包积液或大量心包积液但心包腔内压力无显著升高者，无心脏压塞的患者可无明显症状。随着疾病的进展，积液量逐渐上升，患者也会出现症状，呼吸困难是心包积液时最突出的症状，可有端坐呼吸、呼吸表浅而快，躯体前倾，并伴发绀，可能与支气管、肺、大血管受压引起肺淤血有关。心包积液极大量时，也可因压迫气管、食管而产生干咳、声音嘶哑及吞咽困难。

（二）体征

主要体征有心尖搏动弱或不能触及，心浊音界向两侧增大，颈静脉怒张、肝大、下肢水肿、腹水。心脏压塞失代偿时，可出现奇脉、血压下降及休克现象。

三、超声心动图表现

1.少量心包积液　心包腔内液体50～200ml，多切面显示心包脏壁层分离，房室沟处、左心室后壁后方可见弧形液性暗区，收缩期较宽，舒张期较窄，液性暗区宽度＜10mm（图2-8-1）。

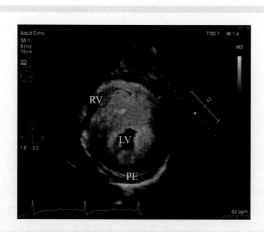

图2-8-1　少量心包积液

胸骨旁左心室长轴切面示左心室后壁心包腔内可见宽度约7mm的无回声区，右心室前5mm的无回声区

2.中量心包积液　心包腔内液体200～500ml，多切面显示左心室后壁脏、壁层心包腔内液性暗区宽度10～20mm，右心室前壁心包腔内液性暗区＜10mm。心脏外侧、前方及后方均可见带状液性暗区，左心室短轴切面见左心室外周液性宽度暗区呈弧形，但尚未超过房室环区（图2-8-2）。

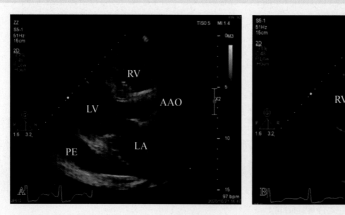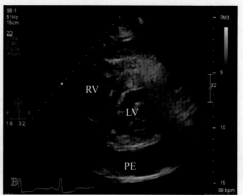

图2-8-2　中量心包积液

A、B.胸骨旁左心室长轴及短轴切面示显示右心室前宽度约6mm的无回声区，左心室后壁心包腔内可见宽度约18mm的无回声区，左心室侧壁心包腔内可见宽度约8mm的无回声区，左心室下壁心包腔内可见宽度约8mm的无回声区

3.大量心包积液 心包腔内液体＞500ml，心脏周围均见较宽的液性暗区包绕，超越房室环区，左心室后壁脏、壁层心包内液性暗区＞20mm，右心室前壁，室间隔及左心室后壁呈同向运动，心脏舒张受限，心腔内径缩小，心室收缩时心尖抬举，由于心包腔内大量积液，心脏游离在液体内，出现前后左右摆动，称为"心脏摆动征"（图2-8-3）。

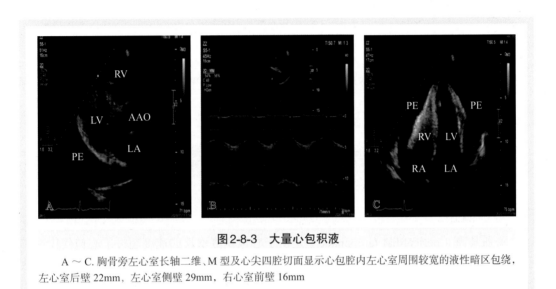

图2-8-3 大量心包积液

A～C.胸骨旁左心室长轴二维、M型及心尖四腔切面显示心包腔内左心室周围较宽的液性暗区包绕，左心室后壁22mm，左心室侧壁29mm，右心室前壁16mm

四、处理方式

Liwen术治疗HOCM患者术中若出现少量心包积液，患者的生命体征及血流动力学平稳，可以不用药物而仅予以实时、连续观察。

若达到少至中量心包积液，且患者生命体征及血流动力学平稳，可给予促凝药物（维生素K_1或凝血酶制剂）治疗，并实时监测超声心动图及患者生命体征。患者术后24小时需持续进行生命体征（血压、心率、中心静脉压等）的监测，密切观察各项指标变化。同时每10～15分钟行超声心动图检查，监测心包积液量及其分布的变化，判断是否存在活动性出血，判断有无心脏压塞的改变。若患者生命体征平稳，后续密切、连续观察，每日复查超声心动图及时评估。如患者存在持续性出血，达到中量以上心包积液或生命体征不平稳，出现心脏压塞征象（详见第2章），则尽快行心包穿刺置管引流或心包切开引流，同时给予静脉补液。

五、注意事项

1.术前仔细观察患者有无心包积液，以及积液的分布、深度，并与术中新增的积液相区别。

2.术中实时监测超声心动图，多切面、连续扫查，判断有无新增心包积液及其变化。

3.术中实时监测患者生命体征变化，若出现心率加快、血压下降或中心静脉压上升时，仔细判断是否由心包积液导致。

4.同时关注是否合并胸腔积液。

5.术后应持续、密切观察1周，防止心包积液的慢性积聚而导致的心脏压塞。

（左　蕾　雷常慧）

参考文献

［1］姜玉新，王志刚，胡兵，等. 医学超声影像学［M］. 北京：人民卫生出版社，2010.

［2］齐欣. 心包压塞的超声心动图表现［J］. 中华心脏与心律电子杂志，2017，5（3）：129-134.

［3］任卫东. 超声诊断学［M］. 北京：人民卫生出版社，2013.

［4］Galati G，Zieroth S，Lenarda A D，et al. Clinical spectrum and outcome of advanced heart failure in hypertrophic cardiomyopathy: from pathophysiology to contemporary unmet needs［J］. European Journal of Heart Failure，2019，21（Supplement S1）：127-128.

第二节　心脏压塞

一、概述

心脏压塞（pericardial tamponade）是由于心包积液增长的速度超过了心包代偿性扩张的速度，心包腔内压力急剧增高，阻止了血液正常回流，心室舒张期充盈受限，导致每搏量和心排血量降低从而危及生命的临床综合征。心包积液量的多少和心脏压塞征不成比例，心脏压塞除了与心包积液的量有关外，还与积液出现的速度有关，如果心包积液短时间内迅速出现，即使是中量心包积液也可以导致心脏压塞。其血流动力学改变为：一方面，心包腔压力增高，超过了右心系统的压力，导致右心房和右心室壁内陷；另一方面，心包腔压力增高，使心脏舒张受限，心室充盈受阻，心排血量减少。

Liwen 术式治疗肥厚型心肌病是采用超声引导下经皮经心肌穿刺，若穿刺时穿刺针损伤到心脏表面的冠状动静脉，或射频针转换角度过大而牵拉损伤到心肌时，都有可能引起心脏压塞。因此，应尽量选择经心尖部裸区的最佳穿刺路径，并采用低速度标尺CDFI显像观察，避免穿刺路径经过或靠近心脏表面血管，并且在术中射频针转换角度时，尽量使射频针尖退至室间隔近心尖部再进行角度转换，避免过大的角度牵拉损伤心肌而引起心脏压塞。

二、临床表现

（一）症状

急性心脏压塞：心动过速、呼吸困难、收缩压下降、脉压变小、尿量减少、扩容反应差，静脉压升高，颈静脉扩张，胸闷，全身冷汗，极度烦躁，面色苍白或发绀等。亚急性心脏压塞：胸部有压迫感或胸痛，呼吸困难，恶心，腹痛或腹胀等。

（二）体征

急性心脏压塞时典型征象为Beck三联征：动脉压下降、静脉压上升和心音遥远。

亚急性心脏压塞时则主要表现为心包积液、奇脉与颈静脉怒张。

1.动脉压下降　尤其是收缩压下降，是本病的主要表现或唯一的早期表现。动脉血压持续下降可呈现休克表现。

2.体循环静脉压增高　颈静脉怒张，肝大，肝-颈静脉回流征阳性，腹水及下肢水肿等。

3.心率增快　心音弱而遥远、心率上升。

4.脉搏细弱　可触及奇脉；血压极低者，可触不到脉搏。

三、超声心动图表现

1.心脏塌陷征　心房受压，静脉回流受阻，左心室和右心室充盈减少，心脏呈塌陷状态，由于右心房、右心室壁菲薄，因此右心塌陷征更为突出（图2-8-4）。

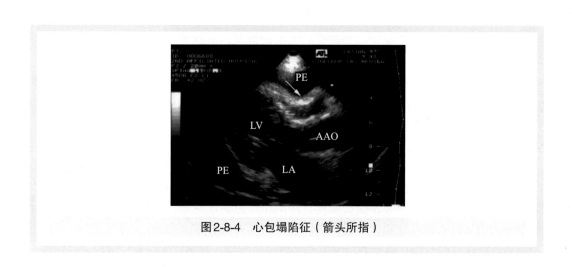

图2-8-4　心包塌陷征（箭头所指）

2.心腔大小随呼吸变化显著　吸气末，胸腔压力减小，腔静脉回流改善，缩小、塌陷的右心室稍增大，而左心室变小，二尖瓣运动幅度小，每搏量下降；呼气末，胸腔压力增大，右心室缩小，甚至闭合，而左心室稍大，每搏量与血压均有所改善。

3.跨瓣血流速度随呼吸变化　吸气时二尖瓣和主动脉瓣血流速度减小，三尖瓣和肺动脉瓣血流速度增加。二尖瓣舒张期E峰血流速度在吸气和呼气时相峰值速度差异大于25%。

4.室间隔摆动　吸气时，右心室增大，左心室减小，室间隔偏向左心室；呼气时，室间隔偏向右心室。

5.下腔静脉和肝静脉扩张　下腔静脉内径＞21mm；下腔静脉变化率＜50%提示心包腔内压力升高导致右心压力和体静脉压升高。

6.肝静脉血流频谱异常　肝静脉血流速度减低，呼气时肝静脉舒张期血流速度减低，或者显示逆流波。

7.心脏受压征　心包腔内压力急剧增加，使右心房、右心室受压变小，进而使左心房和左心室也受压而缩小，甚至有时心内结构也难以清晰地显示。

四、处理方式

（一）治疗原则

迅速降低心包内压，维持心室充盈压，尽快行心包穿刺或心包切开引流，同时静脉补液。

（二）超声引导下心包穿刺置管引流

【操作方法】

1.超声心动图探查区域：剑下、胸骨旁和心尖区。

2.超声心动图观察切面及观察内容

（1）超声心动图观察切面：剑下四腔心切面；胸骨旁左心室长轴切面；胸骨旁左心室系列短轴切面；心尖左心室长轴、两腔和四腔切面。

（2）超声心动图观察内容：①心包积液量及其分布，明确舒张末期或收缩末期心前、心尖和心底心包积液深度；②观察心脏摆动情况，重点观察心脏房室壁与心包壁层的时间和空间位置关系。

3.使用S5-1探头、C5-1或L12-3探头在胸骨旁切面选择：①依据超声引导线（Biopsy）选择穿刺距离最近、液体厚度最大、避开肺组织及膈肌、心脏房室壁最小摆动幅度切面及部位；②选择合适角度，使进针方向尽量与心室壁平行，减少心脏损伤机会。

4.在探头穿刺架上方安装18G穿刺导针器。

5.调节探头穿刺架角度，确保角度和超声屏幕穿刺引导线所选角度一致。确保探头与患者皮肤组织贴合紧密，不留空隙。

6.选择好角度后，务必将探头固定，使图像保持最佳状态，操作者在超声引导下通过引导架的导针器插入穿刺针，缓慢进针直至出现突破感或落空感。

7.进针深度的判断：依据超声测量和实时超声图像，显示针尖位置，掌控进针深度。

8.超声引导下将穿刺针刺入心包积液、拔出针芯、抽出少量积液、插入导丝、拔出针鞘、用扩张导管扩张针道、顺导丝插入引流管、接引流袋并计量、固定引流管（图2-8-5，图2-8-6）。

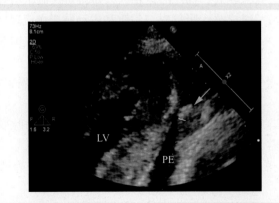

图2-8-5　心包积液内穿刺针强回声（箭头所示）

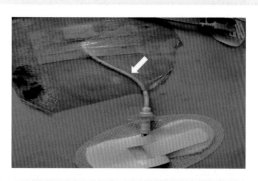

图2-8-6　心包积液引流管（箭头所示）

【注意事项】

1.穿刺针不宜过深，达到心包积液即可。抽液过程中应密切监视针尖位置，切勿让针尖触及心脏。

2.心包积液置管引流时，应将引流导管置于心包低位，以利于积液的有效引流。

3.置管后需长时间或72小时以上引流心包积液时，应适当应用抗生素预防感染。

4.术后注意事项：术后压迫止血10～15分钟，心电监护4小时，卧床休息4～8小时，进普通饮食，保持伤口干燥，禁止剧烈运动1周。

【心包积液穿刺置管引流术后的护理】

1.严格无菌操作：引流装置应保持无菌以防止逆行感染，引流口处敷料保持清洁干燥，一旦渗出及时更换。

2.每天进行病房空气消毒，防止感染。

3.引流量的记录和观察：密切观察引流液的量和性状，引流液持续为血性液且为鲜红色时应考虑进行性出血的可能，要立即通知医师进行处理。若引流量过少，应认真检查引流管是否通畅，是否有扭曲或堵塞。每日复查超声心动图评估心包积液及心腔大小的改变。

4.健康宣教：加强心理护理，排除或减轻患者的恐惧心理；教会患者深呼吸和有效咳嗽的方法，并告诉患者深呼吸和有效咳嗽的意义。

5.心包引流管拔除指征：心脏压塞解除；患者生命体征平稳；无活动性出血；引流量＜25ml/24小时，连续2天。

（三）小切口心包探查止血术

【适应证】

心包穿刺置管引流失败同时满足以下条件其中之一。

1.心包引流量持续增多：成人和青少年出血量＞300～400ml/h，连续2～3小时；或＞200ml/h持续4小时；儿童出血量＞3ml/kg，连续3小时，或出血量突然增加至5ml/kg，持续1小时。

2.引流液中有血凝块，引流液随心脏搏动外涌，颜色鲜红，引流管液体流出有温热感，均提示存在活动性出血。

3.大量输注红细胞、使用促凝血制品或止血药后血细胞比容（HCT）仍然持续下降，血流动力学血指标（血压，心率）无法稳定，胸部X线片提示纵隔影增宽，心影增大或进针侧胸腔出现大量积血、积液。

【操作方法】

1.手术体位：左侧卧位即右侧胸部垫高45°，向左侧倾斜。

2.手术皮肤消毒范围：（侧卧位）左右两侧消毒过腋后线，上至锁骨及上臂1/3处，下至肋缘下方20cm。

3.常规消毒铺单，充分暴露手术视野。

4.术中出现紧急情况开胸应对措施

（1）探查患者射频消融针穿刺点，于左锁骨中线与第4、5肋间隙交界点向腋前线方向切皮（呈弧形），长度约10cm。

（2）进入左侧胸腔后，使用肋骨撑开器撑开肋间。游离组织，探查心脏位置，游离心包胸膜，使用中号血管钳弯提起心包，电凝手术刀，切开小口，放出心包积液。

（3）根据患者血压、心率恢复情况，初步判断心脏压塞是否缓解。如果出现血压持续下降，用指尖按压电凝手术刀切口，探查心包及是否损伤到心脏。

（4）如患者血压、心率稳定，继续向主动脉方向切开心包5cm左右，充分引流心包积液，示指探查心包与心脏关系，向心尖部切开心包，以心尖部为中心左右两侧打开心包各5cm，充分暴露心尖或穿刺点。

（5）探查穿刺点及其周围是否有血情况，是否伤及前降支主干血管或其他冠状动脉血管。如发现出血点，予以4-0聚丙烯缝线带组织垫片，V形褥式缝合出血点（图2-8-7）。

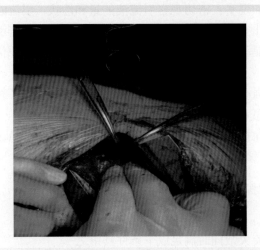

图2-8-7 缝合出血点

（6）充分止血，留置胸腔闭式引流管，予以关胸。

【术后护理】

1.密切监测患者生命体征。

2.积极补充液量，必要时予以输血治疗，维持机体内环境稳态。

3.24小时内超声心动图观察有无再次心脏压塞或心包积液。

4.如果出现发热，应排除感染，予以全身营养支持治疗。

（刘金成　徐　博　左　蕾）

参考文献

［1］齐欣. 心包压塞的超声心动图表现［J］. 中华心脏与心律电子杂志，2017，5（3）：129-134.

［2］Bodson Bouferrache K Vieillard-Baron A，et al. Cardiac tamponade［J］. Curr Opin Crit Care，2011，17（5）：416-424.

［3］Klein AL，Abbara S，Agler DA，et al. American Society of Echocardiography clinical recommendations for multimodality cardiovascular imaging of patients with pericardial disease：endorsed by the Society for Cardiovascular Magnetic Resonance and Society of Cardiovascular Computed Tomography［J］. J Am Soc Echocardiogr，2013，26（9）：965-1012.

［4］Spodick DH. Acute cardiac tamponade N Engl［J］. J Med，2003，349（7）：684-690.

［5］Yared K，Baggish AL，Picard MH，et al. Multimodality imaging of pericardial disease［J］. JACC Cardiovasc Imaging，2010，3（6）：650-660.

第三节　心律失常

一、Liwen术式中心电图监测的目的及意义

连续示波心电监测是最常使用的术中监测之一，除了能显示心律失常外，还能用于心电观察，及时发现和诊断致命的心律失常，指导临床抗心律失常的治疗；发现异常心电变化，提示可能的心肌缺血、电解质异常等，及时处理。12导联的心电图记录与术中的心电监测相比，能提供更多的信息，是诊断心律失常的金标准，与术中血流动力学监测相互映衬，因此意义更加重大。Liwen术式治疗肥厚型心肌病，为了保护心内膜下传导束，消融过程中还需要控制消融边界以保持与左右侧心内膜的安全距离，从而避免损伤传导束，造成术中心律失常的发生。

在Liwen术式中心电图监测的意义有：①监测术中心律失常的情况；②监测术中ST段的变化并协助判断消融时心肌缺血或损伤的情况；③术中进针及消融时监测心电变化；④评价临时起搏器的功能；⑤协助判断消融能量及范围是否过大。

二、术中可能出现的心律失常及对血流动力学的影响

1.室性期前收缩　射频针或射频能量对心肌的刺激造成心室异位节律点兴奋性增高或形成折返激动所致。主要表现为：提早出现的QRS-T波群增宽变形，QRS时限常＞0.12秒，T波方向多与主波方向相反；有完全性代偿间歇（图2-8-8）。其对血流动力学

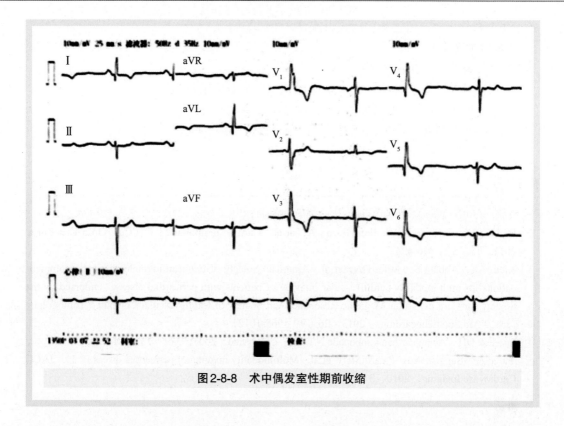

图2-8-8   术中偶发室性期前收缩

的影响取决于室性期前收缩的联律间期,二、三联律时易造成心搏量和充盈量明显下降,室性期前收缩后心搏量和充盈量代偿不足、血压一过性下降。

2.室性自主节律/室性心动过速   心电图特征包括:QRS波形呈室性波形,增宽而变形,QRS时限>0.12秒,常有继发性ST-T改变,心律基本匀齐,房室收缩顺序异常,心室收缩顺序异常多变,心肌收缩力降低。加速性室性自主节律在术中较常见,前200例术中发生率为22.5%,可能系消融能量刺激增加心室肌自律性所致,若血流动力学稳定可继续消融,通常可在消融区域心肌彻底坏死后消失。如室性心率过快(>100次/分)常伴有心排血量降低,此时需暂停消融观察,必要时加用利多卡因或胺碘酮予以控制。图2-8-9为术中出现加速性室性自主节律,血流动力学稳定,继续消融后逐渐恢复窦性心律。

3.心室颤动   术中十分罕见,其心电图特征为QRS-T波群完全消失,出现大小不等、极不匀齐的低小波;频率达200～500次/分。心室颤动或心室扑动属无效的频率收缩,心排血量基本终止,此时需停止消融并立即心肺复苏。图2-8-10为一例Liwen术式术中出现的心室颤动,电复律后恢复窦性心律。恢复窦性心律后继续行射频消融治疗至顺利结束,患者预后良好,流出道梗阻完全解除。

4.房性期前收缩   其心电图特征为:P′波较预期P波提前出现,其形态可为直立、双向、倒置、高尖等;跟随于P′之后的QRS波群通常为正常;房性期前收缩前后的代偿间歇不完全;P′R间期可正常、缩短或延长,通常对血流动力学无明显影响。

5.心房颤动   其心电图特征为:各导联无正常P波,代之以大小不等形状各异的f

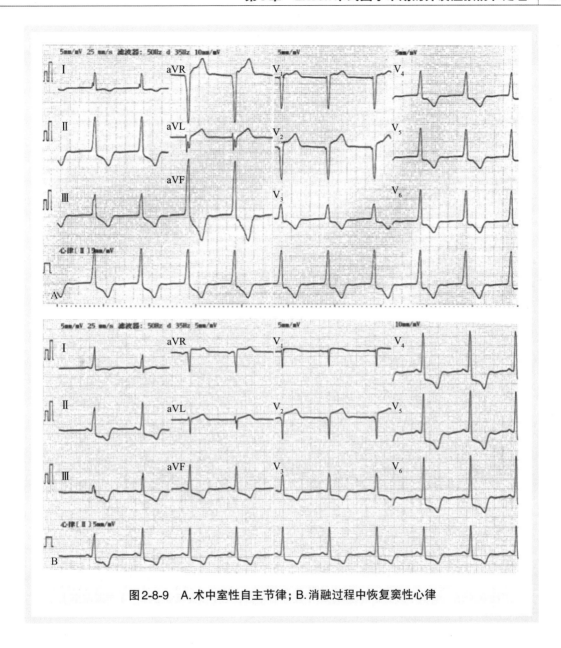

图2-8-9　A.术中室性自主节律；B.消融过程中恢复窦性心律

波，尤以V$_1$导联为最明显，心房f波的频率为350～600次/分，心室律绝对不规则，快慢不一，无传导阻滞时QRS波一般不增宽。如果心房颤动平均心室率超过150次/分，心排血量可下降20%～40%。心房颤动一般不作为Liwen术式的手术禁忌证，心房颤动患者在有效抗凝及控制心室率（80次/分以下）时通常不影响手术进行。术前需排查心房及左心耳血栓。

6.完全性右束支传导阻滞（RBBB）　其心电图表现为：QRS时间增宽＞120毫秒（4～16岁儿童QRS间期＞100毫秒）；V$_1$或V$_2$导联呈rsr′、rsR′或rSR′型，R′或r′波通常宽于前面的r波；I或V$_6$导联呈qRS型或RS型，S波宽阔；V$_1$、V$_2$导联ST-T方向与主波方向相反。该类心律失常通常不产生明显的血流动力学障碍。Liwen术式治疗HCM

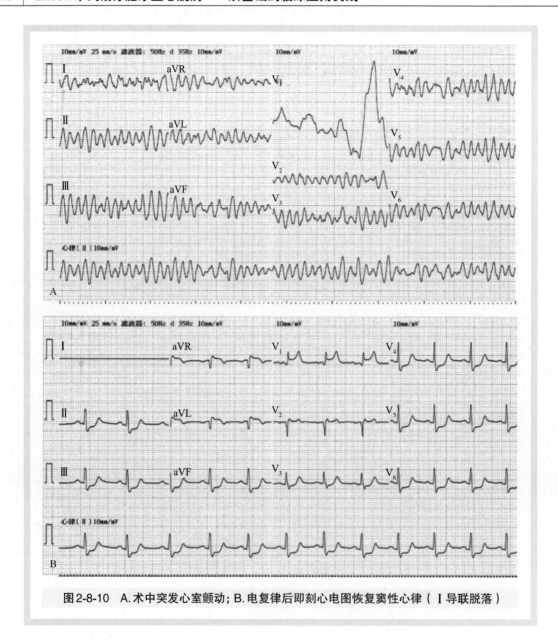

图2-8-10 A.术中突发心室颤动；B.电复律后即刻心电图恢复窦性心律（Ⅰ导联脱落）

时，为保证心内膜下传导束不受损伤，消融区域通常距离左右室内膜面3mm以上，通常不易出现传导阻滞，同时实时12导联心电图也提供了有效监测，当出现传导阻滞图形时应立即停止消融，降低消融功率或调整射频针位置。图2-8-11为术中出现一过性完全性右束支传导阻滞，调整消融位置后恢复。

7.完全性左束支传导阻滞（LBBB） QRS波群的时限≥120毫秒（4～16岁儿童QRS间期>100毫秒）；QRS波群的形态的改变：Ⅰ、aVL、V$_5$和V$_6$导联呈宽大、平顶或有切迹的R波（R波时限通常大于60毫秒）；有时在排除心肌病变的前提下Ⅰ、V$_5$、V$_6$导联并不出现q波，aVL导联可见窄的q波；V$_1$、V$_2$呈宽大、较深的S波，呈现QS或rS波；Ⅱ、Ⅲ、aVF与V$_1$相似；继发ST-T波改变，凡QRS波群向上的导联（如Ⅰ、

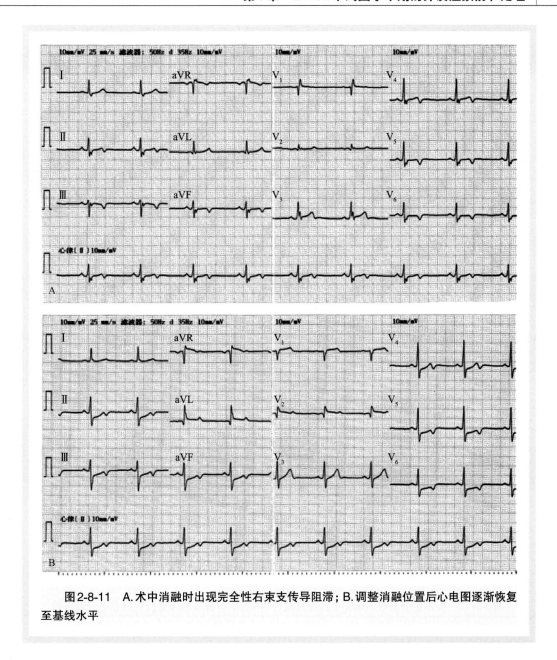

图2-8-11 A.术中消融时出现完全性右束支传导阻滞；B.调整消融位置后心电图逐渐恢复至基线水平

aVL、V₅等）ST段下降，T波倒置。在QRS波群主波向下的导联（如Ⅱ、aVR、V₁等）ST段抬高、T波直立。图2-8-12为术中出现一过性完全性左束支传导阻滞，暂停消融数分钟后恢复，继续低能量启动消融后未再出现。

8.房室传导阻滞（AVB） 共分为3度。一度房室传导阻滞心电图特征：PR间期持续延长（＞0.2秒），每个P波后规律出现QRS波群。二度Ⅰ型房室传导阻滞心电图特征：莫氏Ⅰ型房室传导阻滞，表现为P波规律地出现，PR间期逐渐延长，直至一个P波后漏脱一个QRS波群。Ⅰ型多为功能性或损害局限房室结或房室束的近端，预后较好。二度Ⅱ型房室传导阻滞心电图特征：莫氏Ⅱ型房室传导阻滞，表现为PR间期恒定（正

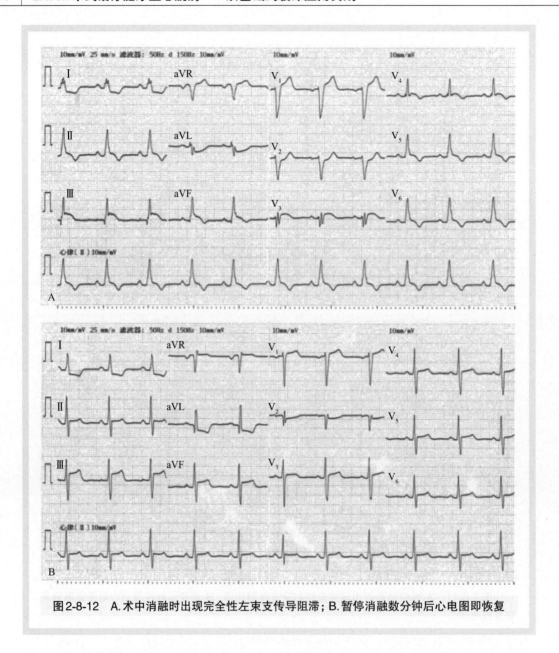

图2-8-12　A.术中消融时出现完全性左束支传导阻滞；B.暂停消融数分钟后心电图即恢复

常或延长），部分P波后无QRS波群。Ⅱ型多属器质性损害，病变大多位于房室束远端或束支部分，易发展为完全性房室传导阻滞，预后差。三度房室传导阻滞心电图特征：P波与QRS波毫无相关性，各保持自身的节律；房率常高于室率。一度、二度Ⅰ型影响较小，二度Ⅱ型取决于房室传导比率，呈（2～3）：1传导，心率较慢，影响较大。三度取决于逸搏心率的频率和部位，慢和低直接影响血流动力学，严格地讲，有三度房室传导阻滞的手术患者，心率通常小于50次/分，需要安置起搏器。Liwen术式治疗HCM为保证房室交界区不受损伤，消融区域要求距离主动脉瓣5mm以上，通常不易出现传导阻滞，同时实时12导联心电图也提供了有效监测，Liwen术式目前尚未出现过永久房室传导阻滞。

三、手术中可能出现的心律失常的预防与处理

1.如出现偶发期前收缩、室性自主节律或短阵心动过速，血流动力学稳定的情况下可继续消融，并在消融过程中严密监测生命体征，血压不稳定时可暂停消融观察；如出现恶性心律失常如血流动力异常的快速持续性室性心动过速甚至心室颤动，应立即停止消融，待生命体征平稳后评估是否继续手术。

2.纠正心律失常的其他诱发因素：如麻醉深度，缺氧和二氧化碳蓄积，手术刺激，水、电解质及酸碱失衡，低体温，疼痛，血流动力学不稳定等。

3.治疗心律失常的同时应注意可能引起的副作用。

4.在麻醉诱导或进行区域阻滞前就应给患者进行ECG监测，以便麻醉医生在麻醉过程中能观察到所有的ECG变化。

（刘　兵　周梦垚）

参考文献

［1］纪托，陈海莲，武凌宁，等．先天性心脏病介入治疗术相关心律失常的分析中国介入心脏病学杂志，2016，24（3）：142-144.

［2］王怀斌，甄文俊，马玉健，等．开胸手术后心律失常分析［J］．实用医学杂志，2002，18（11）：1192-1193.

［3］张天斌，李树强．围手术期心律失常治疗方法［J］．山西医药杂志，2013，42（13）：778-779.

［4］Bogres MF，Spohn PK，et al. Arrhythmia/ischemia management during minimally invasive cardiac operation［J］. Ann Thorac Surg，1997 Sep，64（3）：843-844.

［5］Jennifer Marye Burris，Anuradha Subramanian，et al. Perioperative atrial arrhythmias in noncardiathoracic patients：a review of risk factors and treatment strategies in the veteran population［J］. The American Journal of Surgery，2010，200：601-605.

［6］Kotake T. Hemodynamic studies of arrhythmia　after mitral valve operation -observation of the stroke volume by impedance cardiography author's transl［J］. Zasshi. 1980，28（8）：1249-1263.

第四节　自杀性二尖瓣

一、概述

各种原因导致循环血量锐减、循环阻力相对减低和（或）左心室收缩功能亢进，引起主动脉压减低和（或）收缩期左心室内压急剧升高，二尖瓣瓣叶和（或）腱索、乳头肌瞬间出现全收缩期前向运动且贴紧室间隔左心室面、全心动周期瓣叶无明显动度，导致左心室流出道极重度梗阻、左心室每搏量减低、二尖瓣出现大量反流，血压急剧下降，命名为"自杀性二尖瓣"。"自杀性二尖瓣"是一种相对少见的并发症，一旦发生可导致血压降低、肺水肿、室性心动过速、心室颤动等严重并发症，救治难度较大，因此预防其发生是关键。

二、主要原因

1.外周循环容量不足　肥厚型心肌病患者因左心室心肌肥厚、左心室腔变小、左心室流出道梗阻等，导致每搏量减低、组织灌注不足，因此肥厚型心肌病患者易发生外周低容量血症。此部分患者术前、术后禁食水导致入量不足、术中麻醉引起的血管扩张、围手术期应用利尿剂等可进一步导致外周循环容量不足的发生，致使血压降低。外周循环容量不足，致使左心室流出道及主动脉形成相对负压，使二尖瓣瓣叶及腱索收缩期被血流推入左心室流出道，引起"自杀性二尖瓣"。因此围手术期需维持足够的外周循环容量，且需应用利尿剂时，应谨慎利尿。

2.循环阻力相对减低　术中麻醉或围手术期应用扩血管药物可引起循环阻力相对减低，血压下降，严重时可导致左心室流出道及主动脉形成相对负压，吸引二尖瓣瓣叶及腱索收缩期前向运动贴紧室间隔，导致"自杀性二尖瓣"的发生。因此扩血管药物为梗阻性肥厚型心肌病患者的禁忌用药。

3.左心室收缩功能亢进　强心苷类和非苷类（包括磷酸二酯酶抑制剂、钙敏化剂、β受体激动药等）等正性肌力药物，可使左心室收缩功能亢进、心率加快，左心室流出道梗阻加重，严重时可发生"自杀性二尖瓣"。因此正性肌力药物是梗阻性肥厚型心肌病患者的禁忌用药。

三、临床表现

1.症状　胸闷、咳嗽、呼吸困难，严重时面色苍白、冷汗，甚至发生晕厥。

2.体征　呼吸急速、血压降低。严重时涌出大量粉红色泡沫痰，全身麻醉患者可表现为呼吸道阻力增加和发绀，经气管导管喷出大量粉红色泡沫痰。

3.辅助检查　①超声心动图：二尖瓣瓣叶和（或）腱索全收缩期前向运动且贴紧室间隔，全心动周期瓣叶无明显动度，导致二尖瓣叶不能对合而出现反流通道，在收缩中晚期出现后向的二尖瓣高速反流，而此时左心室流出道极重度梗阻，几乎无血流通过，因此左心室流出道流速正常，甚至较低；二尖瓣大量反流，严重时导致急性肺水肿的发生（图2-8-13）。②血压监测：血压急剧降低，严重时无创血压计无法测出外周动脉

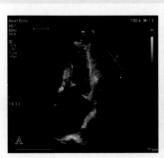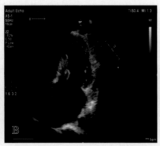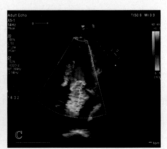

图2-8-13　自杀性二尖瓣

A.收缩早期二尖瓣前瓣体贴近室间隔；B.收缩晚期二尖瓣瓣尖及瓣体贴近室间隔；C.全收缩期大量二尖瓣反流

血压。

四、治疗原则

1. 快速判别原因，进行对症治疗：如若为外周循环容量不足、中心静脉压（CVP）减低，引起血压降低，发生"自杀性二尖瓣"，则应积极扩容，同时推注血管收缩剂（本中心较常应用的血管收缩剂为去甲肾上腺素），且以较大剂量泵注，以升高血压；若为心率加快，左心室舒张储备不足，每搏量减低，引发"自杀性二尖瓣"，则应积极控制心室率，同时予以升压、扩容、营养心肌等治疗。

2. 自杀二尖瓣易导致肺水肿，判断是否存在肺水肿并给予相应治疗，若需使用利尿药改善症状，则应谨慎利尿。

五、预防Liwen术式围手术期发生"自杀性二尖瓣"的管理经验

Liwen术式围手术期维持患者生命体征平稳及内环境的稳定，对于手术的成功至关重要。其重点主要包括维持患者心肌收缩功能、维持体内容量及维持或增加血管阻力等。

1. 控制心率 术后患者应尽早使用β受体阻滞剂，控制心率低于80次/分，55～65次/分为理想状态。可将运动负荷试验中左心室流出道压差随心率变化的具体情况作为指导。

2. 维持适量的前负荷 为保持适当的前负荷，静脉输液可以在全身麻醉诱导前数小时开始，避免快速输液。通常需要输注500～1000ml液体，必要时也可输注适量胶体。同时应术中实时监测中心静脉压（CVP，正常值：8～12cmH$_2$O），使其保持在正常水平，直到术后生命体征稳定。

3. 维持或增加后负荷 后负荷压力过低，可加重左心室流出道梗阻，因此围手术期需维持或增加后负荷压力。建议术中及术后持续泵注小剂量血管收缩剂（非正性肌力药）以更好地维持全身血管阻力，维持或增加后负荷。

4. 慎用正性肌力、血管扩张和利尿剂 正性肌力药物增加心脏收缩力，增加心脏做功和耗氧，HOCM的患者应避免使用此类药物，以免加重左心室流出道梗阻；血管扩张药物可使循环阻力相对减低、血压下降，严重时可导致左心室流出道及主动脉形成相对负压，吸引二尖瓣瓣叶及腱索收缩期前向运动贴紧室间隔，导致"自杀性二尖瓣"，因此静息时或刺激后左心室流出道梗阻的患者应避免使用动静脉扩张剂，包括硝酸盐类药物和磷酸二酯酶抑制剂；HOCM患者大多呈全身血容量不足的状态，围手术期基本保持液体出入平衡或轻度入超状态，故一般不用利尿剂，以免容量难以维持。当患者合并充血的症状和（或）体征时，需谨慎使用利尿剂改善患者症状，使用后需密切监测，不可大剂量或过于积极使用利尿剂，避免诱发或加重左心室流出道梗阻。

（刘丽文 李 静）

参考文献

[1] David A. Baran, Cindy L. Grines, Steven Bailey, et al. SCAI clinical expert consensus statement on the classification of cardiogenic shock. This document was endorsed by the American College of Cardiology

（ACC），the American Heart Association（AHA），the Society of Critical Care Medicine（SCCM），and the Society of Thoracic Surgeons（STS）in April 2019［J］. Catheter Cardiovasc Interv，2019，94（1）：29-37.

［2］Levy B，Bastien O，Karim B，et al. Experts' recommendations for the management of adult patients with cardiogenic shock［J］. Ann Intensive Care，2015，5（1）：52.

［3］Sean van Diepen，Jason N. Katz，Nancy M. Albert，et al. Contemporary Management of Cardiogenic Shock A Scientific Statement From the American Heart Association［J］. Circulation，2017，136（16）：e232-e268.

第五节　室间隔假性动脉瘤

一、概述

室间隔假性动脉瘤（interventricular septal pseudoaneurysm，IVSP）指室间隔内冠状血管被撕裂或刺破，血液自此破口流出而被血管邻近的室间隔心肌组织包裹而形成血肿，冠状血管搏动的持续冲击力使血管破口与血肿相通（图2-8-14）。IVSP是Liwen术式较少见的并发症，西京医院肥厚型心肌病诊治中心300例患者中有4例发生IVSP，发生率为1.3%，其发生机制为Liwen术式室间隔内进针及穿刺过程中可能伤及室间隔内冠状动脉间隔支，导致IVSP的发生。室间隔假性动脉瘤的临床转归两种：①血管破口较小，在心肌收缩力的作用下自行闭合，周围血肿被人体机化、吸收；②冠状动脉间隔支血管持续出血，IVSP不断呈张力性扩大，若不及时处理，IVSP可破裂，导致室间隔夹层或室间隔穿孔。一旦发生室间隔穿孔，死亡率极高，救治难度较大，因此预防其发生是关键。

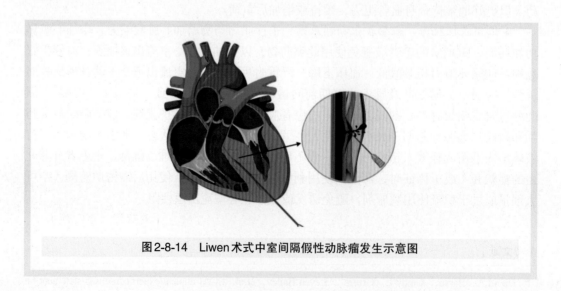

图2-8-14　Liwen术式中室间隔假性动脉瘤发生示意图

二、临床表现

IVSP发生时可伴有心律失常。而IVSP破裂导致室间隔夹层或室间隔穿孔的患者可出现心动过速、呼吸急促、呼吸困难、血压下降、尿量减少、扩容反应差、极度烦躁、面色苍白或发绀等临床症状。心脏听诊可于胸骨左缘第3～5肋间闻及全收缩期杂音，并可触及颤动。

三、影像学表现

1.超声心动图　如图2-8-15显示室间隔内形成近圆形或椭圆形低回声区。若存在持续性出血，彩色多普勒可显示血流信号进入室间隔囊腔内。

2.超声心动图心肌造影（MCE）　超声心动图监测发现IVSP时，建议行术中、术后即刻及术后长期随访MCE，观察有无造影剂填充进入血肿内，辅助判断有无间隔支活动性出血（图2-8-16）。

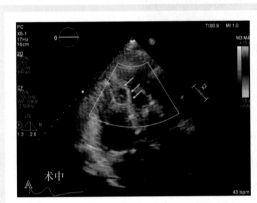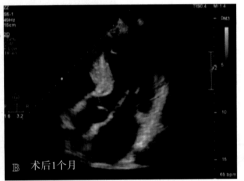

图2-8-15　超声心动图显示IVSP

A.术中超声心动图：箭头所示为IVSP闭合后室间隔血肿，内无彩色血流信号；B.术后1个月可见血肿机化吸收

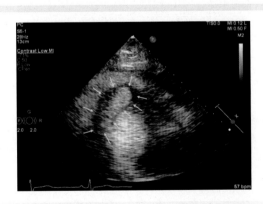

图2-8-16　MCE显示IVSP

患者术后1年行MCE检查，箭头所示区域可见造影剂填充进入IVSP内

3. CTA　CTA除了可检测术后消融范围、冠状动脉间隔支外，对IVSP也有一定的诊断价值。术中发生IVSP的患者，可尽早行CTA检查，辅助判断IVSP的范围及大小（图2-8-17）。

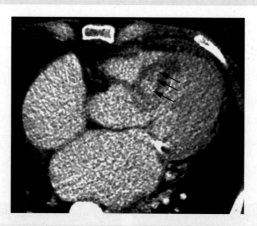

图2-8-17　CTA显示IVSP

患者术后1周行CTA检查，箭头所示区域可见造影剂填充进入IVSP内

4.冠状动脉造影（CAG）　CAG是IVSP的一种有创性检查方式，可作为超声心动图、CT等不能确诊患者的一种补充检查方式。CAG可准确监测IVSP的大小及范围（图2-8-18）。

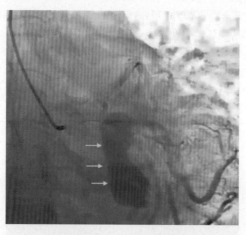

图2-8-18　CAG显示IVSP

患者术后1年行CAG检查，箭头所示区域可见造影剂填充进入IVSP内

四、治疗原则

围手术期动态监测IVSP位置、大小及是否存在活动性出血，对于IVSP治疗原则有重要的指导作用。

1. 动态监测过程中IVSP范围及大小无明显变化且超声心肌造影、CTA示血肿内无造影剂进入，则可在密切监测血肿范围、大小及内部回声基础上，定期随访观察。

2. 动态监测过程中IVSP范围明显扩大且心肌造影、CTA示血肿内有造影剂进入，IVSP呈张力性扩充，有发生破裂的可能，则需要积极治疗。治疗方法包括凝血酶治疗、间隔支动脉栓堵术（动脉弹簧圈栓塞术）等。

五、预防IVSP发生、扩大甚至破裂的管理经验

Liwen术式避免IVSP发生、持续性扩大甚至破裂，对于手术的成功至关重要。首先，避免损伤冠状动脉间隔支是预防IVSP发生的关键，心肌内射频针操作应当娴熟且轻柔；其次，若穿刺过程刺破冠状动脉间隔支发生IVSP，其管理重点包括积极闭合出血血管、控制血压、严密监测及积极干预治疗等。

1. 避免损伤冠状动脉间隔支 为避免损伤室间隔内血管，进针及转针道过程中手法应娴熟而轻柔，避免在心肌内反复进出而增加刺破血管的风险。尤其对于室间隔轻度肥厚且手术操作难度高的患者，建议在有经验的医学中心行Liwen术式治疗。

2. 积极闭合出血血管 术中监测到IVSP时，应采取措施，预防性闭合出血血管。主要措施包括射频消融血肿区以闭合出血冠状动脉间隔支。

3. 控制血压 对于IVSP合并高血压的患者，应积极控制血压，避免因后负荷过高而引起血肿难以闭合且不断扩大。

4. 严密监测 建立并发症监测表，每消融完一针，均应监测观察且记录是否发生IVSP，做到IVSP早发现、早处理；若发现IVSP，则应及早行MCE和（或）CTA，判断是否有活动性出血。不论有无活动性出血，均应严密监测IVSP范围、大小及内部回声。

5. 积极干预治疗 若IVSP不断扩大，建议行CAG以准确判断IVSP范围及位置，必要时行凝血酶治疗或动脉弹簧圈栓塞术，避免发生IVSP破裂。

（李　静）

参考文献

[1] 于波，侯静波，杨爽. 凝血酶治疗室间隔假性动脉瘤1例［J］. 心肺血管病杂志，2010，1（29）：58-59.

[2] Natalie Behrle，Peter Dyke，Abdallah Dalabih. Interventricular Septal Pseudoaneurysm After Blunt Chest Trauma in a 6 Year Old：An Illustrative Case and Review［J］. Pediatr Emer Care，2018，34（2）：e39-e40.

[3] S Pilar Agudo-Quilez，Eduardo Pozo，Amparo Benedicto，et al. Atrioventricular Septum Pseudoaneurysm As Late Complication After Repeated Mitral Valve Replacement［J］. Ann Thorac Surg，2017，103：e55-56.

第9章 Liwen RF射频消融系统及配件

在充分理解和掌握肥厚型心肌病基础理论知识与Liwen术式标准化流程的基础上，了解Liwen术式射频消融基本原理，熟练Liwen术式射频消融系统及其配件的安装与使用，是安全有效开展Liwen术式的前提，更是开展Liwen术式相关专业技术人员的基本功之一。

第一节 Liwen RF射频消融系统

Liwen术式治疗肥厚型心肌病是超声引导下经皮心肌内室间隔射频消融术，因此采用安全而高效的水冷循环射频消融系统。该类系统在开展射频消融的过程中，需要同时启动水冷循环。此时电极针尖端的传感器实时监测电极尖端的电流、功率、阻抗及温度参数，并通过这些参数对设备输出性能进行实时反馈调节，以确保仪器性能完好，工作状态可靠。当出现异常时，系统会监测到异常的治疗参数，采取声音警报或直接停机的方式提示非正常的工作状态，起到对仪器设备和患者安全保护的作用。

带有水冷循环的射频消融系统在临床上已广泛应用于实质脏器（如肝脏、甲状腺、子宫等）肿瘤的微创治疗。而将此类系统直接用于Liwen术式，存在适应证不符的问题。同时，该类系统也未针对心脏器官开展相应的算法优化，系统参数对于心脏消融不完全适用，同时此类系统配套的射频电极针多为裸露长度固定的电极，无法实现精准消融，更不具备心肌活检功能。

为此，西京医院肥厚型心肌病诊治中心联合杭州诺诚医疗器械有限公司，共同设计研发全球首款专用于心脏的射频消融系统——Liwen RF射频消融系统。该系统具备以下优势。①功能强大：集射频消融、心肌活检、注射置入等多种功能于一体；②变频消融：消融电极长度10～30mm连续可调；③微创活检：基于Liwen术式微创获取室间隔、游离壁等各处心肌样本；④路径简便：一次穿刺路径可完成射频消融、心肌活检、注射置入等复杂操作；⑤水冷循环：有效防止组织炭化并最大化消融。

Liwen RF射频消融系统包括射频消融主机、系统泵、穿刺针、可调式射频消融电极针、心肌活检针等部分组成。系统主要性能参数如表2-9-1所示。

表2-9-1　射频消融系统的主要性能指标

尺寸	射频消融主机：375mm×300mm×275mm
	系统泵：175mm×220mm×160mm
重量	射频消融主机：20kg
	系统泵：5kg
射频频率	480kHz
射频功率	0～100W
工作模式	阻抗模式
温度监测范围	10～99℃
阻抗监测范围	25～300Ω
时间控制范围	0～30分钟
水泵流量	连接电极针时，不少于60ml/min

以下详细介绍一下Liwen RF射频消融系统的主要组成部件。

一、Liwen RF射频消融主机

Liwen RF射频消融主机如图2-9-1所示，必须与Liwen RF射频消融系统泵、电极配套使用。

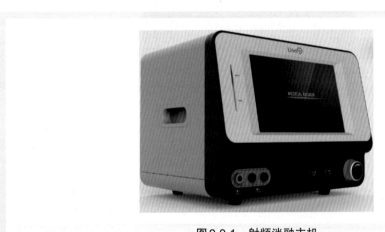

图2-9-1　射频消融主机

主机前面板如图2-9-2所示，可见显示屏、指示灯、电极针接口、负极板连接线接口、启动/暂停按钮、停止按钮、功率调节旋钮，主机启动后屏幕可显示当前射频消融参数数值或曲线。

主机后面板如图2-9-3所示，可见电源接口、通讯接口、电位均衡端子，以及散热口与相关设备标识。

主机的参数设定、实时参数显示，均通过触摸显示屏完成。通过程序界面底部的菜单栏，可以选择进行以下操作或显示。

1.连接：如图2-9-4所示，显示射频消融系统的基本连接方式。

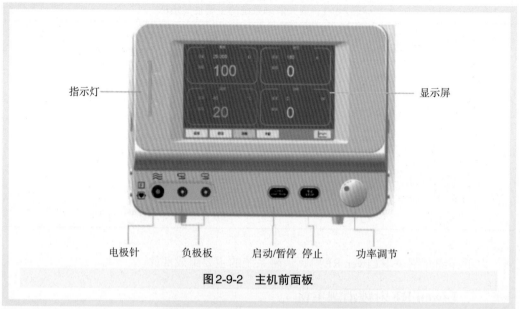

指示灯

显示屏

电极针　负极板　　启动/暂停 停止　功率调节

图2-9-2　主机前面板

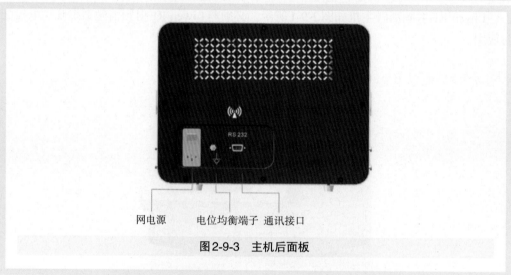

网电源　　　电位均衡端子 通讯接口

图2-9-3　主机后面板

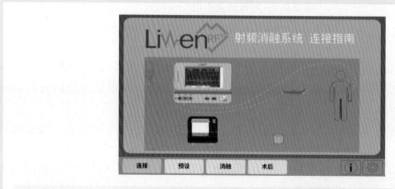

图2-9-4　射频消融系统连接指南

2.预设：如图2-9-5所示，设置消融时间、功率，以及阻抗和温度的限制范围，同时可以将术者常用的参数设置进行保存形成程序，以备下次直接调用。

3.消融：启动消融后，消融界面可实时显示阻抗、时间、温度、功率参数，可通过右下角切换按钮点击切换数值显示或曲线显示，如图2-9-6所示。同时，启动消融后，还可以通过主面板上的功率调节旋钮，设置实时消融功率。

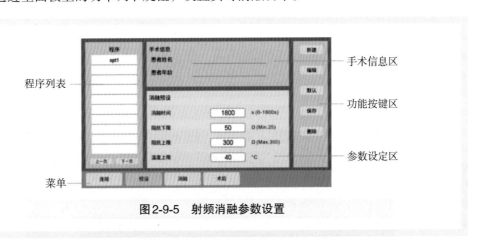

图2-9-5　射频消融参数设置

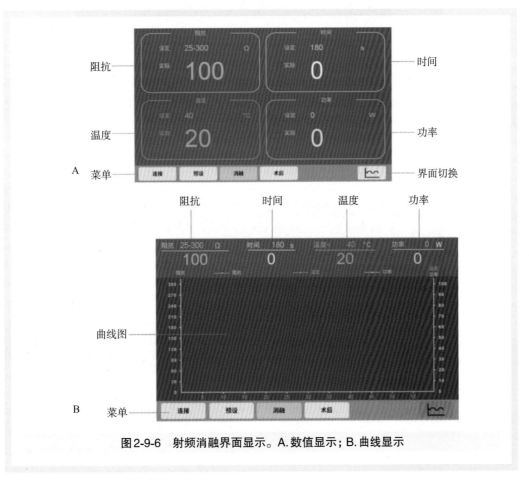

图2-9-6　射频消融界面显示。A.数值显示；B.曲线显示

4.术后。如图2-9-7所示，显示Liwen术式射频消融的参数统计相关信息。

5.⊡表示设备信息。点击可查看该设备相关信息，包括设备名称、规格型号、序列号、生产日期及警告等，如图2-9-8所示。

6.⚙表示系统设置。点击可进入系统设置界面，对系统语言、日期、时间、屏幕亮度等进行设置，如图2-9-9所示。

主机前面板配备有1个射频消融电极针接口、2个负极板连接线接口，请依图2-9-10所示进行连接。电极针接口为推拉自锁式连接接口，插入时对准键槽，听到"咔"一声即连接完毕；断开时，向里推动连接器外壳，然后拔出即可。负极板连接线接口为安全护套式香蕉插头，对准接口插入即可；断开时，稍微用力即可拔出。

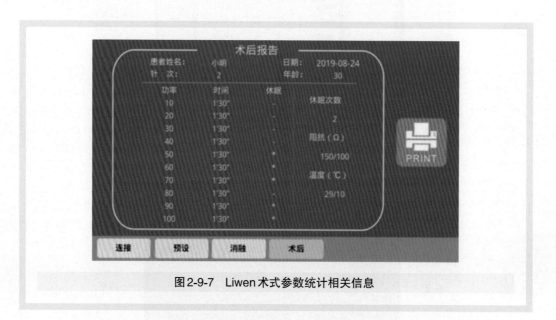

图2-9-7　Liwen术式参数统计相关信息

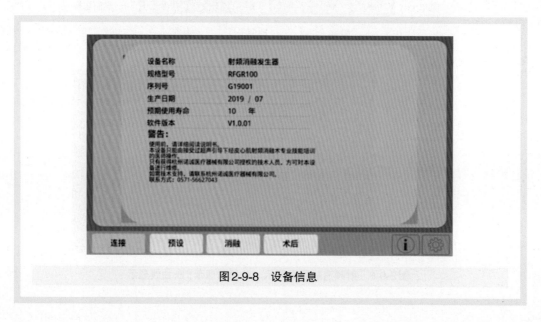

图2-9-8　设备信息

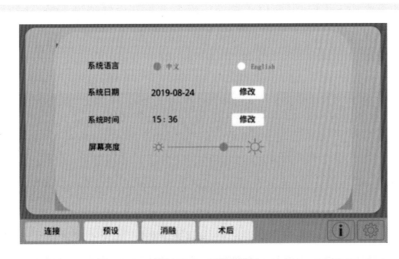

图2-9-9　系统设置

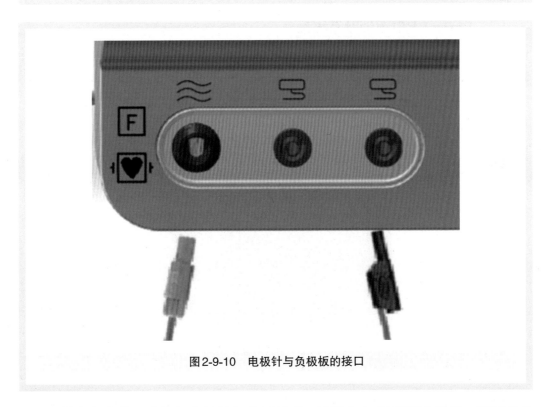

图2-9-10　电极针与负极板的接口

当设定好参数，连接好电极针与负极板后，按下【启动/暂停】按钮，即可启动消融。如图2-9-11所示，消融开始后，通过功率调节旋钮，可设置输出功率。顺时针方向，功率增大；逆时针方向，功率减小。显示屏消融界面中可以实时显示当前功率大小。消融过程中，再次按下【启动/暂停】按钮，可暂停消融，此时原有消融参数、时间等均保留。如再次按下【启动/暂停】按钮，设备将继续以原有消融参数进行消融，时间也继续计时。当按下【停止】按钮，将终止消融，原有消融参数、时间等将重置。如再次按下【启动/暂停】按钮，设备需重新设置消融参数，同时也将重新计时。

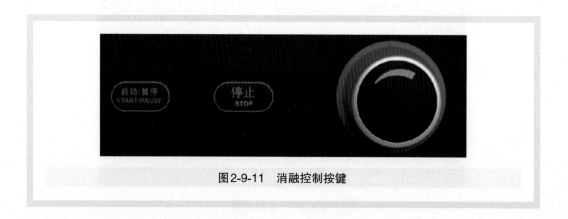

图2-9-11　消融控制按键

二、Liwen RF 射频消融系统泵

Liwen RF射频消融系统泵如图2-9-12所示，需要另外单独供电。必须与Liwen RF射频消融主机、电极配套使用。

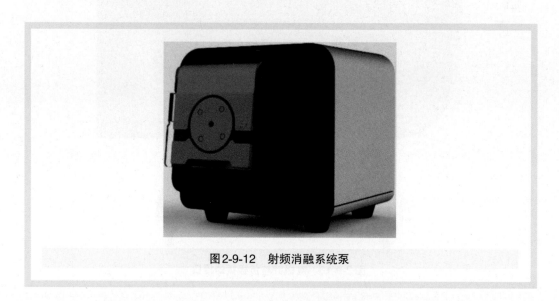

图2-9-12　射频消融系统泵

系统泵的前面板为泵及开关，后面板为电源插座，如图2-9-13所示。

水泵上有保护盖，掀开保护盖，可见转子及箭头指示，箭头所指方向表示水流方向，即自右向左。请依图2-9-14所示安装蓝色入水管，确保蓝色入水管上黄色橡胶制泵管标记的白色箭头方向，与水泵上的箭头方向一致。合上保护盖，启动开关，水泵将启动工作，转子将按顺时针方向转动。此时，再次打开保护盖，水泵将被强制停转，再次合上保护盖，水泵可恢复运转。

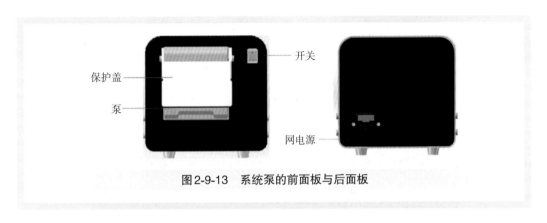

图2-9-13　系统泵的前面板与后面板

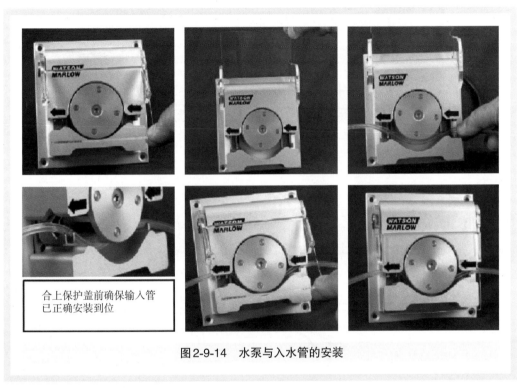

合上保护盖前确保输入管
已正确安装到位

图2-9-14　水泵与入水管的安装

三、Liwen RF射频消融电极

Liwen RF射频消融电极如图2-9-15所示，必须与Liwen RF射频消融主机、系统泵配套使用。

电极内包括：①同轴穿刺针（无菌）1支；②电极针（无菌）1支；③蓝色入水管（无菌）1根；④无色出水管（无菌）1根；⑤负极板连接线（非无菌）2根；⑥定位件（无菌）1个，如图2-9-16所示。

电极针配备有3种型号与规格，如表2-9-2所示。选择电极针之前，应根据患者的基本情况（如身高、体重等），通过医学影像学检查（如超声心动图）对目标部位（如室间隔）进行评估，并制订适当的手术方案，最终决定选择合适的电极针长度。

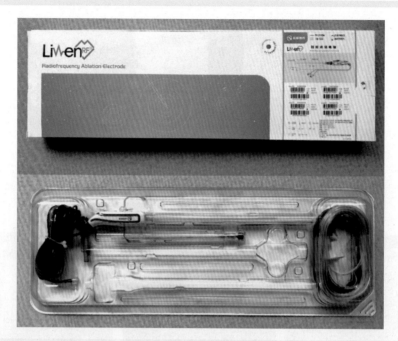

图2-9-15 射频消融电极

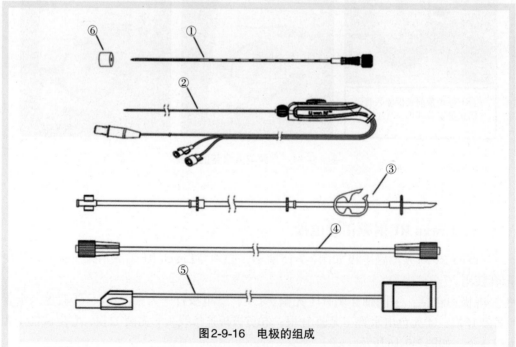

图2-9-16 电极的组成

①同轴穿刺针（无菌）；②电极针（无菌）；③蓝色入水管（无菌）；④无色出水管（无菌）；⑤负极板连接线（非无菌）；⑥定位件（无菌）

表2-9-2　电极针的型号与规格

型号	穿刺针规格	电极针规格	长度（cm）	裸露段（mm）
RFET01A	17G	18G	12	10～30
RFET02A	17G	18G	15	10～30
RFET03A	17G	18G	18	10～30

不论何种型号与规格的电极针，其裸露电极长度均可在10～30mm任意调节，电极裸露越长，消融区域长度越长，宽度也越宽。因此，在射频消融中，需在超声心电图的实时监测下，根据心肌的肥厚程度和期望消融的范围，来调节电极针的裸露电极长度。

电极内不含负极板，需另配。负极板的品牌和型号不限，但必须选择符合相关国家标准要求并批准上市，且与负极板连接线兼容的负极板。每套电极应选择并粘贴两片负极板，且每片负极板的面积不小于120cm^2。负极板的面积过小、接触不良或使用不当等，可能导致患者皮肤的热灼伤。

四、Liwen RF心肌活检针

Liwen RF心肌活检针如图2-9-17所示，必须与Liwen RF射频消融电极配套进行心肌活检，同时可单独用于经皮穿刺下实质性脏器或肿瘤的细胞学活检或其他软组织活检。

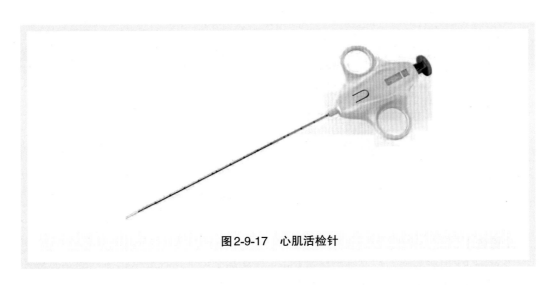

图2-9-17　心肌活检针

心肌活检针由活检针与引导针组成，如图2-9-18所示。活检针包括内针、外针、主体、外壳、针基、保险销及护套等结构，可单独使用进行一次活检，或与引导针配套使用，实现一次穿刺，不同位置，多次活检。

心肌活检针配备有3种型号与规格，如表2-9-3所示。

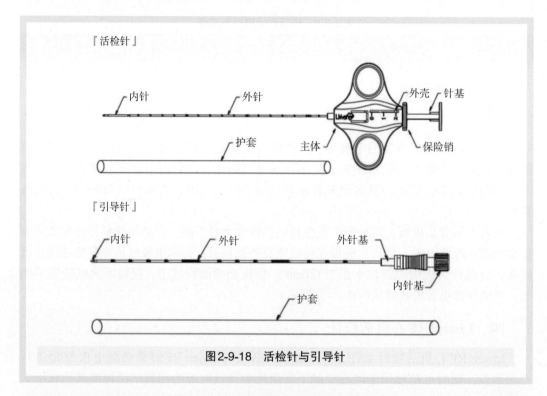

图2-9-18　活检针与引导针

表2-9-3　心肌活检针的型号与规格

型号	活检针		引导针	
	规格	长度（mm）	规格	长度（mm）
BN-OCR-1/18175	18G	175	17G	120
BN-OCR-1/18205	18G	205	17G	150
BN-OCR-1/18235	18G	235	17G	180

（刘丽文　胡　芮）

第二节　Liwen RF射频消融系统的操作说明

【警告】

Liwen RF射频消融系统必须由经过Liwen术式相关专业培训并考核通过的专业技术人员操作，必须在设备齐全的心脏外科手术室或心脏介入手术室内使用。

Liwen RF射频消融主机、系统泵、电极等必须配套使用，切勿尝试与其他品牌或型号的射频消融配件或器械混合使用，以免对患者、术者或设备造成不同程度的损害。

心肌活检针可视临床实际需求，考虑配套使用，也可不使用。

【操作】

Liwen RF射频消融系统应遵循以下操作流程。

1.连接电源。

2.打开射频消融主机电源开关。

3.进入射频消融主机预设界面，设置相关参数。

4.术前应进行充分的医学影像学评估，制订手术方案，并选择合适的电极。

5.连接12导联心电图机，实时监测患者心电变化。

6.连接射频消融电极相关组件，包括系统泵的连接。

7.打开系统泵面板开关，观察水冷循环系统工作状况：确认水流方向正确，检查是否有管路泄漏，出水管水流是否正常，检查启动时温度显示是否在20℃以下。

8.在超声心动图引导下，将同轴穿刺针进入心脏目标部位，确保位置合适，可先将穿刺针内针替换为活检针进行心肌活检，或直接替换电极针进行射频消融。

9.进入射频消融主机消融界面。

10.按下射频消融主机启动/暂停按钮，启动射频消融。

11.通过功率调节旋钮调整（顺时针）射频功率输出至预设值。

12.消融达到预定时间后，自行停止射频消融。

13.将电极针替换为穿刺针内针，调整穿刺位置或针道后，再替换回电极针，重复9～12步，可实现再次消融。

14.必要时可再次将电极针替换为活检针，进行心肌活检。

15.超声心动图及超声造影检查评估射频消融效果，如满意则撤出射频消融电极针。

上述部分操作流程将在后文详细说明。

（一）开机前准备

将射频消融主机和系统泵放置在一个稳定可靠的水平面上（如台车），并调节锁定手柄位置，使射频消融主机便于观察和操作。进行射频消融主机和系统泵的外观检查，确认无损坏或异常。进行接地电缆、电源线等外观检查，确保线缆安全可靠，防止漏电与短路。连接接地电缆、电源线。

警告：

（1）射频消融系统的设备应放置在安全稳定可靠的水平台面上，避免跌落或损坏。应确保射频消融系统的设备侧部或底部的散热孔不被堵塞，禁止放置在毛巾、海绵等可能堵塞散热孔的物体上。

（2）当射频消融系统的设备受到剧烈的机械应力（如高处跌落、严重撞击等）、被水或其他液体浸泡过、外壳有凹坑或破损等情况时，应立即停止使用。

（3）必须使用配套的接地电缆、电源线等线缆，禁止使用其他线缆。

（4）接地电缆、电源线等有破损时，应立即停止使用。

（5）线缆确需放置于地面时，应摆放在人员不可踩踏的地方。线缆应摆放平直，禁止打结。禁止有物体压在线缆上。

（6）线缆应连接牢固。尤其应检查接地电缆连接牢固无松脱。

（7）开机前，禁止将射频消融电极相关组件连接到射频消融主机上。

（二）开机自检

射频消融主机具有开机自检功能。每次开机后系统会自动进行自检程序。

若开机自检通过，射频消融主机将发出"嘟"的一声提示，绿灯闪烁1次，显示屏进入连接界面，主机可以正常工作。

若开机自检不能通过，射频消融发生器将发出快速的"嘟嘟"报警声，红灯闪烁2次后保持常亮，并显示ER故障代码。主机不能正常操作。

警告：

（1）若开机自检不通过，应及时关机。等待5～10秒后再次开机，若开机自检仍然不能通过，应立即关机，停止使用，寻求技术支持。

（2）开机自检过程中和开机自检不能通过时，禁止将射频消融电极相关组件连接到射频消融主机上。

（三）电极的选择与使用

选择电极之前，应根据患者的基本情况（如身高、体重等），通过医学影像学检查（如超声心动图）对目标部位（如室间隔）进行评估，并制订适当的手术方案，最终决定选择合适的电极针长度。

射频消融电极，必须与Liwen RF射频消融主机、系统泵连接。如果未遵循操作规范，可能导致电损伤或热灼伤，且可能导致系统无法正常工作。

1.制冷剂　术中使用制冷剂置应将其放在水箱或类似容器内，同时需确保水冷循环管路连接牢固，防止制冷剂泄漏污染手术台。

警告：

保证制冷剂及其容器内无杂质，防止杂质堵塞水冷循环管路。

2.粘贴负极板　选择股外侧肌处粘贴负极板，如患者存在股静脉或股动脉穿刺时，则可选择小腿腓肠肌处粘贴负极板。取出负极板连接线，将负极板的舌片插入负极板连接线的夹具。压下夹具，并确认夹紧。展开负极板连接线，将其插入主机的负极板连接线接口上。注意每套射频消融电极需使用两片负极板。

警告：

（1）禁止使用包装封口已破损或导电胶已变干的负极板。

（2）禁止使用已过期或重复使用的负极板。

（3）禁止将负极板与电极胶一起使用，电极胶与负极板表面不相匹配，一起使用会影响负极板的工作性能。

（4）使用负极板时，应遵循负极板生产商提供的说明书及相关文件。

（5）如手术中重新摆放患者位置，需再次确认负极板与皮肤的接触良好，且所有线缆的连接正常。

（6）负极板连接线为一次性使用，切勿重复使用。

（7）需要特别注意的是，当负极板出现褶皱或与皮肤粘贴不紧密时，可能造成对患者的皮肤灼伤，导致并发症出现，因此须注意电极板的粘贴。

3.水冷循环管路连接　水冷循环管路由蓝色入水管与无色出水管组成。

蓝色入水管由三段组成，中间段为黄色橡胶制泵管，泵管带有箭头标识，箭头所指方向，代表水流方向。掀开水泵的保护盖。展开入水管，将泵管置于转子的中央位置，泵管箭头方向与水泵箭头方向一致。将泵管准确地安装于水泵的凹槽中，向下关闭保护盖。在出水方向轻拉水管，使其变直。将入水管的穿刺器（取掉护帽）与制冷剂连接。入水管的另一端鲁尔接头与电极针的对应鲁尔接头连接。

无色出水管一端的鲁尔接头与电极针的对应鲁尔接头相连接。将另一端放置于水箱或类似容器内，用于接收流出的制冷剂。

警告：

应注意泵管的安装方向，禁止反装入水管。

4.定位件　电极内配置有定位件，可套在穿刺针上，用于体外定位，起指示作用。使用方法为：从包装内取出，将定位件从穿刺针尖部小心套入，移动定位件至穿刺针近端（靠近手柄），使用时调节定位件至所需位置。

警告：

（1）定位件体积较小，取出时注意滑落或遗失。

（2）套入定位件时，注意针尖部，防止针刺伤。

（3）定位件与穿刺针有一定摩擦力，在调节过程中，应注意保持针管不移位。

（4）针管本身带有刻度标识，因此定位件并非手术必需品。术者可根据自身需要选择使用。

5.同轴穿刺针　同轴穿刺针（图2-9-19）通过针芯与鞘管可实现一次穿刺路径下完成射频消融、心肌活检、注射置入等复杂操作。使用方法是：从包装中取出同轴穿刺针，去除保护套；在超声引导下，寻找合适的穿刺角度，规划合适的穿刺路径，借助引导架开始穿刺；如中途遇到阻碍，需识别原因，并进行适当调整；穿刺过程全程必须在超声引导下进行，时刻注意针尖位置，以免造成患者损伤，直至穿刺到达目标部位的合适位置；此时扭动旋钮拔出针芯留置鞘管，通过鞘管可导入电极针或活检针等。

警告：

（1）Liwen RF射频消融系统必须使用同轴穿刺针的鞘管，否则会导致射频消融无效。切勿尝试使用电极针直接消融。

（2）穿刺过程务必全程观察针尖位置，以免因错误穿刺，导致患者损伤。

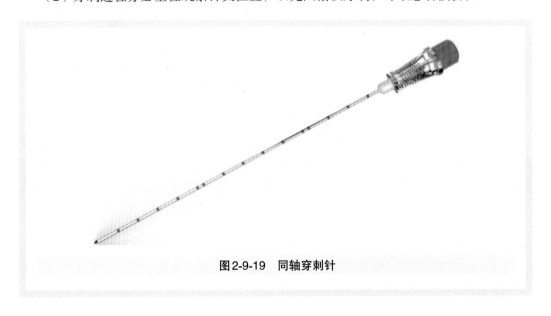

图2-9-19　同轴穿刺针

（3）经穿刺针鞘管导入电极针时，电极针前端需露出鞘管。因此穿刺针前端不能深入到目标位置内，而是应保持在目标位置的前端。

6.电极针　电极针（图2-9-20）是 Liwen RF 射频消融系统的核心组件之一。其操作方法包括：

（1）从包装中取出电极针，去除针管保护套。

（2）将电极针的两根水管，分别与入水管和出水管相连接。

（3）确认入水管和出水管已连接好，并启动系统泵。

（4）将电极针的线缆接头，插入主机的电极针接口。

（5）按照主机的使用方式，设置消融参数。

（6）确认负极板已粘贴好，确认负极板连接线已连接好。

（7）将电极针经穿刺针鞘管导入到体内，经超声引导至合适位置。

（8）将电极针锁定件与穿刺针鞘管锁定。

（9）根据手术实际需要，通过拨动调节按钮调节电极裸露长度。

（10）启动射频消融，同时超声实时观察消融区域的变化情况。

（11）消融结束后，撤出电极针。

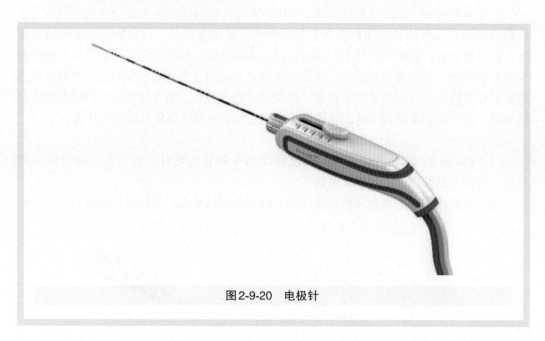

图2-9-20　电极针

电极针的电极裸露长度可在10 ～ 30mm任意调节，调节刻度共有5个，分别对应裸露长度10mm、15mm、20mm、25mm、30mm。可通过拨动调节按钮前后移动到对应刻度，在体外需预先调节裸露电极长度为10mm，待进入心肌后，根据实际需要进行调节。但在进入心肌后调节裸露电极长度时，务必全程在超声引导下进行，且调节动作需轻柔。

警告：

（1）电极针必须与穿刺针鞘管配套使用，否则会导致射频消融无效。

（2）电极针与穿刺针鞘管锁定后，才可进行裸露电极长度调节。

（3）需要调节时，按下调节按钮，向前或向后推动按钮至对应的刻度。

（4）电极针经穿刺针鞘管导入及在体内调节电极针裸露电极长度时，务必全程使用超声引导，以免发生意外损伤。

（四）心肌活检针操作

心肌活检针（图2-9-21），可与射频消融电极配套进行心肌活检。

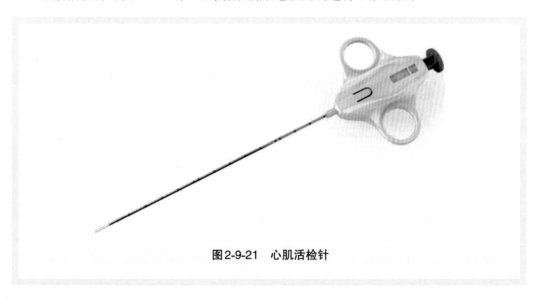

图2-9-21 心肌活检针

具体操作步骤如下。

1.同轴穿刺针穿刺 在超声心动图引导下，将穿刺针进入心脏目标部位，确保位置合适，取出穿刺针针芯。

2.活检针上档 将保险销卡在拉杆上，握住活检针外壳，拉动拉杆向后运动，根据实际使用的需求，使活检针处于标识1或2的位置，完成上档，如图2-9-22所示。当标识位于1位置时，针突出长度为11mm，取样凹槽露出1/2；当标识位于2位置时，针突

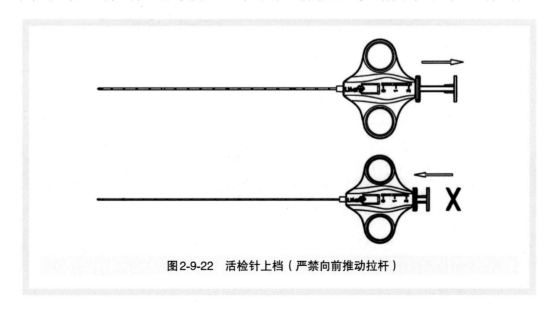

图2-9-22 活检针上档（严禁向前推动拉杆）

出长度为22mm，取样凹槽完全露出。

警告：

（1）上档时严禁取下保险销。

（2）上档时严禁在心肌内操作。

（3）上档后严禁向前推动拉杆。

3.活检针导入 保持拉杆拉出的状态下，将活检针经鞘管导入到活检取样部位的正前方，如图2-9-23所示。

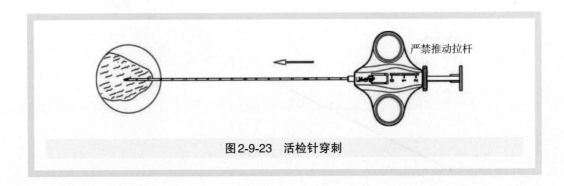

严禁推动拉杆

图2-9-23 活检针穿刺

警告：

导入到目标位置前，严禁向前推动拉杆。

4.活检针取样 向前推动拉杆，使内针杆向前移动到达需要活检区域。取下保险销，再次向前推动拉杆使活检针管触发、弹出，从而将组织切割并保留在取样凹槽中，如图2-9-24所示。

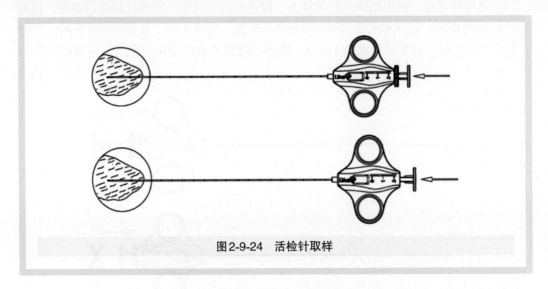

图2-9-24 活检针取样

5.活检标本取出 将完成触发的活检针从引导针管内缓慢拔出，重新将保险销卡上，然后向后拉动拉杆上档至与活检前1或2对应的位置，再轻轻推动拉杆露出取样凹槽中的组织标本。

6.再次活检　需再次活检时，可重复上述1～5步操作。亦可将活检针针替换为穿刺针针芯，调整穿刺位置或针道后，再替换回活检针，重复上述2～5步，实现再次活检。

（五）消融后处理

射频消融结束后，从射频消融主机、系统泵上取下电极相关组件。关闭主机、系统泵，整理线缆。射频消融电极组件及心肌活检针应按一次性医疗废物处置办法进行处理。

警告：

（1）严禁重复使用射频消融电极相关组件。

（2）严禁重复使用心肌活检针。

（3）线缆接口具有锁紧装置，不可强行拽拉，否则可能导致线缆或接口损坏。

（4）取下射频消融电极相关组件后，才能关闭射频消融主机的电源。

（5）整理射频消融电极组件及心肌活检针时，需注意针尖部，防止针刺伤。

（6）射频消融电极组件及心肌活检针应按一次性医疗废物处置办法处理。

（六）日常保养和维护

请定期对射频消融主机与系统泵进行清洁与消毒。清洁时，可使用柔软的抹布擦拭其外壳，以去除灰尘或脏物；如需消毒，可使用医用酒精或其他无腐蚀性的消毒剂擦洗其外壳。日常必要的清洁与消毒，可适当延长设备的使用寿命。

请勿擅自拆卸射频消融主机与系统泵。

（刘丽文　胡　芮）

第三节　穿刺引导架及其配件

穿刺引导架是附加在超声探头上，起引导穿刺针、活检针、电极针等诊疗装置，按固定路径进入身体到达目标靶区的作用，作为超声介入的必备配件在腹部及小器官的超声介入中广泛使用。

穿刺引导架具有以下特点。

1.穿刺引导架提前预置了多个进针路径，并与超声设备图像显示一致，可引导穿刺针、活检针及电极针等诊疗装置沿着预先设定好的路径进针，保证穿刺过程中的路径可控与安全操作，提高穿刺过程的准确性。

2.为了满足术中无菌操作的要求，同时避免直接对超声探头进行灭菌消毒而造成探头损伤，术中需采用一次性无菌超声引导架及配件。必要时，可使用试剂浸泡、高温熏蒸等方法对穿刺引导架进行彻底灭菌消毒。

3.穿刺引导架可选择的自由穿刺空间较小，对于某些特殊穿刺，在保证安全的前提下，可进行徒手穿刺，但如此操作对术者的综合要求非常高。

4.不同的超声探头一般配有不同型号的穿刺引导架，通常不可相互通用。

Liwen术式治疗肥厚型心肌病，需要进行超声引导下经皮心肌内室间隔穿刺，需要使用与S5-1探头配套的专用穿刺引导架，来完成Liwen术式过程中的超声引导穿刺操作。

配套S5-1探头的穿刺引导架，如图2-9-25所示。

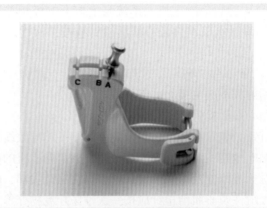

图2-9-25　配套S5-1探头的穿刺引导架

同时，穿刺引导架配备有一个配件包，如图2-9-26所示，包内包含以下物品。

（1）无菌超声探头保护套1副。

（2）无菌超声耦合剂1包。

（3）穿刺引导架镶嵌件1组（包含8.5F，14G，15G，16G，17G，18G，20G，21G，22G，23G，分别对应直径2.9mm，2.1mm，1.8mm，1.6mm，1.5mm，1.2mm，0.9mm，0.8mm，0.7mm，0.6mm）。

（4）橡皮筋2条。

配套Liwen术式时，射频电极针的型号为17G，因此选择17G的一组穿刺引导架镶

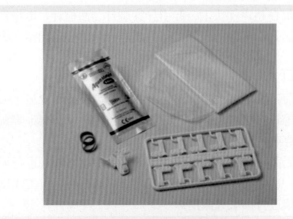

图2-9-26　穿刺引导架配件包

嵌件，如图 2-9-27 所示。

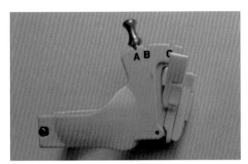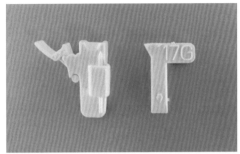

图 2-9-27　穿刺引导架配 17G 镶嵌件

开展 Liwen 术式治疗 HCM 时，穿刺引导架及其配件的安装使用方法如下。

1. 将穿刺引导架接到 S5-1 探头上，要对齐定位标记，确保穿刺引导架与探头连接牢固，如图 2-9-28 所示。

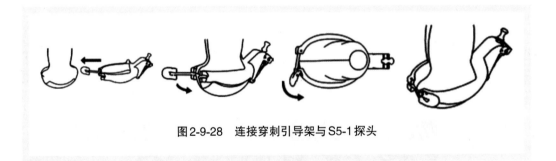

图 2-9-28　连接穿刺引导架与 S5-1 探头

2. 调节穿刺引导架的穿刺角度，即拉起锁销；转到预设的角度；将锁销按到位，如图 2-9-29 所示。

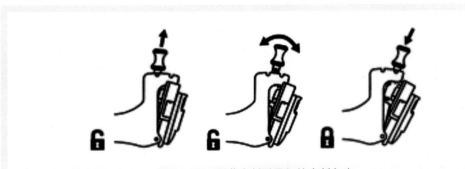

图 2-9-29　调节穿刺引导架的穿刺角度

3.安装无菌超声探头保护套：①在无菌超声探头保护套内部和（或）S5-1探头表面上涂抹适量的超声耦合剂，如果不用超声耦合剂，将会影响超声成像效果。②将S5-1探头插入无菌超声探头保护套。拉护套，使其紧贴在探头表面，护套不起皱褶，不留气泡，小心不要刺破保护套。③用随附的带子固定护套。④检查保护套，确保没有气泡、褶皱及破损。如图2-9-30所示。

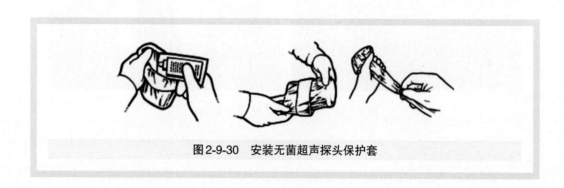

图2-9-30　安装无菌超声探头保护套

4.选择合适的镶嵌件并安装：①将打开的镶嵌件卡接在穿刺引导架连接部位。②将锁销推到锁定位置。③选择适当尺寸的镶嵌件（17G），并滑到位。如图2-9-31所示。

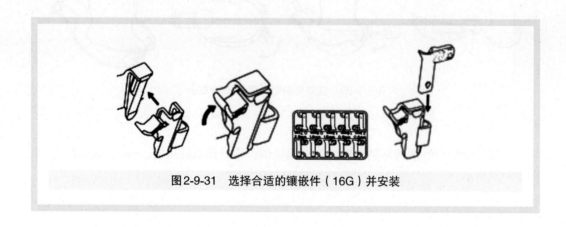

图2-9-31　选择合适的镶嵌件（16G）并安装

5.将电极针通过穿刺引导架上穿刺路径孔穿过，完成准备工作。如图2-9-32所示。

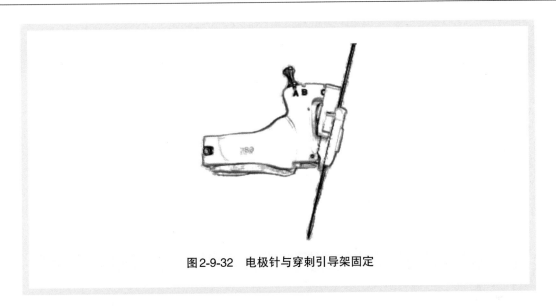

图2-9-32 电极针与穿刺引导架固定

（何光彬 胡 芮）

第三部分

Liwen 术式治疗肥厚型心肌病病例分享

第10章　Liwen术式治疗肥厚型心肌病典型病例

第一节　轻度室间隔肥厚的肥厚型心肌病并左心室流出道狭窄1例

肥厚型心肌病（HCM）是一种常见的常染色体显性遗传性疾病，其主要病理特征为左心室心肌肥厚。肥厚型心肌病可分为非对称性室间隔肥厚型心肌病和心尖肥厚型心肌病，在临床中非对称性室间隔肥厚型心肌病较为常见。有学者利用MRI将非对称性室间隔肥厚性心肌病分为直立型、S状及反向曲线型三种亚型，其中S状室间隔肥厚常见于老年人，并常表现为轻度室间隔肥厚，本节介绍一例Liwen术式治疗轻度室间隔肥厚并左心室流出道狭窄的HCM患者。

一、病史简介

患者男性，79岁，1年前劳累后出现胸闷、气短、头晕，无晕厥，于外院确诊肥厚型心肌病，规律服用药物后上述症状未见明显缓解，并逐渐加重。超声心动图检查提示非对称性肥厚型心肌病，左心房大，心包积液（少量）。既往史：否认高血压、糖尿病、肝炎等疾病。否认家族遗传史。入院诊断：梗阻性肥厚型心肌病，NYHA心功能分级Ⅲ级。

二、术前常规检查

1.超声心动图

（1）二维超声：室间隔增厚，以前间隔基底部为著，厚度17mm，左心室后壁10～11mm；左心房增大（左右径34mm，前后径41mm）；各室壁运动搏幅未见明显异常；左心室射血分数65%（图3-10-1A、B）。

（2）M型超声：二尖瓣SAM征阳性，SAM征分级3级。

（3）彩色多普勒：左心室流出道血流呈蓝色为主五彩镶嵌的湍流信号，二尖瓣少量反流（反流面积2.7cm^2）（图3-10-1C）。

（4）连续波多普勒：左心室流出道血流湍流负向充填状射流，静息状态下最大压差61mmHg（心率62次/分），左心室心腔内、右心室心腔内及流出道血流速度正常（图3-10-1D）。

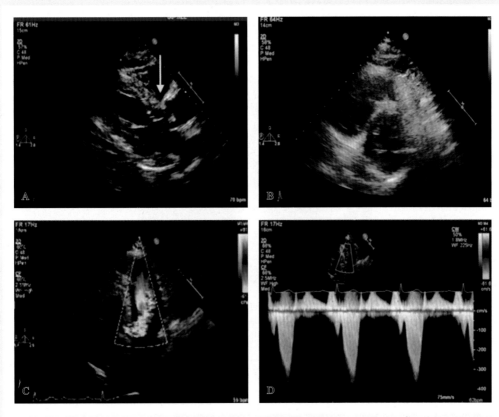

图3-10-1　术前常规超声心动图

A、B.胸骨旁长轴及胸骨旁短轴切面所示：室间隔基底部轻度增厚，主动脉与室间隔前侧角度＜90°（箭头所示）；C.左心室流出道血流呈蓝色为主五彩镶嵌的湍流信号；D.静息状态下左心室流出道梗阻处频谱

2.运动负荷试验　半仰卧位行踏车运动负荷试验3个阶段（75W）至患者双下肢乏力。恢复期时，左心室流出道峰值压差由149mmHg（心率86次/分）上升至211mmHg（心率86次/分）（表3-10-1）。

表3-10-1　术前运动负荷试验

	LVOT-PG（mmHg）	心率（次/分）	血压（mmHg）	心电图变化
静息状态	149	86	106/70	Ⅱ、Ⅲ、aVF、V₅～V₆导联ST段下移0.1～0.2mV
运动期1阶段（25W）	105	83	161/73	ST-T较静息期无明显变化
运动期2阶段（50W）	109	93	178/78	ST-T较静息期无明显变化
运动期3阶段（75W）	159	97	167/79	ST-T较静息期无明显变化
恢复期（1分钟）	211	86	142/69	ST-T较静息期无明显变化
恢复期（3分钟）	204	75	112/70	ST-T较静息期无明显变化
恢复期（6分钟）	209	81	107/70	ST-T较静息期无明显变化
恢复期（8分钟）	200	77	96/63	ST-T较静息期无明显变化

3.冠状动脉CT增强扫描　冠状动脉未见明显斑块和狭窄。

4.心脏磁共振　室间隔基底部增厚，延迟增强扫描未见明显强化影（图3-10-2）。

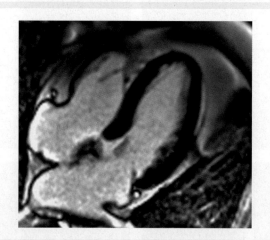

图3-10-2　术前心脏磁共振所示：室间隔基底部轻度增厚，未见明显纤维化

5.心电图　Ⅱ、Ⅲ、aVF、$V_4 \sim V_6$导联ST段下移≤0.075mV（图3-10-3）。

6.24小时动态心电图　室性期前收缩6次，多源，均为单发。房性期前收缩27次，均为单发。

7.心肌损伤四项　NT-proBNP为186.10pg/ml（参考值范围：0～125 pg/ml）、CK-Mbmass为1.800ng/ml（参考值范围：0.3～4.0 ng/ml）、肌钙蛋白I为0.010 ng/ml（参考值范围：0～0.03 ng/ml）、肌红蛋白为46.80ng/ml（参考值范围：0～70 ng/ml）。

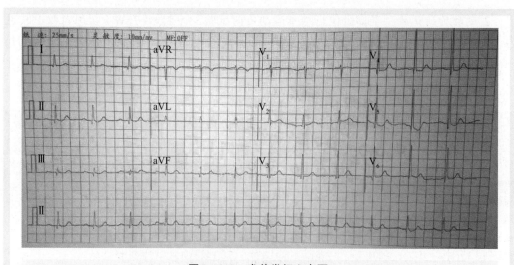

图3-10-3　术前常规心电图

8.基因检测　未检测到明确与肌小节基因相关的变异。

9.5 年 SCD 风险评分（SCDI）　2.21%，属于低危患者。

三、手术过程

患者左侧卧位，常规外科手术消毒、铺巾，麻醉医师行全身麻醉，超声选择非标准心尖五腔切面，在超声引导下将射频针沿心尖部室间隔长轴进针至前间隔（Ⅱ区）基底部肥厚部位，确认射频针位于前间隔（Ⅱ区）基底部，启动射频仪，最大功率 60W，消融时长为 20 分钟，改变针道将射频针进至中间隔（Ⅱ、Ⅲ交界区）基底肥厚部位，最大功率 60W，消融时长为 18 分钟，再次改变针道至后间隔（Ⅲ区）基底部肥厚部位，最大功率 60W，消融时长为 18 分钟。术中超声实时探查可见射频针从针尖部位开始气化，气化范围逐渐扩大，治疗区域回声明显增强，治疗结束后超声评估治疗目标满意（左心室流出道压差降至 14mmHg）（图 3-10-4），撤出射频消融针。治疗过程顺利，患者生命体征平稳，安返监护室。

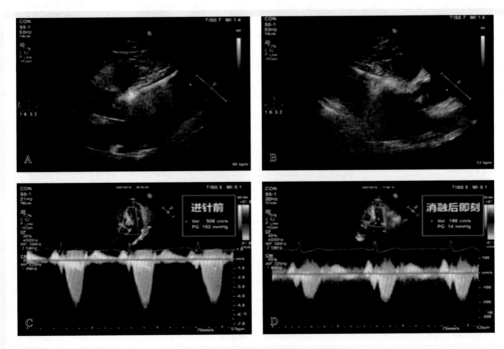

图 3-10-4　术中实时超声心动图

A、B.强光团显示为消融区域；C.术前左心室流出道压差（102mmHg）；D.术后即刻左心室流出道峰值压差（14mmHg）

四、术后随访

目前该患者已随访至术后 2 年，随访期内无胸闷、头晕等发生，症状改善明显，无并发症发生。目前患者恢复良好，NYHA 心功能分级Ⅰ级。患者术后生活质量大幅改善，活动耐量明显增加，随访结果如表 3-10-2 和图 3-10-5。

表3-10-2 术后超声随访数据

随访时间	术前	术后1年	术后2年
最大室间隔厚度（mm）	17	12～13	11～12
静息状态LVOT-PG（mmHg）	61（62bpm）	10（-）	9（-）
运动负荷LVOT-PG（mmHg）	211（86bpm）	23（100bpm）	13（-）
左心房内径（左右径/前后径，mm）	38/41	37/36	34/36
二尖瓣反流（cm²）	2.7	2.5	2.4
SAM征分级	3级	0级	0级

注：括号内为测量压差时的实时心率（bpm：次/分）

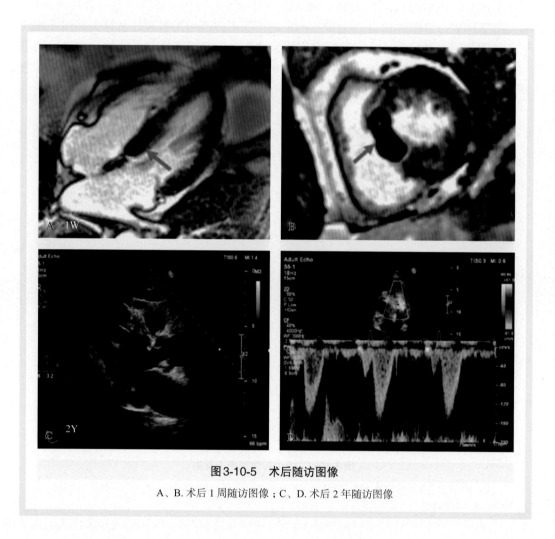

图3-10-5 术后随访图像

A、B. 术后1周随访图像；C、D. 术后2年随访图像

五、心得体会

该患者室间隔仅基底部存在轻微肥厚，但却造成严重左心室流出道梗阻。1969年Daniel首次提出"S状室间隔"，被认为是随着年龄增长出现的室间隔退行性变化，长期以来学者们普遍认为"S状室间隔"基底部增厚并不伴有左心室流出道梗阻，但近年

来一些学者发现"S状室间隔"患者的心脏处于高收缩状态时可能发生左心室流出道梗阻，可以应用负性肌力药物或酒精消融术缓解梗阻。本病例中患者室间隔基底部轻度肥厚，主动脉与室间隔前侧角度较小，室间隔基底部凸入左心室流出道，造成严重的左心室流出道梗阻伴有明显临床症状，Liwen术式为其提供了一种新的更为微创、有效的治疗方式，显著降低左心室流出道梗阻，大大改善了患者的生活质量和预后。

（周梦垚）

参考文献

［1］石蕴琦，付强，侯爱杰，等. S状室间隔与肥厚型心肌病［J］. 中国循环杂志，2013，28（06）：467-468.

［2］中华医学会心血管病学分会中国成人肥厚型心肌病诊断与治疗指南编写组，中华心血管病杂志编辑委员会. 中国成人肥厚型心肌病诊断与治疗指南［J］. 中华心血管病杂志，2017，45（12）：1015-1032.

［3］Amano Y，Kitamura M，Takayama M，et al. MRI classification of asymmetric septal hypertrophic cardiomyopathy and its relation to the presence of risk factors. ［J］. Int J Cardiovasc Imaging，2012 Dec；28（28）：2019-2025.

第二节　重度心肌纤维化的肥厚型心肌病并左心室流出道狭窄1例

心肌纤维化是HCM的典型病理改变之一，是诱发致命性室性心律失常和临床症状的病理基础，与预后密切相关。心肌纤维化并非HCM所特有，与正常人、高血压及主动脉疾病患者相比，HCM的纤维化程度明显较重。心肌纤维化的诊断金标准是组织病理活检，病理主要分为间质纤维化和替代纤维化，通常在肌纤维紊乱的区域最明显。本节介绍一例Liwen术式治疗重度心肌纤维化并左心室流出道狭窄的HCM患者。

一、病史简介

患者男性，29岁，于2006年踢球时出现先兆晕厥1次，之后无明显诱因出现数次先兆晕厥，2008年高考体检时查出HCM。平素活动后胸闷、胸痛气短及黑矇（发作多次）。于2018年12月首次就诊于西京医院肥厚型心肌病诊治中心，确诊为HOCM，规律药物治疗后症状无明显缓解。既往史：否认高血压、糖尿病、肝炎等疾病。家族遗传史：患者母亲、大姐等多个亲属均确诊HCM。家族猝死史：其姨母50岁猝死，姨表哥30岁猝死，死因均不确定。入院诊断：非对称性梗阻性肥厚型心肌病，NYHA心功能分级Ⅱ级。

二、术前常规检查

1.超声心动图

（1）二维超声：左心室壁非对称性增厚，以室间隔增厚为著，前间隔基底部厚度为22mm，中部厚度为27mm，左心室后壁14mm；左心房内径正常（左右径38mm，前后径35mm）；各室壁运动搏幅未见明显异常；左心室射血分数59%（图3-10-6A～C）。

（2）M型超声：二尖瓣SAM征阳性，SAM征分级3级（图3-10-6D）。

（3）彩色多普勒：左心室流出道血流呈五彩镶嵌的湍流信号，二尖瓣少量反流（反流面积3.5 cm²）（图3-10-6E、F）。

（4）连续波多普勒：左心室流出道血流湍流负向充填状射流。静息状态下最大压差43mmHg（心率83次/分），瓦氏动作激发状态下最大压差113mmHg（心率77次/分）。左心室心腔内、右心室心腔内及流出道血流速度正常（图3-10-6G、H）。

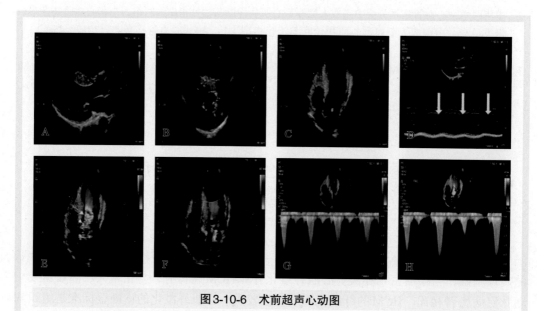

图3-10-6　术前超声心动图

A～C.室间隔增厚；D.SAM征阳性（粗箭头标识）；E.左心室流出道五彩镶嵌湍流信号（细箭头标识）；F.二尖瓣反流（少量）；G.静息状态下左心室流出道梗阻处频谱；H.瓦氏动作激发状态下左心室流出道梗阻处频谱

2.运动负荷超声心动图　半仰卧位行踏车运动负荷试验4个阶段（100W），患者达到目标心率162次/分，心电图示静息状态完全性右束支传导阻滞，运动过程中ST变化。运动负荷过程中，未诱发室壁运动异常。恢复期时，左心室流出道最大压差由40mmHg（心率82次/分）上升至100mmHg（心率130次/分），无血压递增不良现象（递增50mmHg）（表3-10-3）。

3.冠状动脉CT增强扫描　冠状动脉平扫及增强未见明显异常。

4.心脏磁共振　室间隔及左心室各壁不同程度增厚，累及右心室游离壁，乳头肌肥大；室间隔、左心室各壁及右心室游离壁均见斑片状明显异常强化影，多考虑为非对称性肥厚型心肌病，伴心肌纤维化（图3-10-7）。

表3-10-3　术前运动负荷超声心动图

	LVOT-PG （mmHg）	心率 （次/分）	血压（mmHg）	心电图
静息状态	40	82	117/54	完全性右束支传导阻滞
运动1阶段（25W）	55	118	118/63	V₃ 导联 ST 段下移 0.075mV
运动2阶段（50W）	68	131	137/60	V₂ ～ V₃ 导联 ST 段下移 0.1 ～ 0.2mV
运动3阶段（75W）	61	144	158/67	V₂ ～ V₃ 导联 ST 段下移 0.1 ～ 0.2mV
运动4阶段（100W）	60	162	167/63	V₁ ～ V₄ 导联 ST 段下移 0.1 ～ 0.3mV
恢复期（1分钟）	100	130	146/48	V₁ ～ V₄ 导联 ST 段下移 0.1 ～ 0.3mV
恢复期（3分钟）	94	120	132/51	V₁ ～ V₃ 导联 ST 段下移 0.1 ～ 0.2mV
恢复期（6分钟）	81	112	145/64	V₁ ～ V₃ 导联 ST 段下移 ≤ 0.1mV
恢复期（8分钟）	85	108	134/61	V₁ ～ V₃ 导联 ST 段下移 ≤ 0.1mV

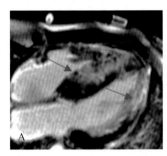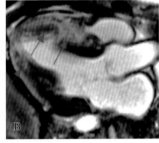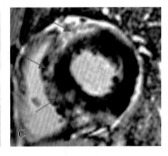

图3-10-7　术前磁共振：室间隔、左心室各壁、右心室游离壁部分心肌纤维化（箭头所示）

5.心电图　窦性心律伴偶发室性期前收缩，完全性右束支传导阻滞，Ⅰ、Ⅱ、Ⅲ、aVF、V₄ ～ V₆ 导联 ST 段抬高 0.05 ～ 0.2mV（图3-10-8）。

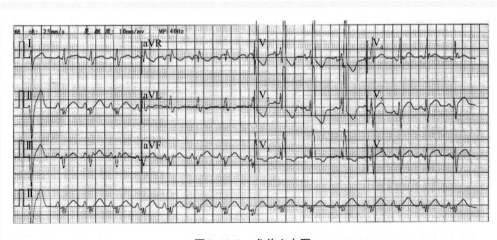

图3-10-8　术前心电图

6. 24小时动态心电图　室性期前收缩3814次，多源，其中一源呈并行性，41次成对发生，2次短阵室性心动过速及加速性室性心律，最多连续3次心搏，速率72～140次/分。V₁呈M形，时限0.17秒，考虑完全性右束支传导阻滞（图3-10-9）。

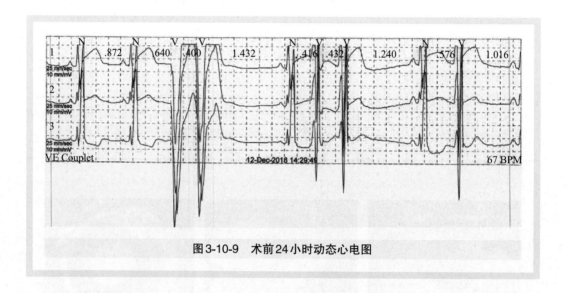

图3-10-9　术前24小时动态心电图

7. 心肌损伤四项　NT-proBNP为2480pg/ml（参考值范围：0～125 pg/ml）、CK-Mbmass为12.2ng/ml（参考值范围：0.3～4.0 ng/ml）、肌钙蛋白I为0.561ng/ml（参考值范围：0～0.03 ng/ml）、肌红蛋白为28.80 ng/ml（参考值范围：0～70 ng/ml）。

8. 基因检测及家系图　该患者（Ⅲ 12）及其母亲（Ⅱ 5）、大姐（Ⅲ 8）、大姨（Ⅱ 1）、表哥（Ⅲ 3、Ⅲ 4）均携带*MYBPC3-p.E843X*位点突变，根据ACMG指南，该变异初步判定为致病性变异（图3-10-10）。

9. 6分钟步行试验　试验结束血压由108/66 mmHg升至130/70 mmHg，呼吸困难和疲劳等级由1级和2级均上升至3级，步行总距离460.8m，根据评价标准考虑为轻度心

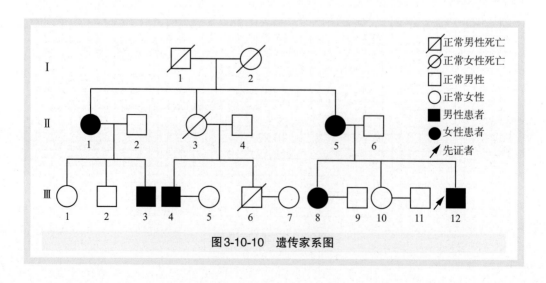

图3-10-10　遗传家系图

肺功能不全（评价标准：总距离＜150m表示重度心肺功能不全；150～425m为中度心肺功能不全；426～550m为轻度心肺功能不全）。

10. 5年SCD风险评分（SCDI）8.69%，为猝死高危患者；根据2014年ESC《肥厚型心肌病诊断和管理指南》，强烈建议置入ICD，患者拒绝。

三、手术过程

患者左侧卧位，常规外科手术消毒、铺巾，麻醉医师行全身麻醉。超声选择非标准心尖五腔切面，在超声引导下将射频针沿心尖部室间隔长轴进针至前间隔基底部肥厚部位（图3-10-11A），确认射频针位于前间隔基底部（Ⅱ区），启动射频仪，从功率10W逐渐提高至最大功率75W，依次消融前间隔基底部至中间部，前间隔治疗时间共41分钟（图3-10-11B），改针道过程中射频针沿肋缘表面断裂，外科皮下切开取出断裂射频针，超声引导下重新将射频针沿心尖部室间隔长轴进针至后间隔基底部肥厚部位，确认射频针位于后间隔基底部（Ⅲ区），从功率10W逐渐提高至最大功率75W，消融后间隔基底部，消融过程中出现频发室性期前收缩、短阵室性心动过速，停止消融，后间隔治疗时间共25分钟（图3-10-11C）。术中超声实时探查可见射频针从针尖部位开始气化，气化范围逐渐扩大，治疗区域回声明显增强，治疗结束后超声评估术后即刻左心室流出道压差降至27mmHg（心率71次/分）（图3-10-11D）。术后即刻行心肌造影评估消融范围（图3-10-11G、H）。治疗过程顺利，患者生命体征平稳，安返监护室。

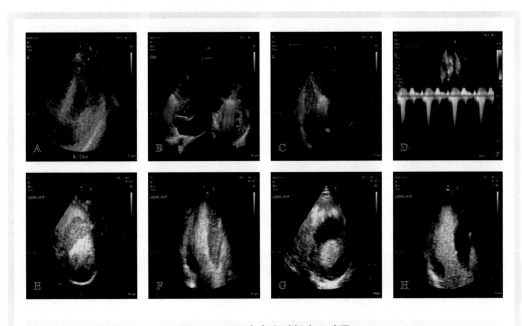

图3-10-11　术中实时超声心动图

A. 进针；B. 消融前间隔；C. 消融后间隔；D. 术后即刻LVOT压差；E、F. 术前造影；G、H. 所指"黑洞"（充盈缺损）区域为消融范围（箭头所示）

四、术后随访

1.患者已随访至术后18个月，随访期间胸痛、胸闷、气短及先兆晕厥等症状较术前明显改善，运动耐量显著增高，心功能分级由Ⅱ级降低至Ⅰ级。室间隔厚度减薄降低至14mm，LVOT梗阻解除，SAM征由3级转为0级，二尖瓣反流量明显减少，手术效果满意，随访结果如表3-10-4和图3-10-12。

表3-10-4　术后随访超声心动图数据

随访时间	术前	术后1个月	术后6个月	术后1年	术后18个月
最大室间隔厚度（D/mm）	27	25	17	16	15
静息状态LVOT-PGmax（mmHg）	43（83 bpm）	12（73 bpm）	12（65 bpm）	9（75 bpm）	11（74 bpm）
瓦氏激发动作状态LVOT-PGmax（mmHg）	113（77 bpm）	14（70 bpm）	15（70 bpm）	11（72 bpm）	12（68 bpm）
运动负荷LVOT-PGmax（mmHg）	100（130bpm）	-	40（106 bpm）	31（114 bpm）	18（127 bpm）
二尖瓣反流（cm²）	3.5	2.0	2.4	2.2	1.5
左心房内径（左右径/前后径，mm）	38/35	39/38	35/33	34/30	33/30
SAM征分级	3级	0级	0级	0级	0级

注：括号内为测量压差时的实时心率（bpm：次/分）

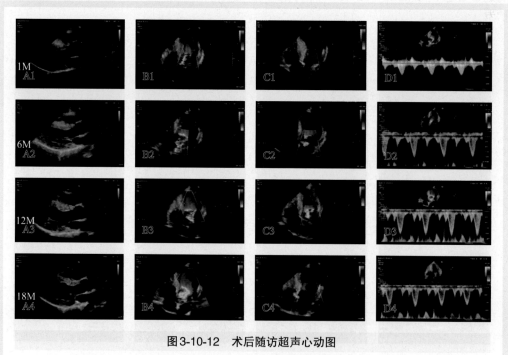

图3-10-12　术后随访超声心动图

A1～D1.术后1个月随访图像；A2～D2.术后6个月随访图像；A3～D3.术后1年随访图像；A4～D4.术后18个月随访图像

2.24小时心电图随访至18个月，随访期间室性心动过速及加速性室性心率减少，甚至消失，较术前有改善；完全性右束支传导阻滞较术前无变化。随访结果如表3-10-5。

表3-10-5　术后随访24小时心电图结果

时间	24小时心电图
术前	室性期前收缩3814次，2次短阵室性心动过速及加速性室性心律，速率72～140次/分；完全性右束支传导阻滞
术后1个月	室性期前收缩3371次，1次短阵室性心动过速，速率137次/分；完全性右束支传导阻滞
术后6个月	房性期前收缩5次；室性期前收缩1955次；完全性右束支传导阻滞
术后12个月	房性期前收缩4次；室性期前收缩4060次，1次短阵加速性室性心律，速率68次/分；完全性右束支传导阻滞
术后18个月	室性期前收缩909次；完全性右束支传导阻滞

五、心得体会

心肌纤维化是HCM最常见、最典型的病理特征之一，心肌纤维化越严重，患者发生猝死的风险越高。多项研究认为心肌纤维化导致心脏舒张功能不全，是诱发致命性室性心律失常的病理基础，与心力衰竭、猝死等心血管不良事件密切相关。本例特点为年轻男性患者，心脏磁共振显示重度心肌纤维化，且术前出现数次先兆晕厥，术前24小时动态心电图显示两次短阵室性心动过速，5年猝死危险评分（SCDI）为8.69%，属于猝死高危患者，对于此类重度心肌纤维化、猝死高危的HCM患者，术前及术中重在预防恶性心律失常的发生，可予以利多卡因、胺碘酮等药物支持，同时术中应准备除颤仪预防室性心动过速、心室颤动的发生。患者术后随访期内24小时心电图显示室性心律失常较术前有改善，说明重度心肌纤维化的HCM患者行Liwen术式后可以减少室性心律失常的风险。该患者在消融前间隔后改针道至后间隔过程中发生射频针沿肋缘表面断裂事件，由于纤维化越严重，心脏质地越硬，所以在转换针道时，需注意针的弯曲程度，角度不易过大，避免针断裂事件发生。此患者术后随访效果较好，再无胸痛、胸闷、先兆晕厥等症状。Liwen术式对于此类年轻，重度心肌纤维化，猝死高危患者效果良好。

（刘佳妮）

参考文献

［1］ Elliott PM，Anastasakis A，Borger MA，et al．2014 ESC Guidelines on diagnosis and management of hypertrophic cardiomyopathy：the Task Force for the Diagnosis and Management of Hypertrophic Cardiomyopathy of the European Society of Cardiology（ESC）［J］．Eur Heart J，2014，35（39）：2733-2779．

［2］ Hughes SE．The pathology of hypertrophic cardiomyopathy［J］．Histopathology，2004 May；44（5）：412-427．

［3］ Kamal MU，Riaz IB，Janardhanan R．Cardiovascular magnetic resonance imaging in hypertrophic cardiomyopathy：current state of the art［J］．Cardiol J，2016，23（3）：250-263．

［4］Maron BJ，Epstein SE，Roberts WC. Hypertrophic cardiomyopathy and transmural myocardial in-farction without significant atherosclerosis of the extramural coronary arteries［J］. Am J Cardiol，1979，43（6）：1086-1102.

［5］Writing Committee Members，Ommen SR，Mital S，Burke MA，et al. 2020 AHA/ACC Guideline for the Diagnosis and Treatment of Patients With Hypertrophic Cardiomyopathy：Executive Summary：A Report of the American College of Cardiology/American Heart Association Joint Committee on Clini-cal Practice Guidelines［J］. Circulation，2020 Dec 22；142：e533-e557.

第三节　隐匿梗阻性肥厚型心肌病1例

隐匿性梗阻是肥厚型心肌病（HCM）患者临床症状重要的病理生理改变，此类型占HCM的1/3，主要表现为静息状态下LVOT-PG＜30 mmHg，而运动后LVOT-PG≥30 mmHg。由于存在动态的左心室流出道梗阻，在静息状态下不容易被识别，隐匿性梗阻在临床中往往会被忽视，不能及时得到准确的判断，从而得不到及时有效的治疗和预防，其预后不良的风险相应增加，可导致心力衰竭、心律失常甚至SCD等。与非梗阻型HCM患者相比，其存活率显著下降。而隐匿性梗阻患者与HOCM具有相似的临床症状，室间隔减容术能有效改善患者临床症状、降低死亡率和SCD的发生。本节介绍一例行Liwen术式的隐匿梗阻性HCM患者。

一、病史简介

患者男性，57岁。2016年快走、饱餐后出现胸前区疼痛。无头晕、黑矇症状，无晕厥病史。2018年11月当地医院体检心脏彩超提示为HCM，2019年3月首次就诊于西京医院肥厚型心肌病诊治中心，确诊为隐匿梗阻性HCM，服用琥珀酸美托洛尔47.5mg/d治疗后，上述症状未见明显改善。否认高血压、糖尿病、高脂血症及冠心病病史。否认家族性遗传病史。入院诊断：隐匿梗阻性肥厚型心肌病，NYHA心功能分级Ⅱ级。

二、术前常规检查

1.超声心动图

（1）二维超声：室壁非对称性增厚，室间隔及左心室前壁增厚为19～22mm，前间隔基底部为著，最大室间隔厚度为22mm，左心室后壁厚度为10mm，左心房增大（左右径44mm，前后径38mm）；各室壁运动搏幅未见明显异常；左心室射血分数65%（图3-10-13A～C）。

（2）M型超声：二尖瓣SAM征阳性，SAM征分级4级（图3-10-13D）。

（3）彩色多普勒：左心室流出道血流呈五彩镶嵌的湍流信号，二尖瓣中量反流（反流面积6.5 cm²）（图3-10-13E、F）。

（4）连续波多普勒：左心室流出道血流湍流负向充填状射流，静息状态下最大压差25mmHg（心率67次/分）（图3-10-13G），瓦氏动作激发状态下最大压差103mmHg（心率69次/分）（图3-10-13H）。左心室心腔内、右心室心腔内及流出道血流速度正常。

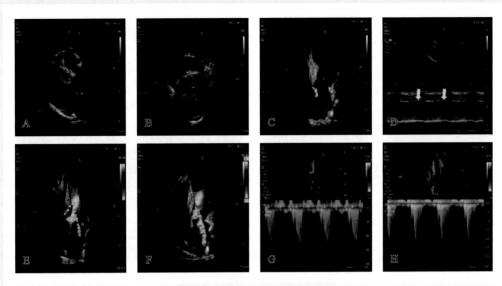

图 3-10-13　术前超声心动图

A ～ C. 室间隔增厚，左心房增大；D.SAM 征阳性（粗箭头标识）；E. 左心室流出道五彩镶嵌的湍流信号（细箭头标识）；F. 二尖瓣中量反流；G. 静息状态下左心室流出道梗阻处频谱；H. 瓦氏动作激发状态下左心室流出道梗阻处频谱

2. **运动负荷超声心动图**　半仰卧位行踏车运动负荷试验 5 个阶段（125W）至患者达到最大心率 141 次 / 分，心电图较静息无明显变化，室壁运动普遍增强，运动负荷过程中，未诱发室壁运动异常，左心室流出道最大压差由 28mmHg（心率 70 次 / 分）上升至 176mmHg（心率 118 次 / 分），无血压递增不良现象（递增 59mmHg）（表 3-10-6，图 3-10-14）。

表 3-10-6　术前负荷超声心动图

	LVOT-PG （mmHg）	心率 （次 / 分）	血压 （mmHg）	心电图
静息状态	28	70	98/58	窦性心律、不完全性右束支传导阻滞、 Ⅱ、Ⅲ、aVF、V_5 ～ V_6 导联呈 qRs 型，q ≤ 0.04 秒
运动 1 阶段（25W）	80	97	111/62	Ⅱ、Ⅲ、aVF、V_5 ～ V_6 导联呈 qRs 型，q ≤ 0.04 秒
运动 2 阶段（50W）	91	103	123/67	Ⅱ、Ⅲ、aVF、V_5 ～ V_6 导联呈 qRs 型，q ≤ 0.04 秒
运动 3 阶段（75W）	112	116	125/68	Ⅱ、Ⅲ、aVF、V_5 ～ V_6 导联呈 qRs 型，q ≤ 0.04 秒
运动 4 阶段（100W）	109	129	139/71	Ⅱ、Ⅲ、aVF、V_5 ～ V_6 导联呈 qRs 型，q ≤ 0.04 秒
运动 5 阶段（125W）	103	141	157/78	Ⅱ、Ⅲ、aVF、V_5 ～ V_6 导联呈 qRs 型，q ≤ 0.04 秒
恢复期（1 分钟）	176	118	121/96	Ⅱ、Ⅲ、aVF、V_5 ～ V_6 导联呈 qRs 型，q ≤ 0.04 秒
恢复期（3 分钟）	166	111	112/84	Ⅱ、Ⅲ、aVF、V_5 ～ V_6 导联呈 qRs 型，q ≤ 0.04 秒
恢复期（6 分钟）	162	102	101/78	Ⅱ、Ⅲ、aVF、V_5 ～ V_6 导联呈 qRs 型，q ≤ 0.04 秒
恢复期（8 分钟）	136	99	91/74	Ⅱ、Ⅲ、aVF、V_5 ～ V_6 导联呈 qRs 型，q ≤ 0.04 秒

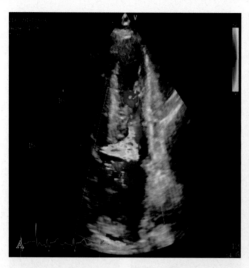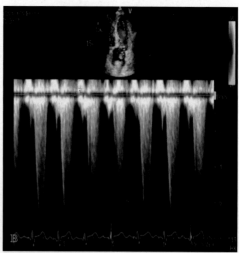

图3-10-14　术前运动负荷试验

A. 心尖五腔切面显示左心室流出道五彩镶嵌的湍流信号；B. 连续多普勒显示左心室流出道梗阻加重，左心室流出道压差 176 mmHg（心率 118 次/分）

3.冠状动脉CT增强扫描　前降支6段和7段见混合斑，管腔轻度狭窄约10%，余血管未见明显斑块和狭窄。

4.心脏磁共振　室间隔及左心室前壁肥厚并可见斑片状明显强化影，考虑非对称性肥厚型心肌病，伴部分心肌纤维化（图3-10-15A、B）。

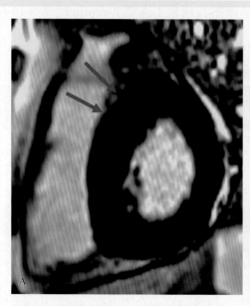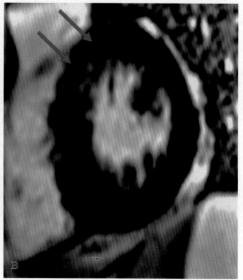

图3-10-15　术前心脏磁共振：室间隔及左心室前壁部分心肌纤维化

5.心电图所示　不完全性右束支传导阻滞，Ⅱ Ⅲ aVF V$_4$～V$_6$导联呈 qRS 型，qR 型，q≤0.04秒，aVR 呈 rSr′型（图3-10-16）。

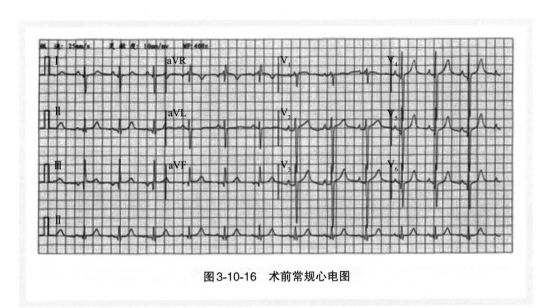

图3-10-16　术前常规心电图

6. 24小时动态心电图　窦性心律，最快119次/分，最慢51次/分，平均76次/分，室性期前收缩12次，多源，单发；房性期前收缩6次，单发。

7.心肌损伤四项　NT-proBNP 为382.60pg/ml（参考值范围：0～125pg/ml）、CK-Mbmass 为3.000ng/ml（参考值范围：0.3～4.0ng/ml）、肌钙蛋白I为0.003ng/ml（参考值范围：0～0.03ng/ml）、肌红蛋白为38.60 ng/ml（参考值范围：0～70ng/ml）。

8.基因检测　未检测到明确与肌小节基因相关的变异。

9. 6分钟步行试验　该患者在试验中未出现明显症状，总距离480m，根据评价标准诊断为轻度心肺功能不全（评价标准：总距离＜150m 表示重度心肺功能不全；150～425m 为中度心肺功能不全；426～550m 为轻度心肺功能不全）。

10. 5年 SCD 风险评分（SCDI）　3.58%，属于低危患者。

三、手术过程

患者左侧卧位，常规外科手术消毒、铺巾，麻醉医师行全身麻醉。超声选择非标准心尖五腔切面，在超声引导下将射频针沿心尖部室间隔长轴进针至前间隔基底部肥厚部位（图3-10-17A），确认射频针位于前间隔基底部（Ⅱ区），启动射频仪，功率由10W 逐渐提高至最大功率65W，依次消融前间隔基底部至中间部，前间隔治疗时间共47分钟（图3-10-17B）；改针道至后间隔肥厚部位，确认射频针位于后间隔基底部（Ⅲ区）进行消融，功率由10W 逐渐提高至最大功率55W，依次消融后间隔基底部至中间部，后间隔治疗时间共24分钟（图3-10-17C）。术中超声实时探查可见射频针从针尖部位开始气化，气化范围逐渐扩大，治疗区域回声明显增强，消融停止后即刻行超声心动图显示左心室流出道压差降至11mmHg（心率62次/分）（图3-10-17D），即刻行心肌造影评估消融范围（图 3-10-17E、F）。治疗过程顺利，患者生命体征平稳，安返监护室。

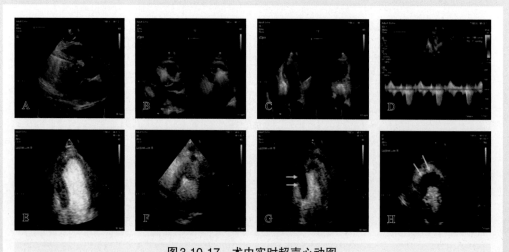

图 3-10-17　术中实时超声心动图

A. 进针至前间隔肥厚部位；B. 消融前间隔；C. 消融后间隔；D. 评估术后即刻压差；E、F. 术前超声心肌造影图像；G、H. 术后即刻超声造影图像，"黑洞"（充盈缺损）区域为消融范围（细箭头标识）

四、术后随访

该患者术后症状改善较术前明显，随访期间内无快走后胸痛、胸闷、气短及晕厥等症状，目前患者无明显临床症状，NYHA 心功能分级 I 级，随访至术后 1.5 年最大室间隔厚度接近正常为 12mm，左心室流出道梗阻解除，左心房大小正常，心脏解剖结构和血流动力学几乎接近正常人，随访结果如表 3-10-7、图 3-10-18 和图 3-10-19。

表 3-10-7　术后随访超声心动图数据

随访时间	术前	术后1个月	术后3个月	术后6个月	术后1.5年
最大室间隔厚度（D/mm）	22	18	14	12	12
静息状态LVOT-PGmax（mmHg）	25（67 bpm）	6（61 bpm）	7（65 bpm）	3（59 bpm）	4（79 bpm）
瓦氏动作激发状态LVOT-PGmax（mmHg）	103（69 bpm）	13（64 bpm）	10（69 bpm）	4（61 bpm）	6（81 bpm）
运动负荷LVOT-PGmax（mmHg）	176（118 bpm）	-	-	14（116 bpm）	15（120bpm）
二尖瓣反流（cm²）	6.5	3.3	1.0	0.5	0.5
左心房内径（左右径/前后径，mm）	44/38	43/38	40/35	38/35	36/34
SAM征分级	4级	0级	0级	0级	0级

注：括号内为测量压差时的实时心率（bpm：次/分）

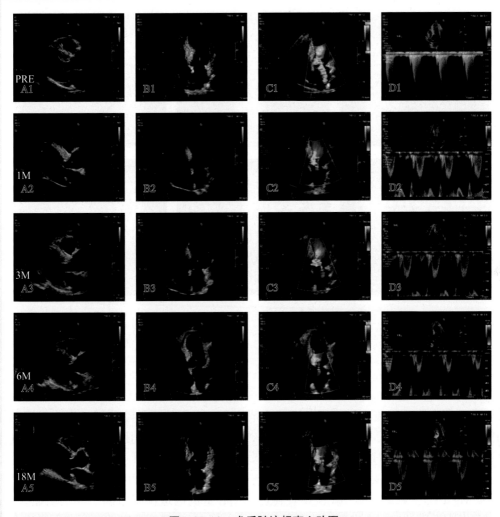

图3-10-18　术后随访超声心动图

A1 ～ D1. 术前超声图像；A2 ～ D2. 术后 1 个月随访图像；A3 ～ D3. 术后 3 个月随访图像；A4 ～ D4. 术后 6 个月随访图像；A5 ～ D5. 术后 1.5 年随访图像

五、心得体会

该患者术前静息状态下左心室流出道压差为 25mmHg，按照手术适应证，无须手术，但是该患者尽管经规律药物治疗后，仍存在快走、饱餐后胸前区疼痛等临床症状，进一步行运动负荷激发后显示左心室流出道最大压差为 176mmHg，为激发后重度左心室流出道狭窄患者，提示其存在隐匿性左心室流出道梗阻，满足手术适应证。因此若仅仅依靠静息状态下超声心动图检查结果，易低估流出道压差，延误疾病治疗，甚至存在 SCD 的风险，而通过瓦氏动作或运动负荷等激发试验，可以发现隐匿性流出道梗阻的患者，为临床药物治疗或者手术治疗提供依据。2014 年 ESC《肥厚型心肌病诊断和管理指南》和 2017 年《中国成人肥厚型心肌病诊断与治疗指南》推荐，对于静息状

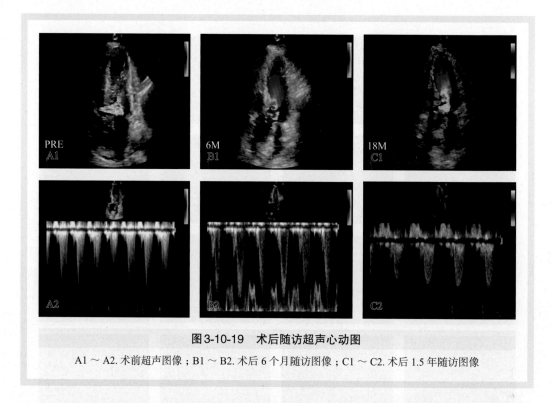

图 3-10-19　术后随访超声心动图

A1 ～ A2. 术前超声图像；B1 ～ B2. 术后 6 个月随访图像；C1 ～ C2. 术后 1.5 年随访图像

态下 LVOT-PG ＜ 50mmHg 的患者应常规接受符合生理状态下的运动负荷超声检查，以明确是否存在隐匿性流出道梗阻，筛选高危患者，进行猝死危险分层，为治疗提供准确依据，从而有效降低患者死亡率和 SCD 的发生。本例隐匿梗阻性肥厚型心肌病患者通过 Liwen 术式依次对前间隔、后间隔的基底部至中间部肥厚心肌进行消融，随访 1.5 年时，最大室间隔厚度由术前 22mm 变薄至 12mm，瓦氏运动激发后 LVOT-PG 由术前 176mmHg 下降至 12mmHg，减容效果满意，左心室流出道梗阻解除，症状明显改善，同时患者术后随访期间未出现恶性心律失常。因此，对于隐匿梗阻性肥厚型心肌病患者经规律药物治疗后，仍存在明显左心室流出道梗阻，可采用 Liwen 术式进行有效的室间隔减容，可显著缓解运动或激发后的左心室流出道梗阻，缓解患者症状，使患者临床获益。

（雷常慧　屈　东）

参考文献

[1] 孙宏涛，王水云，宋民，等. 运动激发试验在隐匿性肥厚梗阻型心肌病的诊断意义及外科治疗策略 [J]. 临床误诊误治，2014，27（1）：74-76.

[2] 中华医学会心血管病学分会中国成人肥厚型心肌病诊断与治疗指南编写组，中华心血管病杂志编辑委员会. 中国成人肥厚型心肌病诊断与治疗指南 [J]. 中华心血管病杂志，2017，45（12）：1015-1032.

[3] 左蕾，王静，刘丽文，等. 运动负荷超声心动图对肥厚型心肌病患者隐匿性梗阻的预测研究 [J]. 中国超声医学杂志，2018，34（10）：26-29.

[4] Elliott PM, Anastasakis A, Borger MA, et al. 2014 ESC Guidelines on diagnosis and management of hypertrophic cardiomyopathy: the Task Force for the Diagnosis and Management of Hypertrophic Cardiomyopathy of the European Society of Cardiology（ESC）[J]. Eur Heart J, 2014, 35: 2733-2779.

［5］Maron MS，Olivotto I，Zenovich AG，et al. Hypertrophic cardiomyopathy is predominantly a disease of left ventricular outflow tract obstruction［J］. Circulation. 2006 Nov 21，114（21）：2232-2239.

［6］Vaglio JC，Jr.，Ommen SR，Nishimura RA，et al. Clinical characteristics and outcomes of patients with hypertrophic cardiomyopathy with latent obstruction［J］. American heart journal，2008，156（2）：342-347.

第四节　儿童梗阻性肥厚型心肌病1例

肥厚型心肌病（HCM）是儿童及青壮年心脏性猝死（SCD）最重要的原因之一，儿童HCM患者临床表型重，预后较差，死亡率高，年死亡率高达6%。存在左心室流出道梗阻（LVOTO）的患儿更易发生严重心力衰竭和猝死。对于儿童梗阻性肥厚型心肌病目前治疗的金标准是室间隔旋切术，但外科手术创伤大，且儿童主动脉瓣环小，瓣下室间隔显露受限，手术视野差，室间隔心肌切除困难，手术风险高，并发症高，（复发率5%，永久起搏器植入达8%），死亡率4%。室间隔酒精消融术是一种有效解决成人LVOTO的微创治疗手段，然而儿童第一穿隔支普遍较细，导管往往无法导入，2011年《ACCF/AHA肥厚型心肌病诊断与治疗指南》不推荐对儿童HOCM患者行室间隔酒精消融治疗；2014年ESC《肥厚型心肌病诊断和管理指南》指出儿童及青少年行酒精消融术是有争议的；2020《AHA/ACC肥厚型心肌病诊断及治疗指南》建议不能耐受外科手术或高龄梗阻性肥厚型心肌病患者使用室间隔酒精消融术。本节介绍一例Liwen术式治疗儿童梗阻性肥厚型心肌病患者。

一、病史简介

患者男性，15岁，2年前活动后胸闷、胸痛伴气短，加重2个月，无晕厥及先兆晕厥，无HCM家族史及猝死家族史，规律服用美托洛尔等药物后上述症状无明显改善，遂就诊于西京医院肥厚型心肌病诊治中心，否认高血压、糖尿病、高脂血症及冠心病病史，否认家族遗传病病史。入院诊断：梗阻性肥厚型心肌病；NYHA心功能分级Ⅱ级。

二、术前常规检查

1.超声心动图

（1）二维超声：室壁非对称性肥厚，室间隔及左心室前壁明显增厚，室间隔最大厚度32mm，左心室前壁厚度20mm，左心室后壁厚度12mm，左心房增大（前后径36mm，左右径42mm）；各室壁运动搏幅未见明显异常；左心室射血分数67%（图3-10-20A、B）。

（2）M型超声：二尖瓣SAM征阳性，SAM征分级3级（图3-10-20C）。

（3）彩色多普勒：左心室流出道收缩期血流呈五彩镶嵌的湍流信号（图3-10-20D）二尖瓣中大量反流（反流面积7.9cm²）（图3-10-20F）。

（4）连续波多普勒：左心室流出道收缩期负向充填状射流，左心室流出道最大压差93mmHg（心率76次/分），瓦氏动作激发状态下最大压差101mmHg（75次/分）（图3-10-20E）。

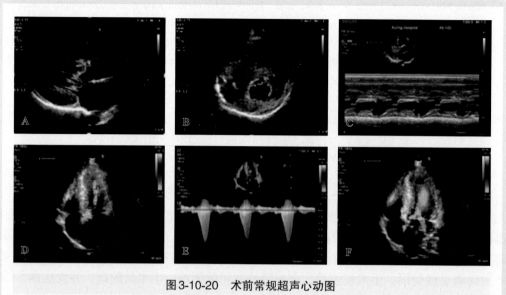

图3-10-20 术前常规超声心动图

A、B.室间隔明显增厚；C.SAM征阳性；D.左心室流出道五彩镶嵌湍流信号；E.静息状态下左心室流出道梗阻处频谱；F.二尖瓣反流频谱

2.运动负荷超声心动图　半仰卧位行踏车运动负荷试验3个阶段（75W）至患者达到目标心率174次/分，心电图无明显变化，室壁运动普遍增强，运动负荷过程中，未诱发室壁运动异常，恢复期时，左心室流出道最大压差由101mmHg（心率107次/分）上升至117mmHg（心率142次/分）（表3-10-8）。

表3-10-8 术前负荷超声心动图

	LVOT-PG （mmHg）	心率 （次/分）	血压 （mmHg）
静息状态	101	107	115/74
运动期1阶段（25W）	95	128	123/74
运动期2阶段（50W）	107	148	126/83
运动期3阶段（75W）	99	176	147/89
恢复期（1分钟）	116	150	130/80
恢复期（3分钟）	117	142	117/74
恢复期（6分钟）	108	138	105/65
恢复期（8分钟）	115	132	102/67
心电图			
静息状态	窦性心律，室内传导阻滞，Ⅱ、Ⅲ、aVF、$V_4 \sim V_6$导联ST段下移0.15～0.2mV		
运动期	$V_4 \sim V_6$导联ST较静息期下移0.1mV		
恢复期	ST段较静息期无明显变化		

3.心脏磁共振　室间隔及左心室各壁不同程度增厚，延迟增强扫描示室间隔、左心室前壁及下壁可见多处斑片状纤维化（图3-10-21A、B）。

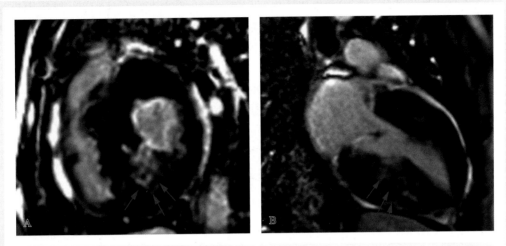

图3-10-21 术前心脏磁共振所示：室间隔、左心室前壁及下壁多处斑片状纤维化（箭头所示）

4. 心电图 Ⅱ、Ⅲ、aVF导联ST段下移0.10mV，Ⅱ、Ⅲ、aVF导联T波双向、倒置，QRS时限增宽，考虑室内传导阻滞（图3-10-22）。

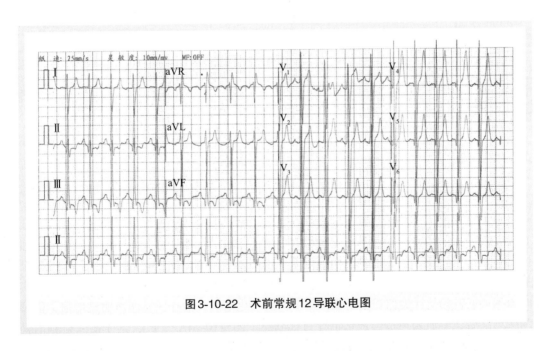

图3-10-22 术前常规12导联心电图

5. 24小时动态心电图 窦性心律，最快心率160次/分，最慢心率47次/分，室性期前收缩2次，ST-T改变。

6. 心肌损伤四项 NT-proBNP为2857.00pg/ml（参考值范围：0～125 pg/ml）、CK-Mbmass为4.900ng/ml（参考值范围：0.3～4.0 ng/ml）、肌钙蛋白Ⅰ为0.070 ng/ml（参考值范围：0～0.03 ng/ml）、肌红蛋白为22.30ng/ml（参考值范围：0～70 ng/ml）。

7. 6分钟步行试验　试验结束血压由 120/65 mmHg 升至 136/71 mmHg，呼吸困难等级由 0 级上升至 2 级，步行总距离：451m，根据评价标准考虑为轻度心肺功能不全（评价标准：总距离＜150m 表示重度心肺功能不全；150～425m 为中度心肺功能不全；426～550m 为轻度心肺功能不全）。

8. 基因检测　患者携带 *MYH7*-I909T 基因突变（图 3-10-23），此突变位点在人类基因突变数据库（HGMD）数据库被定义为肥厚型心肌病致病突变位点。

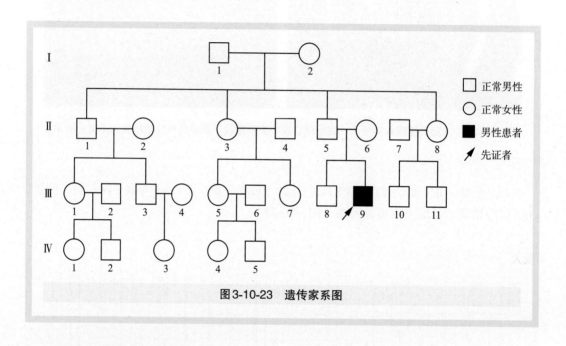

图 3-10-23　遗传家系图

9. 5年 SCD 风险评分（SCDI）5.95%，为猝死中危患者。根据 2014 年 ESC《肥厚型心肌病诊断和管理指南》，考虑置入 ICD，患者拒绝。

三、手术过程

患者左侧卧位，常规外科手术消毒、铺巾，麻醉医师行全身麻醉，超声选择非标准心尖五腔切面，在超声引导下将射频针沿心尖部室间隔长轴进针至前间隔基底部肥厚部位，确认射频针位于异常肥厚室间隔中间部位，启动射频仪，功率由 10W 逐渐提高至最大功率 80W，依次消融 Ⅰ、Ⅱ、Ⅲ、Ⅳ 区基底部及中部肥厚室间隔，术中经胸超声实时探测可见射频从针尖部开始气化，逐步扩大气化范围，治疗区域回声明显增强，射频消融结束后，心肌超声造影评估治疗目标满意（图 3-10-24A～F），给予撤除射频消融针，治疗过程顺利，患者生命体征平稳，安返监护室。

四、术后随访

患者目前随访 3 年，随访期间患者再无胸闷、胸痛等症状，无恶性心律失常，术后恢复良好，NYHA 心功能 Ⅰ 级。术后 3 年超声心动图，室间隔最大厚度 10mm，SAM 阴性，静息状态下左心室分级流出道最大压差 8mmHg（心率 79 次/分），瓦氏激发状态下

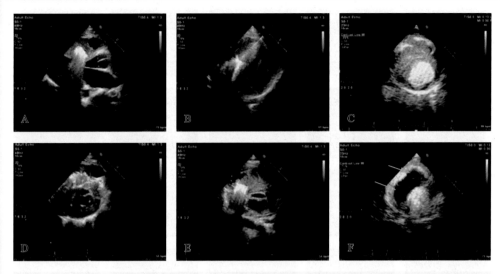

图3-10-24　术中实时超声心动图

A～E.消融室间隔；C.术前超心肌声学心肌造影；F.术后即刻心肌声学造影，"黑洞"（充盈缺损）区域为消融范围（箭头所指）

最大压差8mmHg（心率78次/分），运动负荷激发状态下最大压差10mmHg（心率123次/分），左心室射血分数58%，二尖瓣反流少量，手术效果满意，随访结果如表3-10-9和图3-10-25。

表3-10-9　超声心动图随访结果

随访时间	术前	术后1年	术后1.5年	术后2年	术后2.5年	术后3年
最大室间隔厚度（D/mm）	32	16	15	14	12	10
静息状态LVOT PGmax（mmHg）	93	11	10	9	7	7
瓦氏动作激发状态LVOT PGmax（mmHg）	101	15	12	10	7	8
运动负荷LVOT PGmax（mmHg）	116	–	11	11	10	10
二尖瓣反流（cm²）	7.9	3.6	3.0	3.0	2.9	2.7
左心房内径（左右径/前后径，mm）	36/4	36/37	36/35	35/34	35/34	33/30
SAM征分级	3级	0级	0级	0级	0级	0级

五、心得体会

儿童肥厚型心肌病病因学复杂，临床表型重，死亡率高。Liwen术式治疗成人梗阻性肥厚型心肌病在西京医院肥厚型心肌病诊治中心的临床实践和长期随访中得到明确验证，Liwen术式治疗儿童梗阻性肥厚型心肌病患者需重点强调病因学诊断，排除代谢性疾病、神经肌肉综合征等其他原因引起的心肌肥厚；另外儿童肥厚型心肌病患者在青春期因心室重构导致室壁厚度的增长，存在复发的风险，故Liwen术式在治疗儿童梗阻性肥厚型心肌病患者中应尽可能较大范围消融，术后加强长期随访。本例患者3年中长期

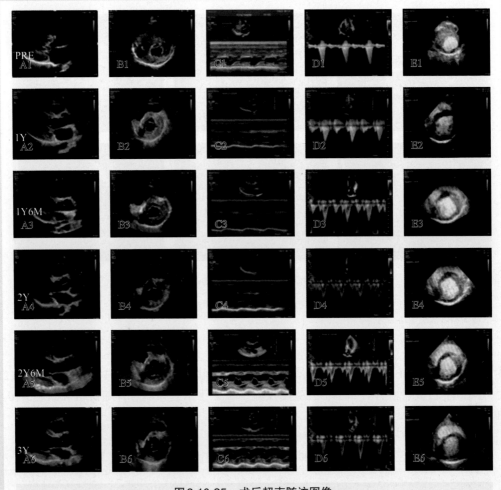

图3-10-25　术后超声随访图像

A1～E1. 术前超声图像；A2～E2. 术后1年超声随访图像；A3～E3. 术后1年6个月超声随访图像；A4～E4. 术后2年超声随访图像；A5～E5. 术后2年6个月超声随访图像；A6～E6. 术后3年超声随访图像

随访效果满意，3年复查超声结果室间隔厚度10mm，由极度肥厚恢复至正常室间隔厚度；运动负荷超声激发后左心室流出道最大压差10mmHg（心率123次/分），梗阻完全解除，各项指标稳定，目前西京医院肥厚型心肌病诊治中心已完成10例儿童梗阻性肥厚型心肌病患者的治疗，效果满意，Liwen术式治疗儿童梗阻性肥厚型心肌病患者初步研究是安全及有效的，Liwen术式为儿童梗阻性肥厚型心肌病患者提供了一种新的微创治疗方法，但其临床疗效及远期存活率还需大样本、长期随访。

（朱晓丽）

参考文献

［1］王会颖，冯正义，赵明霞，等. 改良扩大Morrow手术治疗儿童肥厚型梗阻性心肌病的体外循环管理［J］. 中国体外循环杂志，2020，18（01）：14-17.

［2］中华医学会儿科学分会心血管学组儿童心肌病精准诊治协作组，《中国实用儿科杂志》编辑委员会. 中国儿童肥厚型心肌病诊断的专家共识［J］. 中国实用儿科杂志，2019，034（005）：329-334.

［3］Altarabsheh SE，Dearani JA，Burkhart HM，et al. Outcome of septal myectomy for obstructive hypertrophic cardiomyopathy in children and young adults［J］. Ann Thorac Surg，2013，95：663-669.

［4］Elliott PM，Anastasakis A，Borger MA，et al. 2014 ESC Guidelines on diagnosis and management of hypertrophic cardiomyopathy：the Task Force for the Diagnosis and Management of Hypertrophic Cardiomyopathy of the European Society of Cardiology（ESC）［J］. Eur Heart J，2014，35：2733-2779.

［5］Gersh BJ，Maron BJ，Bonow RO，et al. 2011 ACCF/AHA guideline for the diagnosis and treatment of hypertrophic cardiomyopathy：a report of the American College of Cardiology Foundation/American Heart Association Task Force on Practice Guidelines［J］. J Thorac Cardiovasc Surg，2011，142（6）：153-203.

［6］Lipshultz SE，Sleeper LA，Towbin JA，et al. The incidence of pediatric cardiomyopathy in two regions of the United States［J］. N EnglJ Med，2003，348（17）：1647-1655.

［7］Quintana E，Johnson JN，Sabate Rotes A，et al. Surgery for biventricular obstruction in hypertrophic cardiomyopathy in children and young adults：technique and outcomes［J］. Eur J Cardiothorac Surg，2015，47：1006-1012.

［8］Schleihauf J，Cleuziou J，Pabst von Ohain J，et al. Clinicallong-term outcome of septal myectomy for obstructive hypertrophic cardiomyopathy in infants［J］. Eur J Cardiothorac Surg，2018，53：538-544.

［9］Ullal AJ，Abdelfattah RS，Ashley FA，et al. Hypertrophic cardiomyopathy as a cause of sudden cardiac deathin the young：a meta-analysis［J］. Am J Med，2016，129（5）：486-496.

［10］Ommen SR，Mital S，Burke MA，et al. 2020 AHA/ACC Guideline for the Diagnosis and Treatment of Patients With Hypertrophic Cardiomyopathy：Executive Summary：A Report of the American College of Cardiology/American Heart Association Joint Committee on Clinical Practice Guidelines［J］. Circulation，2020 Dec 22；142：e533-e557.

第五节　心腔内梗阻性肥厚型心肌病伴心尖部室壁瘤1例

左心室腔内梗阻性肥厚型心肌病约占肥厚型心肌病（HCM）的10%，其预后差，并发症较多，包括心尖室壁瘤、恶性心律失常、猝死等。而心尖部室壁瘤在左心室腔内梗阻者中的发生率约为28.4%，其往往比单纯左心室腔内梗阻者预后更差，但目前临床上对该类型HCM认识有限，若能尽早发现并全面充分评估，积极干预及时合理调整治疗措施可能改善预后。本节介绍一例行Liwen术式治疗心腔内梗阻性HCM伴心尖部室壁瘤的患者。

一、病史简介

患者男性，60岁，2006年4月因常规检查发现心电图T波倒置，与当地医院进一步检查后确诊为HCM，平时偶感胸闷，未给予重视。近1年来患者活动后胸闷、气短等症状且加重，于2020年6月首次就诊于西京医院肥厚型心肌病诊治中心，确诊为梗阻性肥厚型心肌病（HOCM），服用富马酸比索洛尔50 mg/d治疗后上述症状未见明显改善。否认糖尿病、高脂血症、冠心病及家族性遗传病史，既往有高血压病史40年，最高血压160/110mmHg，平素血压控制良好。入院诊断：心腔内梗阻性肥厚型心肌病，心尖室壁瘤，NYHA心功能分级Ⅱ级。

二、术前常规检查

1. 超声心动图

（1）二维超声：非对称性室壁增厚，室间隔厚度为17～20mm，以后间隔中部为著，最大室间隔增厚为20mm，左心室后侧壁为12～16 mm（图3-10-26A、B）；左心房增大（左右径42mm，前后径38mm）；左心室射血分数55%；左心室心尖部圆钝，向外呈瘤样膨出，收缩期显著，膨出部分室壁厚度变薄4～5mm，与正常室壁呈矛盾运动，瘤口宽27mm，瘤体深度17mm，瘤内未见血栓形成，考虑心尖部室壁瘤改变（图3-10-26A）。

（2）M型超声：二尖瓣SAM征阴性，SAM征分级1级（图3-10-26C）。

（3）彩色多普勒：左心室腔内乳头肌水平收缩期血流呈五彩镶嵌的湍流信号（图3-10-26D）。

（4）连续波多普勒：左心室流出道静息状态下最大压差3mmHg（心率89次/分），瓦氏动作激发状态下最大压差4mmHg（心率95次/分）；左室心腔内血流湍流，静息状态下最大压差42mmHg（心率87次/分）（图3-10-26E），瓦氏动作激发状态下最大压差51mmHg（心率92次/分）（图3-10-26F）。

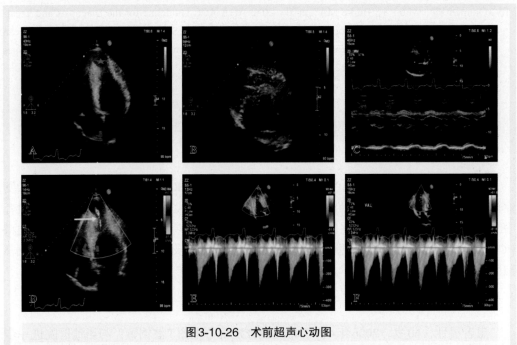

图3-10-26 术前超声心动图

A、B.室间隔增厚，左心房增大，心尖室壁瘤（星号标识）形成；C.SAM征阴性；D.左心室腔内五彩镶嵌的湍流信号（细箭头标识）；E.静息状态下左心室腔内梗阻处频谱图；F.瓦氏动作激发状态下左心室腔内梗阻处频谱

2. 运动负荷超声心动图

半仰卧位行踏车运动负荷试验2个阶段（50W），至患者达到目标心率136次/分，心电图无明显变化，室壁运动普遍增强，运动负荷过程中，未

诱发室壁运动异常，运动期时，左心室流出道最大压差由7.5mmHg（心率108次/分）上升至8.1mmHg（心率126次/分），左心室心腔内最大压差由49mmHg（心率126次/分）上升至64mmHg（心率136次/分）（表3-10-10）。

表3-10-10　术前负荷超声心动图

	LVOT-PG（mmHg）	LVC-PG（mmHg）	心率（次/分）	血压（mmHg）	心电图
静息状态	7.5	59	108	141/69	窦性心律 左心室肥厚 Ⅱ Ⅲ aVF V$_5$～V$_6$导联 ST 段下移 0.05mV Ⅱ Ⅲ aVF V$_3$～V$_6$导联 T 波倒置
运动期1阶段（25W）	8.1	49	126	163/90	ST-T 较静息期无明显变化
运动期2阶段（50W）	8.0	64	136	171/84	Ⅱ Ⅲ aVF V$_3$～V$_6$导联 ST 段较静息期下移 0.05mV
恢复期（1分钟）	5.4	49	122	177/80	ST-T 恢复静息期
恢复期（3分钟）	6.0	50	110	152/80	室性期前收缩 ST-T 恢复静息期
恢复期（6分钟）	5.9	52	101	148/80	室性期前收缩 ST-T 恢复静息期
恢复期（8分钟）	7.0	43	97	131/85	ST-T 恢复静息期

3.冠状动脉CT增强扫描　冠状动脉各支未见明确狭窄及斑块。

4.心脏磁共振　左心室各壁中部增厚；心脏电影示左心室舒张功能受限，延迟增强扫描示室间隔斑片状强化及心尖部心内膜下环状强化，多考虑左心室中部肥厚型心肌病并心尖部室壁瘤形成，心尖部心内膜下缺血性改变（图3-10-27）。

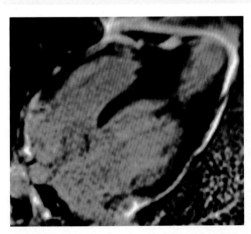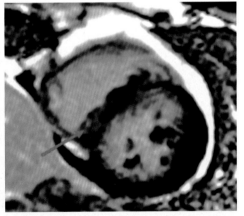

图3-10-27　术前心脏磁共振

心尖室壁瘤（星号标识），室间隔心肌纤维化（箭头所示）

5.常规12导联心电图　V$_1$～V$_2$导联ST段抬高≤0.05mV，Ⅰ、Ⅱ、Ⅲ、aVF、V$_2$～V$_6$导联T波倒置；左心室肥厚（图3-10-28）。

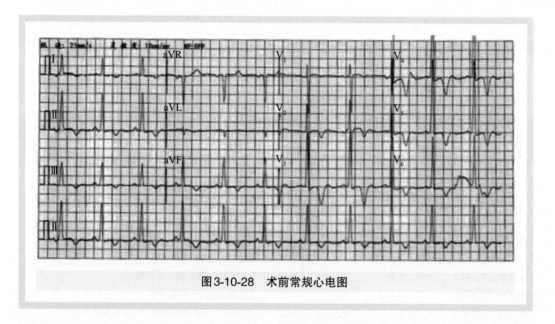

图3-10-28　术前常规心电图

6. 24小时动态心电图　窦性心律，最快100次/分，最慢49次/分，平均65次/分；室性期前收缩340次，多源，其中两次呈对发生，余为单发；房性期前收缩17次，余为单发。$V_4 \sim V_5$导联ST段下移≤0.20mV，$V_4 \sim V_5$导联T波倒置。

7. 心肌损伤四项　NT-proBNP为1063.00pg/ml（参考值范围：0 ～ 125 pg/ml）、CK-Mbmass为2.400ng/ml（参考值范围：0.3 ～ 4.0 ng/ml）、肌钙蛋白I为0.009ng/ml（参考值范围：0 ～ 0.03 ng/ml）、肌红蛋白为27.70ng/ml（参考值范围：0 ～ 70 ng/ml）。

8. 6分钟步行试验　该患者在试验中出现胸闷症状，总距离401m，根据评价标准诊断为中度心肺功能不全（评价标准：总距离＜150m 表示重度心肺功能不全；150 ～ 425m为中度心肺功能不全；426 ～ 550m为轻度心肺功能不全）。

9. 基因检测　未检测到明确与HCM肌小节基因相关的变异。

10. 5年SCD风险评分（SCDI）　1.88%，属于低危患者。

三、手术过程

患者平卧位，采用全身麻醉，穿刺备用临时起搏电极，常规外科手术消毒、铺巾并连接心电监护仪、心电图、射频消融系统以及超声仪器（Philips EPIQ 7C，S5-1探头），安装穿刺引导架及无菌保护套。在经胸超声心动图引导下，选择非标准心尖五腔心切面，上移一个肋间隙，避开心尖部室壁瘤，依次穿过皮肤、皮下组织、心外膜，沿心尖部室间隔长轴进针后间隔肥厚部位（图3-10-29A），确认射频针位于后间隔肥厚部位（Ⅲ区中部）（图3-10-29B），启动射频仪，功率由10W逐渐提高至最大功率65W，治疗时间共49.1分钟；后改针道至后间隔肥厚部位（Ⅳ区中部），最大功率55W，治疗时间共27.6分钟；再次改针道至前间隔肥厚部位（Ⅱ区中部），最大功率60W，治疗时间共25.8分钟，最后改针道至前间隔肥厚部位（Ⅰ区中部）（图3-10-29C），最大功率50W，治疗时间共33.9分钟。术中超声实时探查可见射频针从针尖部位开始气化，气化范围逐渐扩大，治疗区域回声明显增强，治疗结束后超声评估术后即刻压差（左心室腔内压差降至17mmHg）（心率64次/分）（图3-10-29D）。与术前造影图像（图3-10-29E、F）比较，即刻行心肌造影显示消融区心肌灌注呈"黑洞样"改变（图3-10-29G、H）；治疗过程顺利，患者生命体征平稳，安返监护室。

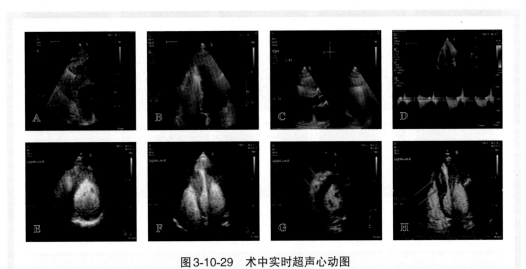

图3-10-29　术中实时超声心动图

A.进针至后间隔肥厚部位；B.消融后间隔；C.消融前间隔；D.评估术后即刻压差；E～F.术前造影；G～H.所指"黑洞"（充盈缺损）区域为消融范围（箭头处）

四、术后随访

由于该患者术后时间短，目前随访至术后1个月，仍需进一步追踪随访。随访期间内无剧烈活动后胸痛、胸闷、气短及晕厥等症状，症状较术前明显改善，目前患者恢复良好，NYHA心功能分级Ⅰ级，术后随访结果详见表3-10-11和图3-10-30。

表3-10-11　术后随访超声结果

随访时间		术前	术后1周	术后1个月
最大室间隔厚度（mm）		20	19	16
静息	LVOT-PG（mmHg）	3（89 bpm）	3（63 bpm）	3（57 bpm）
状态	LVC-PG（mmHg）	42（87 bpm）	8（66 bpm）	13（61 bpm）
瓦氏动作激发状态	LVOT-PG（mmHg）	4（95 bpm）	5（61 bpm）	5（58 bpm）
状态	LVC-PG（mmHg）	51（92 bpm）	30（63 bpm）	28（50 bpm）
运动	LVOT-PG（mmHg）	8（126 bpm）	-	-
负荷	LVC-PG（mmHg）	64（136 bpm）	-	-
左心房内径（左右径/前后径，mm）		42/38	44/38	43/38
二尖瓣反流（面积cm²）		0.7	1.2	0.6
SAM征分级		1级	0级	0级

注：括号内测量压差时的实时心率（bpm：次/分）

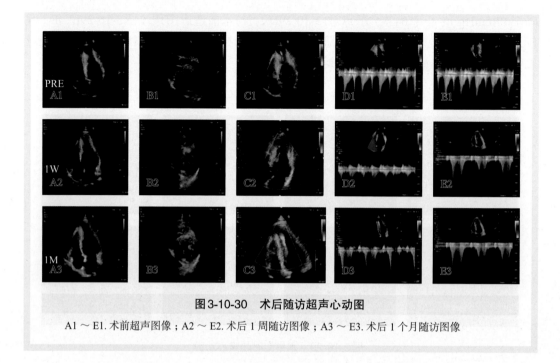

图 3-10-30 术后随访超声心动图

A1 ～ E1. 术前超声图像；A2 ～ E2. 术后 1 周随访图像；A3 ～ E3. 术后 1 个月随访图像

五、心得体会

该患者左心室流出道静息状态下最大压差3mmHg，瓦氏动作激发状态下最大压差4mmHg，常误认为非梗阻性肥厚型心肌病患者，加之可能受到超声图像的近场干扰，极易忽略左心室腔内梗阻及其并发心尖部室壁瘤的存在。传统心尖部室壁瘤多发生在心肌梗死后，通常由左冠状动脉及其前降支狭窄或闭塞导致，本例患者术前行冠状动脉CTA检查未见狭窄，排除心肌梗死后心尖部室壁瘤。结合病史及术前检查，该患者诊断为左心室心腔内梗阻合并心尖部室壁瘤，而左心室壁中部肥厚可导致左心室心腔内压力上升，心尖部压力和后负荷增高造成心尖部微循环受阻，且心肌增厚而氧供需不平衡，使得心尖部心肌被胶原组织代替，收缩功能减低，进一步促发室壁瘤的形成，而室壁瘤常可能伴有瘤内血栓、心脏破裂、进行性心力衰竭、恶性心律失常等发生，故需尽早对其进行手术干预，改善其临床预后结局。然而，目前针对单纯左心室中部梗阻的患者不同手术方式选择及其治疗效果的相关研究较少，有研究报道可行外科开胸经心尖路径切除室间隔，但该术式创伤较大，操作复杂，因此对术者和中心的经验要求极高。本例患者通过Liwen术式可精准地消融中部肥厚心肌，术中在超声引导下避开心尖室壁瘤，依次对室间隔四个区的中间部肥厚心肌进行消融，及时调整消融范围和能量，亦可根据术中情况及时停止消融以保护心电传导系统，同时实时监测心腔内压差。该患者随访1个月后症状明显改善，随访1个月内术后静息或者瓦氏动作激发后压差较术前明显改善，且在围手术期和术后随访期间均未发生恶性心律失常及其他不良并发症。由于目前对该患者的随访时间较短，Liwen术式治疗肥厚型心肌病心腔内梗阻合并心尖部室壁瘤的有效性需进一步验证。

（张　军　张　娟）

参考文献

［1］Kevin，C，Ong，et al. Transapical myectomy for severe mid-ventricular obstructive hypertrophic cardiomyopathy［J］. European Heart Journal，2014，35（39）：2713.

［2］Maron M S，Finley J J，Bos J M，et al. Prevalence，Clinical Significance，and Natural History of Left Ventricular Apical Aneurysms in Hypertrophic Cardiomyopathy［J］. Circulation，2008，118（15）：1541-1549.

［3］Minami Y，Haruki S，Hagiwara N. Phenotypic overlap in hypertrophic cardiomyopathy：Apical hypertrophy，midventricular obstruction，and apical aneurysm［J］. Journal of Cardiology，2014，64（6）：463-469.

［4］Minami Y，Kajimoto K，Terajima Y，et al. Clinical Implications of Midventricular Obstruction in Patients With Hypertrophic Cardiomyopathy［J］. Journal of the American College of Cardiology，2011，57（23）：2346-2355.

第六节　重度室间隔肥厚并左心室流出道梗阻及左心室中部梗阻1例

梗阻性肥厚型心肌病（HOCM）主要特征为室间隔肥厚造成左心室流出道或左心室中部梗阻，约70%的肥厚型心肌病（HCM）患者在静息或激发后出现梗阻（左心室流出道/心腔内压差≥30 mmHg）。单纯左心室中部梗阻型HCM是少见亚型，发病率约3%，与单纯左心室流出道梗阻亚型相比该亚型更易发生心力衰竭、恶性心律失常、脑卒中和猝死等不良后果。另一方面，该亚型通常无明显流出道梗阻和SAM征表现，早期临床重视不足，同时其病情进展快，容易延误治疗时机。本节介绍一例重度室间隔肥厚同时合并左心室流出道及中部梗阻的HOCM患者，该类型在临床上更为罕见。

一、病史简介

患者青年男性，27岁。4⁺年前于劳累、情绪激动后出现胸闷、气短，休息后缓解，无晕厥或先兆晕厥，无黑矇，未予以重视。2014年12月因其妹被确诊为HCM，遂到西京医院肥厚型心肌病诊治中心行家系筛查，行超声心动图提示：非对称性梗阻性肥厚型心肌病，左心室流出道及左心室腔内狭窄。自诉平时心率65～75次/分，予以规律服用琥珀酸美托洛尔、曲美他嗪等药物治疗，症状时轻时重。近半年来症状持续加重，胸闷、气短较前发作频繁，偶有黑矇，为求进一步治疗至西京医院肥厚型心肌病诊治中心就诊。否认高血压、糖尿病、高脂血症及冠心病病史。除其父亲与妹妹患有HCM外，否认其他家族性遗传病史。入院诊断：梗阻性肥厚型心肌病；NYHA心功能分级Ⅱ级。

二、术前常规检查

1. 超声心动图

（1）二维超声：室壁非对称性增厚，以前间隔及左心室前壁为著，前间隔基底部厚度为30mm，中部厚度为29mm，后间隔基底部厚度为15mm，中部厚度为12mm，后壁基底部及中部厚度均为9mm；左心房内径增大（左右径44mm，前后径36mm）；各室壁运动搏幅未见明显异常；左心室射血分数61%（图3-10-31A、B）。

（2）M型超声：二尖瓣SAM征阳性，SAM征分级3级（图3-10-31C）。

（3）彩色多普勒：左心室流出道及左心室腔内乳头肌水平收缩期血流呈五彩镶嵌的湍流信号（图3-10-31D）。

（4）连续波多普勒：左心室流出道及左心室腔内收缩期负向充填状射流，左心室流出道最大压差45mmHg（心率74次/分）（图3-10-31E），左心室心腔内最大压差44mmHg（心率80次/分）（图3-10-31F）；右心室心腔内及流出道血流速度加快。

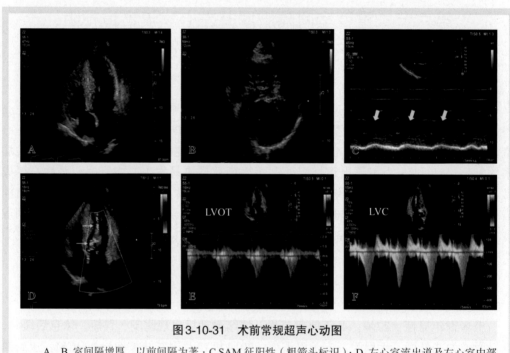

图3-10-31 术前常规超声心动图

A、B.室间隔增厚，以前间隔为著；C.SAM征阳性（粗箭头标识）；D.左心室流出道及左心室中部五彩镶嵌的湍流信号（细箭头标识）；E.静息状态下左心室流出道梗阻处频谱；F.静息状态下左心室中部梗阻处频谱

2. 运动负荷试验 半仰卧位行踏车运动负荷试验3个阶段（75W）至患者达到目标心率164次/分，心电图无明显变化，室壁运动普遍增强，运动负荷过程中，未诱发室壁运动异常。恢复期时，左心室流出道最大压差由52mmHg（心率97次/分）上升至61mmHg（心率126次/分），左心室腔内最大压差由40mmHg（心率97次/分）上升至55mmHg（心率108次/分）。存在血压递增不良现象（递增14mmHg）（表3-10-12）。

表3-10-12　术前运动负荷试验

	LVOT-PG （mmHg）	LVC-PG （mmHg）	心　率 （次/分）	血　压 （mmHg）
静息状态	52	40	97	125/60
运动期1阶段（25W）	59	24	123	129/66
运动期2阶段（50W）	51	23	134	127/72
运动期3阶段（75W）	40	13	166	139/79
恢复期（1分钟）	61	29	126	132/69
恢复期（3分钟）	53	29	111	123/78
恢复期（6分钟）	49	37	103	126/77
恢复期（8分钟）	40	55	108	111/78
心电图				
静息状态	窦性心律，左心室肥厚，Ⅰ、aVL 导联 ST 段下移 0.1～0.15mV，Ⅱ、Ⅲ、aVF、 V$_1$～V$_6$ 导联 ST 段抬高 0.1～0.2mV，Ⅱ、Ⅲ、aVF 导联呈 QS、Qrs 型			
运动期	ST-T 较静息期无明显变化			
恢复期	ST-T 较静息期无明显变化			

3.冠状动脉CT增强扫描　前降支7段见长约2.1cm的血管走行于心肌内，管腔压缩大于75%，余血管无明显异常。

4.心脏磁共振　室间隔、左心室前壁及侧壁明显增厚，心脏电影示左心室舒张功能受限，增强扫描室间隔见斑片状明显强化影，考虑非对称性肥厚型心肌病伴部分心肌纤维化（图3-10-32）。

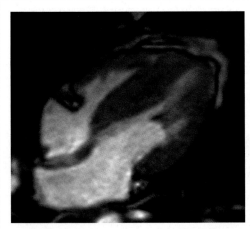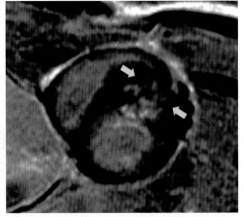

图3-10-32　术前心脏磁共振：室间隔、左心室前壁、侧壁部分心肌纤维化（箭头所示）

5.心电图提示 心率62次/分,窦性心律;Ⅱ、Ⅲ、aVF导联呈QS、qrS型,Ⅱ、Ⅲ、aVF、$V_1 \sim V_6$导联ST段抬高,Ⅰ、aVL导联ST段下移,Ⅰ、aVL、$V_2 \sim V_5$导联T波倒置双向;顺钟向转位(图3-10-33)。

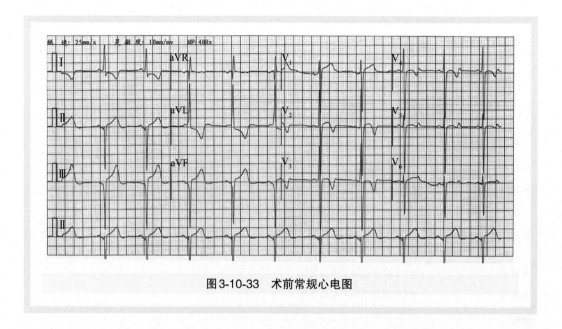

图3-10-33 术前常规心电图

6.24小时动态心电图 多源、单发室性期前收缩2次,窦性心律、完全性左束支传导阻滞及ST-T改变。

7.心肌损伤四项 NT-proBNP为1123.00 pg/ml(参考值范围:0 ~ 125 pg/ml)、CK-Mbmass为5.300 ng/ml(参考值范围:0.3 ~ 4.0 ng/ml)、肌钙蛋白I为0.010 ng/ml(参考值范围:0 ~ 0.03 ng/ml)、肌红蛋白为20.10 ng/ml(参考值范围:0 ~ 70 ng/ml)。

8.基因检测及家系图 该患者(Ⅱ1)及其妹妹(Ⅱ3)、父亲(Ⅰ1)均携带*MYH7-Q734E*位点突变,根据ACMG指南,该变异初步判定为致病性变异(图3-10-34)。

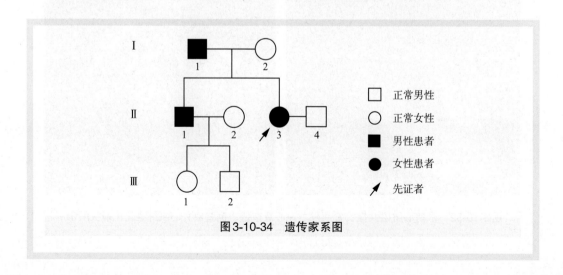

□ 正常男性
○ 正常女性
■ 男性患者
● 女性患者
↗ 先证者

图3-10-34 遗传家系图

9. 6分钟步行试验　该患者在试验中出现胸闷症状，试验结束呼吸困难等级由0级上升至2级，步行总距离：414m，根据评价标准诊断为轻度心肺功能不全（评价标准：总距离＜150m表示重度心肺功能不全；150～425m为中度心肺功能不全；426～550m为轻度心肺功能不全）。

10. 5年SCD风险评分（SCDI）　3.71%，为低危患者。

三、手术过程

患者平卧位，采用全身麻醉，穿刺放置临时起搏电极，常规外科手术消毒、铺巾并连接心电监护仪、心电图、射频消融系统以及超声仪器（Philips EPIQ 7C，S5-1探头），安装穿刺引导架及无菌保护套。在经胸超声心动图引导下，选择非标准心尖五腔切面经胸骨旁肋间隙插入射频针，注意避开心尖部小血管，依次穿过皮肤、皮下组织、心外膜，沿心尖部室间隔长轴进针至前间隔基底部（Ⅰ区）肥厚部位。确认射频针位于Ⅰ区，启动射频仪，功率由10W逐渐提高至最大功率70W，治疗时间共13分钟；退针至前间隔中间部（Ⅱ区）进行消融，最大功率70W，治疗时间共9分钟；术中超声实时探查可见射频针从针尖部位开始气化，气化范围逐渐扩大，治疗区域回声明显增强（图3-10-35A、B）。前间隔消融完成后，实时心电图出现阵发性房性心动过速，给予药物治疗后，恢复窦性心律。考虑到该患者主要为前间隔肥厚且SAM征接触点位于前间隔基底部，术前核磁提示纤维化较重易诱发恶性心律失常，经综合评估决定停止后间隔消融，待随访后根据病情需要可择期行二次消融手术。消融停止后即刻行超声心动图显示左心室流出道压差降至8mmHg（心率52次/分）（图3-10-35C），左心室心腔内压差降至5mmHg（心率52次/分）（图3-10-35D），行心肌声学造影显示消融区心肌灌注呈"黑洞样"改变（图3-10-35G、H）。治疗结束后撤除射频消融针，患者生命体征平稳，安返监护室。

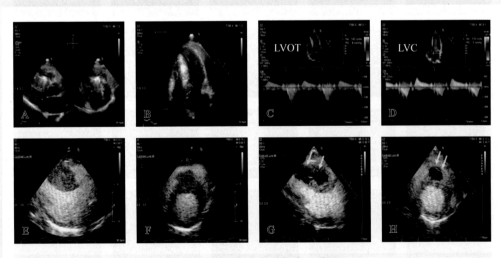

图3-10-35　术中实时超声心动图

A. 超声引导下进针；B. 消融前间隔；C. 术后即刻左心室流出道压差；D. 术后即刻左心室中部压差；E～F. 术前心肌声学造影，示前间隔显著增厚；G～H. 术后即刻心肌声学造影，"黑洞"（充盈缺损）区域为消融范围

四、术后随访

该患者已随访2年，随访期间内症状较术前明显改善，偶有胸闷，无黑朦发生。术后恢复良好，NYHA心功能分级Ⅰ级。截至术后2年随访时，最大室间隔厚度降至19mm，左心室流出道与左心腔内梗阻解除，SAM征阴性，手术效果满意，随访结果如表3-10-13和图3-10-36。

表3-10-13　术后超声随访数据

随访时间		术前	术后1年	术后1.5年	术后2年
最大室间隔厚度（mm）		30	21	19	19
静息状态	LVOT-PG（mmHg）	45（74 bpm）	12（60 bpm）	16（75 bpm）	13（67 bpm）
	LVC-PG（mmHg）	44（80 bpm）	4（64 bpm）	-	-
运动负荷	LVOT-PG（mmHg）	61（126 bpm）	51（118 bpm）	28（92 bpm）	-
	LVC-PG（mmHg）	55（108 bpm）	9（104 bpm）	-	-
左心房内径（左右径/前后径，mm）		44/36	35/32	39/33	38/31
二尖瓣反流（cm²）		无	无	无	无
SAM征分级		3级	0级	0级	0级

注：括号内为测量压差时的实时心率（bpm：次/分）

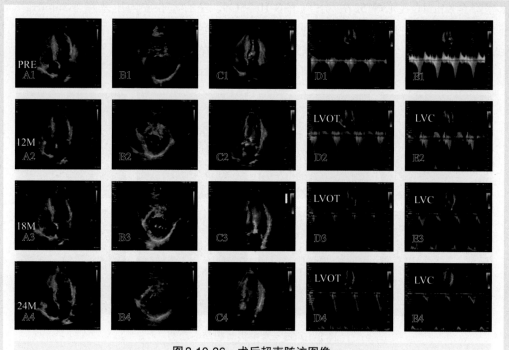

图3-10-36　术后超声随访图像

A1～E1. 术前超声图像；A2～E2. 术后1年超声随访图像；A3～E3. 术后1.5年超声随访图像；A4～E4. 术后2年超声随访图像

五、心得体会

左心室流出道合并中部梗阻性肥厚型心肌病作为 HCM 少见的重要亚型，临床应引起足够重视，早期诊断和全面评估并积极干预，对改善预后具有积极意义。目前针对单纯左心室中部梗阻的患者不同手术方式选择及其治疗效果的相关队列研究较少，一般采用改良扩大的 Morrow 式；极少部分 HCM 患者同时合并有流出道梗阻和左心室中部梗阻，有研究推荐此类患者采用经主动脉和经心尖联合入路的室间隔肌切除术，该术式创伤较大，操作复杂，同时有损伤瓣膜和冠状动脉风险，且易出现传导束传导异常，因此对术者和中心的经验要求极高，临床应用相对谨慎。本例患者通过 Liwen 术式依次对前间隔基底部至中间部肥厚心肌进行了消融，术中在超声引导下避开了对瓣膜和冠状动脉的损伤，同时实时评估心腔内和流出道压差，及时调整和停止消融以保护传导系统。随访 1 年时症状已有明显改善，减容效果满意，左心室中部运动负荷激发后最大压差 9mmHg，梗阻解除；随访至 2 年，左心室流出道运动负荷激发后最大压差 28mmHg，梗阻基本解除，心腔内无复发梗阻，各项指标稳定，且在围手术期和术后随访期间均未发生恶性心律失常。该患者主要为前间隔肥厚，术中消融前间隔基底部及中部，术后流出道和心腔内梗阻均解除，故暂时不考虑行二次消融手术。可见，Liwen 术式治疗左心室流出道合并中部梗阻的 HCM，采用经心尖心肌进针路径，可对室间隔各部位肥厚心肌进行可控消融，同时该术式避免了开胸进行复杂的手术操作，简化了手术过程，同样具有安全性和有效性。

（左　蕾　姚　璐）

参考文献

［1］安硕研，樊朝美，赵世华，等. 左心室中部肥厚型梗阻性心肌病的临床特点及预后［J］. 中国循环杂志，2015，11：1053-1057.

［2］Cecchi F，Olivotto I，Nistri S，et al. Midventricular obstruction and clinical decision-making in obstructive hypertrophic cardiomyopathy［J］. HERZ，2006，31（9）：871-876.

［3］Hang D，Schaff HV，Ommen SR，et al. Combined transaortic and transapical approach to septal myectomy in patients with complex hypertrophic cardiomyopathy［J］. J Thorac Cardiovasc Surg，2018，155（5）：2096-2102.

第七节　肥厚型心肌病伴席汉综合征并左心室流出道狭窄 1 例

2014 年 ESC《肥厚型心肌病诊断和管理指南》中对肥厚型心肌病（HCM）的病因学分型显示 5% ～ 10% 为其他遗传或非遗传因素，其中长期使用某些药物，包括促代谢合成的类固醇、他克莫司和羟氯喹等，可导致左心室肥厚，此类患者停用相关药物后左心室肥厚可逆转，但部分患者需长期服用激素类药物。本节介绍一例 Liwen 术式治疗的 HCM 伴席汉综合征并左心室流出道狭窄的患者。

一、病史简介

患者女性，64岁，10⁺年前上坡、快走时出现胸闷、气短伴心悸。2014年洗澡后晕厥两次，2017年及2019年入厕时出现晕厥，每次持续均为2～5分钟，自行恢复意识。2019年2月出现心前区疼痛，平躺后缓解。2019年6月首次就诊于西京医院肥厚型心肌病诊治中心，确诊为HOCM。平时心率50～60次/分，规律服用培哚普利片（1次一片，每日2次）治疗后，上述症状未见明显缓解。既往史：席汉综合征34年，长期口服泼尼松和优甲乐治疗。否认家族性遗传病史。入院诊断：梗阻性肥厚型心肌病；席汉综合征；NYHA心功能分级Ⅲ级。

二、术前常规检查

1.超声心动图

（1）二维超声：室壁非对称性增厚，室间隔增厚，以前间隔基底部为著，厚度为24mm；后间隔基底部厚度为23mm，左心室前壁厚度为12mm，后壁厚度为10mm，左心房增大（左右径49mm，前后径44mm）；各室壁运动搏幅未见明显异常；左心室射血分数61%（图3-10-37A～C）。

（2）M型超声：二尖瓣SAM征阳性，SAM征分级3级（图3-10-37D）。

（3）彩色多普勒：左心室流出道血流呈五彩镶嵌的湍流信号，二尖瓣中量反流（反流面积5.8cm²）（图3-10-37E、F）。

（4）连续波多普勒：左心室流出道血流湍流负向充填状射流，静息状态下最大压差96mmHg（43次/分）（图3-10-37G），瓦氏动作激发状态下最大压差131mmHg（44次/分）

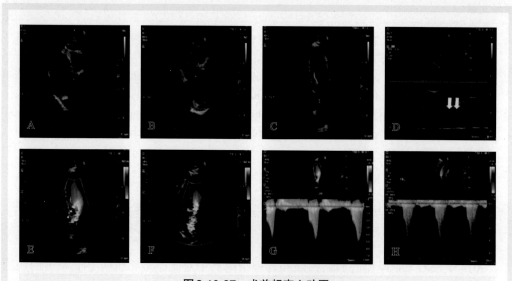

图3-10-37 术前超声心动图

A～C.室间隔增厚，左心房增大；D.SAM征阳性（粗箭头标识）；E.左心室流出道出道五彩镶嵌的湍流信号（细箭头标识）；F.二尖瓣反流；G.静息状态下左心室流出道梗阻处频谱；H.瓦氏动作激发状态下左心室流出道梗阻处频谱

（图3-10-37H），左心室心腔内、右心室心腔内及流出道血流速度正常。

2.运动负荷超声心动图　半仰卧位行踏车运动负荷试验2个阶段（50W）至患者达到最大心率99次/分，室壁运动普遍增强，运动负荷过程中，未诱发室壁运动异常，左心室流出道最大压差由152mmHg（心率68次/分）上升至197mmHg（心率83次/分），无血压递增不良现象（递增48mmHg）（表3-10-14）。

表3-10-14　术前负荷超声心动图

	LVOT-PG（mmHg）	心率（次/分）	血压（mmHg）	心电图
静息状态	152	68	136/67	Ⅰ、Ⅱ、aVL、$V_4 \sim V_6$导联ST段下移≤0.10mV
运动达峰期（50W）	118	99	184/75	Ⅰ、Ⅱ、$V_4 \sim V_6$导联ST段下移≤0.075mV
恢复期（1分钟）	197	83	164/74	Ⅰ、Ⅱ、Ⅲ、$V_3 \sim V_6$导联ST段下移≤0.15mV
恢复期（3分钟）	183	71	166/70	Ⅰ、Ⅱ、aVF、$V_4 \sim V_6$导联ST段下移≤0.10mV
恢复期（6分钟）	175	71	155/72	Ⅰ、Ⅱ、aVF、$V_4 \sim V_6$导联ST段下移≤0.15mV
恢复期（8分钟）	170	72	138/73	Ⅰ、Ⅱ、aVF、$V_4 \sim V_6$导联ST段下移≤0.10mV

3.冠状动脉CT增强扫描　右冠1段见钙化斑，管腔轻微狭窄，左主干见钙化斑，管腔轻度狭窄，前降支6段见钙化斑，管腔轻度狭窄，回旋支11段起始见混合斑，段末端见钙化斑，12段起始见混合斑，管腔轻度狭窄。

4.心脏磁共振　室间隔、左心室前壁及下壁增厚，见少许斑片状明显异常强化影，多考虑为非对称性肥厚型心肌病，伴少许心肌纤维化（图3-10-38）。

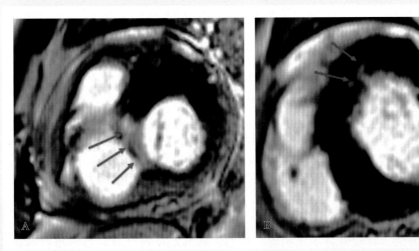

图3-10-38　术前心脏磁共振：室间隔、左心室前壁及下壁部分心肌纤维化（箭头处）

5.心电图　心率64次/分，Ⅱ、Ⅲ、aVF、$V_4 \sim V_6$导联ST段下移0.05～0.15mV，Ⅰ、aVL导联T波低平，左心室高电压，rV_1V_2递增不良（图3-10-39）。

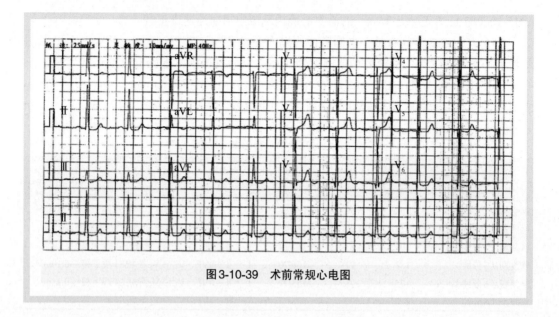

图3-10-39 术前常规心电图

6. 24小时动态心电图 室性期前收缩1次，房性期前收缩30次，其中1次短阵性房性心动过速，连续4次心搏，速率105次/分，余为单发。

7. 心肌损伤四项 NT-proBNP为4165.00pg/ml（0～125pg/ml），CK-Mbmass为2.600ng/ml（0.3～4.0ng/ml），肌钙蛋白I为0.029ng/ml（0～0.03ng/ml），肌红蛋白为27.40ng/ml（0～70ng/ml）。

甲状腺功能九项：促甲状腺刺激激素（TSH）：0.017μIU/ml（0.27～4.20μIU/ml），甲状腺素（T_4）69.70nmol/L（63.50～157.00nmol/L），游离甲状腺素（fT_4）11.500pmol/L（11.50～19.60pmol/L），游离三碘甲状原氨酸（fT_3）3.660pmol/L（3.74～6.11pmol/L），甲状腺球蛋白（Tg）＜0.040ng/ml（3.500～77.00ng/ml）。

8. 6分钟步行试验 该患者在试验中出现胸闷伴气短症状，试验结束呼吸困难等级由0级上升至2级，步行总距离499.2m，根据评价标准诊断为轻度心肺功能不全（评价标准：总距离＜150m表示重度心肺功能不全；150～425m为中度心肺功能不全；426～550m为轻度心肺功能不全）。

9. 基因检测 未检测到明确与肌小节相关的变异。

10. 5年SCD风险评分（SCDI） 8.55%，为猝死高危患者；根据2014年ESC《肥厚型心肌病诊断和管理指南》，强烈建议置入ICD，患者拒绝安装。

三、手术过程

患者左侧卧位，常规外科手术消毒、铺巾，麻醉医师行全身麻醉，超声选择非标准心尖五腔切面，在超声引导下将射频针沿心尖部室间隔长轴进针至前间隔基底部肥厚部位（图3-10-40A），确认射频针位于前间隔基底部，启动射频仪，功率由10W逐渐提高至最大功率45W，依次消融前间隔基底部至中间部，前间隔治疗时间共48.5分钟（图3-10-40B），改针道至后间隔肥厚部位，确认射频针位于后间隔基底部，功率由10W逐渐提高至最大功率60W，依次消融后间隔基底部至中间部，后间隔治疗时间共75分钟（图3-10-40C）。术中超声实时探查可见射频针从针尖部位开始气化，气化范围逐渐扩大，治疗区域回声明显增强，治疗结束后超声评估术后即刻左室流出道压差降至27mmHg（心率51次/分）（图3-10-40D），术后即刻行心肌造影评估消融范围（图3-10-40G、H）。治疗过程顺利，患者生命体征平稳，安返监护室。

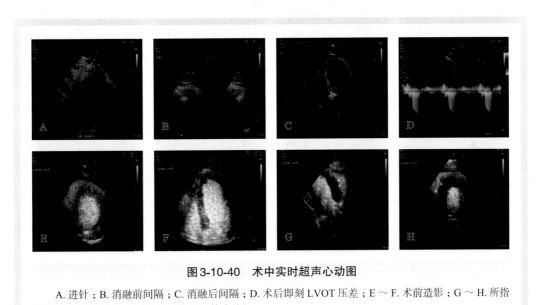

图3-10-40　术中实时超声心动图

A.进针；B.消融前间隔；C.消融后间隔；D.术后即刻LVOT压差；E～F.术前造影；G～H.所指"黑洞"（充盈缺损）区域为消融范围（箭头处）

四、术后随访

该患者已随访至术后1年，随访期间内无快走后胸痛、胸闷、气短及晕厥等症状，症状较术前明显改善，目前患者恢复良好，NYHA心功能分级Ⅰ级，左室流出道梗阻解除，随访结果如表3-10-15和图3-10-41。

表3-10-15　术后随访超声心动图

随访时间	术前	术后1个月	术后6个月	术后1年
最大室间隔厚度（D/mm）	24	19	17	15
静息状态LVOT-PGmax（mmHg）	96（43bpm）	6（47 bpm）	12（46 bpm）	9（45 bpm）
瓦氏动作激发状态LVOT-PGmax（mmHg）	131（44 bpm）	11（49 bpm）	17（47 bpm）	12（46 bpm）
运动负荷LVOT-PGmax（mmHg）	197（83 bpm）	-	-	23（86 bpm）
二尖瓣反流（cm^2）	5.8	3.0	2.8	2.0
左心房内径（左右径/前后径，mm）	49/44	42/41	40/39	39/35
SAM征分级	3级	0级	0级	0级

注：括号内为测量压差时的实时心率（bpm：次/分）

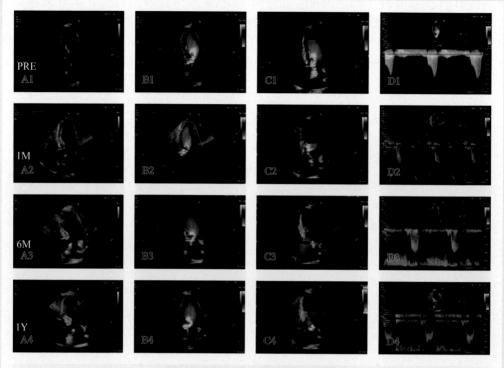

图3-10-41　术后随访超声心动图

图 A₁ ~ D₁. 术前超声图像；A₂ ~ D₂. 术后 1 个月超声随访图像；A₃ ~ D₃. 术后 6 个月超声随访图像；A₄ ~ D₄. 术后 1 年超声随访图像

五、心得体会

席汉综合征又称为西蒙氏病，是由于产后出血过多，尤其伴有长时间的失血性休克，使垂体前叶组织缺氧、变性坏死，继而纤维化，最终导致垂体前叶功能减退的综合征，1937 年英国物理学家 Sheehan 最早定义，是女性腺垂体功能减退的原因之一，常激发性腺、甲状腺、肾上腺皮质功能减退，此类患者需长期补充糖皮质激素和甲状腺激素，以免诱发肾上腺危象。本例患者席汉综合征 34 年，病史明确，需长期服用泼尼松和优甲乐进行替代治疗，故无法停止激素类药物。2017 年《中国成人肥厚型心肌病诊断和治疗指南》指出药物导致的室壁肥厚，厚度很少大于 15mm，且停止相关药物后左心室肥厚可逆转。已往文献曾报道一例年轻女性系统性红斑狼疮患者在长期使用大剂量泼尼松（120 mg/d）治疗期间，引起室壁肥厚，厚度为 13mm，并出现 SAM 征阳性及二尖瓣反流。随着泼尼松剂量的减少（15 mg/d），室壁厚度逐渐恢复正常，SAM 征和二尖瓣反流消失。本例患者术前最大室间隔厚度 24mm，考虑席汉综合征合并 HCM，为双病共存。患者经 Liwen 术式治疗后，室壁厚度明显变薄，静息或运动负荷后左心室流出道梗阻解除，症状改善明显。因此，对于长期需要服用激素类药物的 HCM 患者，可考虑行 Liwen 术式进行室间隔减容，达到改善临床症状、提高生活质量的目的。

（雷常慧）

参考文献

［1］中华医学会心血管病学分会中国成人肥厚型心肌病诊断与治疗指南编写组，中华心血管病杂志编辑委员会. 中国成人肥厚型心肌病诊断与治疗指南［J］. 中华心血管病杂志，2017，45：1015-1032.

［2］Elliott PM，Anastasakis A，Borger MA，et al. 2014 ESC Guidelines on diagnosis and management of hypertrophic cardiomyopathy：the Task Force for the Diagnosis and Management of Hypertrophic Cardiomyopathy of the European Society of Cardiology（ESC）［J］. Eur. Heart J，2014，35（39）：2733-2779.

［3］Jiang M，Pu J，Shen XD，He B. Prednisone induced two-way myocardial development in a patient with systemic lupus erythematosus. BMJ Case Rep，2014 Apr 30；2014：bcr2013203046.

［4］Sheehan H L，Murdochr R，Postpartum necrosis of the anterior pituitary［J］. Am J Obstetr Gynecol，1939，233（6032）：818-820.

第八节　肥厚型心肌病伴主动脉瓣狭窄置换术后并左心室流出道狭窄 1 例

　　主动脉瓣狭窄主要由风湿热的后遗症、先天性主动脉瓣结构异常或老年性主动脉瓣钙化所致。患者在代偿期可无症状，瓣口重度狭窄的患者大多有倦怠、呼吸困难（劳力性或阵发性）、心绞痛、眩晕或晕厥，甚至突然死亡。本节介绍一例主动脉瓣狭窄置换术后 HCM 并左心室流出道狭窄的患者。

一、病史简介

　　患者男性，50 岁，间歇性头晕、胸痛 7 年，加重 3 个月余，疼痛位于心前区，呈压榨性，活动后加重，休息后可缓解，症状逐渐加重 3 个月后就诊，于心外科就诊。超声心动图所示：主动脉瓣重度狭窄（瓣上峰值压差 79mmHg），室间隔及左心室壁普遍性增厚（18mm），左心室前壁搏幅减低，双房大，左心室大小高限，升主动脉瘤样增宽，主动脉反流 5.5cm²。入院诊断主动脉瓣狭窄伴关闭不全，遂行体外循环下主动脉置换术，主动脉瓣膜切除标本显示符合慢性心脏瓣膜病的病理变化。手术顺利，患者恢复后出院。

　　患者术后 3 个月后仍感心悸、气短，疼痛位于心前区，呈压榨样，向左肩及后背放射，休息后缓解，逐渐加重 1 个月后来西京医院肥厚型心肌病诊治中心就诊，诊断为非对称性梗阻性肥厚型心肌病，主动脉瓣金属瓣置换术后，NYHA 心功能分级Ⅲ级。

二、术前常规检查

　　1. 超声心动图

　　（1）二维超声：主动脉瓣金属瓣置换术后，金属瓣位置、回声、动度未见异常；左心室室壁肥厚，室间隔为著，最厚处 37mm；左心房略大（左右径 42mm）；各室壁运动搏幅未见明显异常；左心室射血分数 62%（图 3-10-42A、B）。

　　（2）M 型超声：二尖瓣 SAM 征阳性，SAM 征分级 4 级。

（3）彩色多普勒：左心室流出道血流呈五彩镶嵌的湍流信号，二尖瓣轻度反流。

（4）连续多普勒：左心室流出道梗阻，静息状态下最大压差87mmHg（82次/分），运动负荷激发下最大压差103mmHg（89次/分）（图3-10-42C）。

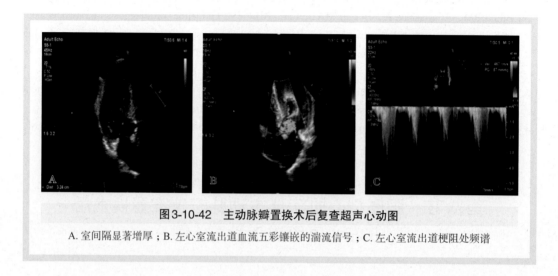

图3-10-42　主动脉瓣置换术后复查超声心动图

A.室间隔显著增厚；B.左心室流出道血流五彩镶嵌的湍流信号；C.左心室流出道梗阻处频谱

2.冠状动脉CT增强扫描　右冠1段见混合斑，管腔狭窄约10%；前降支6段见混合斑管腔狭窄10%～20%，7段见混合斑管腔狭窄30%～40%，8段近段见长约1.0cm的血管紧贴心肌壁走行、管腔压缩30%；回旋支11段见钙化斑管腔狭窄约10%，13段见混合斑管腔狭窄20%～30%；余血管未见明显斑块和狭窄。主动脉窦区见金属瓣影。

3.心电图　V_1、V_2导联呈QS型，Ⅰ、aVL、V_4、V_5、V_6导联ST段下移0.05～0.10mV，Ⅰ、aVL、V_4、V_5、V_6导联T波倒置，左心室高电压（图3-10-43）。

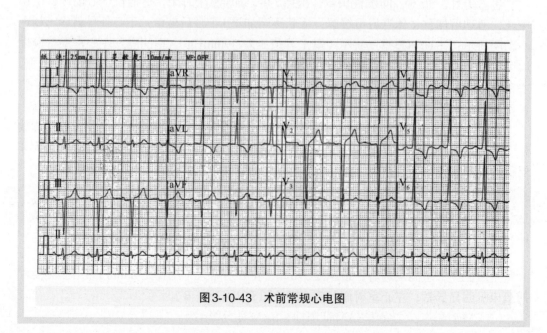

图3-10-43　术前常规心电图

4. 24小时动态心电图　窦性心律，最快118次/分，最慢64次/分，平均84次/分；室性期前收缩140次，室性心动过速4次，最多为连续4个心搏，速率约为160次/分，成对发生7次，余为多源单发，室上性期前收缩25个，成对发生4次，余为单源单发；ST-T明显改变。

5. 心肌损伤四项　NT-proBNP为711.00pg/ml（参考值范围：0 ～ 125 pg/ml）、CK-Mbmass为4.100ng/ml（参考值范围：0.3 ～ 4.0 ng/ml）、肌钙蛋白I为0.060ng/ml（参考值范围：0 ～ 0.03 ng/ml）、肌红蛋白为30.60 ng/ml（参考值范围：0 ～ 70 ng/ml）。

6. 基因检测　该患者（Ⅱ 5）携带MYBPC3第2761个核苷酸发生C到G的突变（图3-10-44），此突变位点在人类基因突变数据库（HGMD）数据库被定义为肥厚型心肌病致病突变位点。

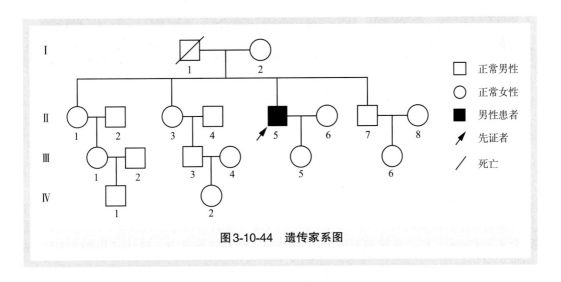

图3-10-44　遗传家系图

7. 5年SCDI风险评分（SCDI）　5.14%，属于中危患者，根据2014年ESC《肥厚型心肌病诊断和管理指南》，建议置入ICD，患者拒绝。

三、Liwen术式手术过程

患者左侧卧位，常规外科手术消毒、铺巾，麻醉医师行全身麻醉，超声选择非标准心尖五腔切面，在超声引导下将射频针沿心尖部室间隔长轴进针至后间隔基底部肥厚部位，多切面扫查确认针尖位于后间隔基底部肥厚部位（Ⅲ区）（图3-10-45A），启动射频仪，功率由10W逐渐增加到60W，治疗时间16分钟，后退射频针使针尖位于后间隔中部肥厚部位，功率由10W逐渐增加到100W，治疗时间24分钟（图3-10-45B）；再改变针道依次消融前间隔基底部与中部肥厚部位（Ⅱ区），消融最大能量均为80W，治疗时间分别为12分钟和22分钟（图3-10-45C）。术中超声实时探查可见射频针从针尖部位开始气化，气化范围逐渐扩大，治疗区域回声明显增强（图3-10-45D），治疗结束后超声评估治疗目标满意（左心室流出道压差降至15mmHg）（图3-10-45E），撤出射频消融针。治疗过程顺利，患者生命体征平稳，安返监护室。

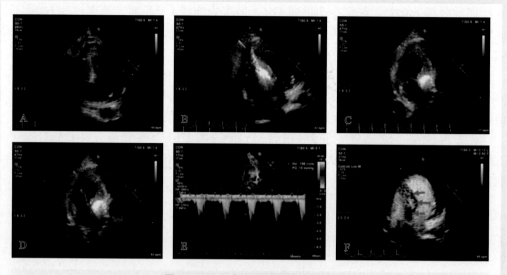

图3-10-45　术中实时超声心动图

A. 进针至后间隔基底部；B. 消融后间隔；C. 消融前间隔；D. 强光团显示为消融区域；E. 评估术后即刻压差；F. 所指"黑洞"（充盈缺损）区域为消融范围（箭头处）

四、Liwen术后随访

患者术后恢复良好，再无头晕、胸痛、气短等症状，目前已随访4年，室间隔厚度降至8～15mm，左心室流出道压差24 mmHg，手术效果满意，随访结果如表3-10-16和图3-10-46。

表3-10-16　超声心动图随访结果

随访时间	术前	术后1个月	术后6个月	术后1年	术后4年
最大室间隔厚度（mm）	37	28	26	25	15
静息状态LVOT-PG（mmHg）	87（－）	10（59 bpm）	31（59 bpm）	25（54 bpm）	24 mmHg（67 bpm）
运动负荷LVOT-PG（mmHg）	103（89 bpm）	－	－	45（－）	50（－）
左心房内径（左右径/前后径，mm）	44/43	42/40	40/38	39/32	36/31
二尖瓣反流（cm²）	2.5	3.0	4.7	1.2	2.0
SAM征分级	4级	0级	0级	0级	0级

注：括号内为测量压差时的实时心率（bpm：次/分）

五、心得体会

主动脉瓣狭窄可由于后负荷加重而引起左心室肥厚，在临床中需注意与HCM两种疾病共存的可能，该病例主动脉瓣病变诊断明确，基因检测存在肌小节突变，且在主动

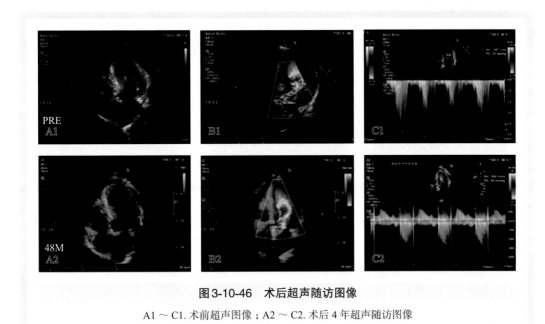

图3-10-46　术后超声随访图像

A1～C1. 术前超声图像；A2～C2. 术后4年超声随访图像

脉瓣狭窄解除后室间隔仍继续增厚，考虑该患者为双病共存。瓣膜置换术后数月室间隔厚度从18mm增加至37mm，可能存在初次就诊时室间隔厚度评估不准确，需对左心室16阶段厚度进行全面评估，以免测量误差。另外，患者主动脉瓣狭窄造成心脏后负荷增加，可能会降低左心室流出道压力阶差，主动脉瓣置换术后压力负荷降低，左心室流出道压力阶差反而显著升高导致左心室流出道梗阻，因此对于此类患者超声评估时需留意左心室流出道的压力变化。主动脉瓣置换术后行外科Morrow术治疗困难，Liwen术式治疗HOCM不经过主动脉瓣，为该类患者提供了新的治疗方式。另外，2018年5月，西京肥厚型心肌病诊治中心与华西医院陈茂教授团队合作，完成1例"TAVR"主动脉瓣置换术后行Liwen术式消融梗阻性肥厚型心肌病病例，同样取得满意疗效。

（周梦垚）

参考文献

［1］Kitahara H，Mastuura K，Sugiura A，et al. Recurrence of left ventricular outflow tract obstruction requiring alcohol septal ablation after transcatheter aortic valve implantation［J］. Case Rep Cardiol，2018：5026190.

［2］Krishnaswamy A，Tuzcu EM，Svensson LG，et al. Combined transcatheter aortic valve replacement and emergent alcohol septal ablation［J］. Circulation，2013，128：e366-368.

［3］Liu LW，Zhou MY，Zuo L，et al. Echocardiography Guided Liwen Procedure For the Treatment of Obstructive Hypertrophic Cardiomyopathy in A Patient with Prior Aortic Valve Replacement Surgery［J］. Echocardiography，2018，35（8）：1230-1232.

［4］Marchel M，Szczerba E，Pędzich-Placha E，et al. Left Ventricular Outflow Obstruction After TAVR Due to Systolic Anterior Motion Successfully Treated With Cardiac Pacing［J］. J Cardiothorac Vasc Anesth，2020，34（10）：2718-2721.

第九节 肥厚型心肌病存在异位粗大乳头肌并左心室流出道狭窄1例

二尖瓣复合体异常是肥厚型心肌病的病理改变之一，有10% ～ 20%存在二尖瓣器先天性发育异常或继发性病变，包括二尖瓣器质性病变、二尖瓣瓣叶冗长、脱垂、腱索延长、乳头肌增粗前移、乳头肌插入移位等，与肥厚的室间隔基底部共同构成左心室流出道狭窄和SAM征的病理基础。本节介绍1例Liwen术式治疗存在异位粗大乳头肌并左室流出道狭窄的HCM等患者。

一、病史简介

患者男性,49岁。心电图异常10$^+$年。2018年9月首次出现运动后胸闷、胸痛伴气短,于外院诊断为心肌梗死。2019年3月首次就诊于西京医院肥厚型心肌病诊治中心,确诊为梗阻性肥厚型心肌病,规律服用曲美他嗪等药物治疗,上述症状未见明显缓解。近2个月劳累/情绪激动后上述症状加重。既往史:无高血压、糖尿病等特殊病史。否认家族性遗传病史。入院诊断:梗阻性肥厚型心肌病,NYHA心功能分级Ⅱ级。

二、术前常规检查

1.超声心动图

（1）二维超声：室壁非对称性肥厚室间隔及左心室前壁增厚，以前间隔及前壁基底部为著，前间隔基底部厚度为23mm，中部厚度为21mm，后间隔基底部厚度为13mm，中部厚度为15mm，前壁基底部厚度为23mm，中部厚度为19mm，左心室后壁厚度为9mm，左心房增大（左右径49mm，前后径41mm）；各室壁运动搏幅未见明显异常；左心室射血分数61%；可见一束异位粗大乳头肌插入于室间隔基底部和二尖瓣前叶之间（图3-10-47A ～ D）。

（2）M型超声：二尖瓣SAM征阳性，SAM征分级4级（图3-10-47E）。

（3）彩色多普勒：二尖瓣大量反流（反流面积8.7cm^2）（图3-10-47F）；左心室流出道血流呈五彩镶嵌的湍流信号（图3-10-47G）。

（4）连续波多普勒：左心室流出道收缩期负向充填状射流，静息状态下最大压差80mmHg（心率50次/分），瓦氏动作激发状态下最大压差91mmHg（心率54次/分）（图3-10-47H）。

2.运动负荷超声心动图 半仰卧位行踏车运动负荷试验4个阶段（100W）至患者体力极限及血压下降，室壁运动普遍增强，运动负荷过程中，未诱发室壁运动异常。恢复期时，左心室流出道最大压差由99.7mmHg（心率67次/分）上升至209.9mmHg（心率89次/分）。运动过程中患者血压下降（收缩压下降23 mmHg）（表3-10-17）。

3.冠状动脉CT增强扫描 左主干及前降支全程未见明显斑块及狭窄，右冠1段可见混合斑，管腔轻度狭窄。

4.心脏磁共振 室间隔及左心室前壁基底部及中部肥厚并可见斑片状明显异常强化

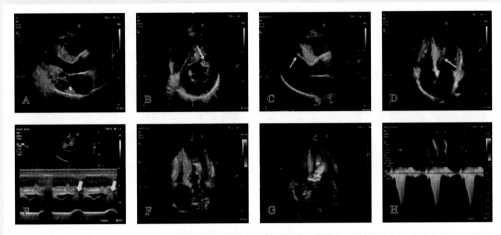

图3-10-47 术前超声心动图

A～D.室间隔及左心室前壁增厚(细箭头标识为异位乳头肌);E.M型示SAM征阳性(粗箭头标识);F.二尖瓣大量反流;G.左心室流出道五彩镶嵌的湍流信号;H.瓦氏动作激发状态下左心室流出道梗阻处频谱

表3-10-17 术前负荷超声心动图

	LVOT-PG（mmHg）	心率（次/分）	血压（mmHg）	心电图
静息状态	99.7	67	123/63	窦性心率，Ⅱ、Ⅲ、aVF、V₃～V₆导联呈qRs型，aVL T波倒置
运动达峰期（50W）	201.7	112	100/50	Ⅱ、Ⅲ、aVF、V₄～V₆导联ST段较静息期下移0.10mV
恢复期（1分钟）	209.9	89	90/50	Ⅱ、Ⅲ、aVF、V₄～V₆导联ST段较静息期下移0.10mV
恢复期（3分钟）	138.1	83	99/57	ST-T较静息期无明显变化
恢复期（6分钟）	132.4	79	110/50	ST-T较静息期无明显变化
恢复期（8分钟）	111.6	75	115/63	ST-T较静息期无明显变化

影，考虑非对称性肥厚型心肌病，伴部分心肌纤维化（图3-10-48）。

5.心电图 Ⅱ、Ⅲ、aVF、V₃～V₆导联呈qR、qRs型，q≤0.04秒，T波高尖（图3-10-49）。

6.24小时动态心电图 房性期前收缩24次，单发；室性期前收缩22次，多源，其中2次成对发生，余为单发。

7.心肌损伤四项 NT-proBNP为382.60pg/ml（参考值范围：0～125 pg/ml）、CK-Mbmass为3.000ng/ml（参考值范围：0.3～4.0 ng/ml）、肌钙蛋白I为0.003ng/ml（参考值范围：0～0.03 ng/ml）、肌红蛋白为38.60 ng/ml（参考值范围：0～70 ng/ml）。

8.基因检测 该患者携带 *MYBPC3-G169Vfs*15* 位点突变，根据ACMG指南，该变异初步判定为致病性变异（图3-10-50）。

9.6分钟步行试验 步行总距离为374.4m，判定为中度心肺功能不全（评价标准：总距离＜150m表示重度心肺功能不全；150～425m为中度心肺功能不全；426～550m为轻度心肺功能不全）。

10.5年SCD风险评分（SCDI） 5.02%，为中危患者；根据2014年ESC《肥厚型心肌病诊断和管理指南》，考虑安装ICD治疗，患者拒绝安装。

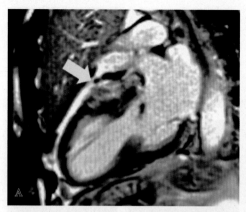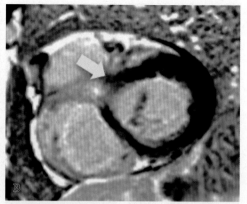

图3-10-48　术前时心脏磁共振

室间隔、左心室前壁部分心肌纤维化（粗箭头所示）

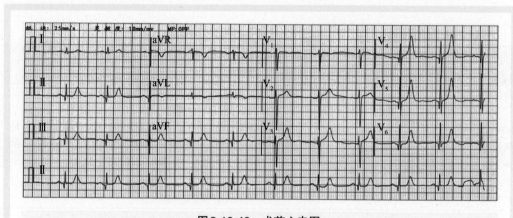

图3-10-49　术前心电图

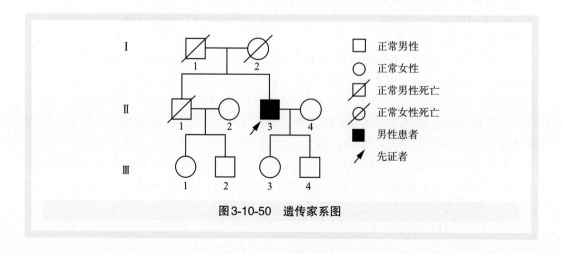

图3-10-50　遗传家系图

三、手术过程

患者左侧卧位，常规外科手术消毒、铺巾，麻醉医师行全身麻醉。超声选择非标准心尖五腔切面，在超声引导下将射频针沿心尖部室间隔长轴进针至前间隔基底部肥厚部位，确认射频针位于前间隔基底部（Ⅱ区）肥厚部位（图 3-10-51A），启动射频仪，从功率 10W 逐渐提高至最大功率 75W，依次消融前间隔基底部至中间部，前间隔治疗时间共 22 分钟（图 3-10-51B）。改针道至后间隔肥厚部位（Ⅲ区），确认射频针位于后间隔基底部，从功率 10W 逐渐提高至最大功率 30W，依次消融后间隔基底部至中间部，后间隔治疗时间共 11 分钟（图 3-10-51C）。消融过程中，室间隔内出现假性动脉瘤（图 3-10-51D～F），原针道对假性动脉瘤射频消融以闭合出血冠状动脉间隔支，观察 10 分钟后血肿未见明显增大，撤出射频消融针。术中超声实时探查可见射频针从针尖部位开始气化，气化范围逐渐扩大，治疗区域回声明显增强，治疗结束后超声评估术后即刻左室流出道压差降至 4.8mmHg（心率 57 次 / 分）（图 3-10-51G），术后即刻行心肌声学造影显示消融区心肌灌注呈"黑洞样"改变（图 3-10-51H～I）。治疗结束后撤除射频消融针，患者生命体征平稳，安返监护室。

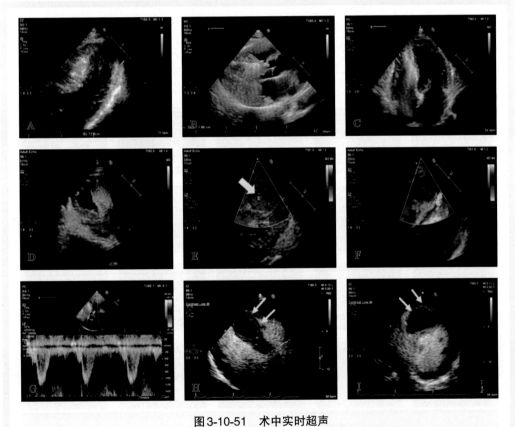

图 3-10-51　术中实时超声

A. 超声引导下进针；B. 消融前间隔；C. 消融后间隔；D、E. 室间隔内假性动脉瘤（粗箭头所示）；F. 冠状动脉间隔支闭合；G. 术后即刻左心室流出道压差；E、F. 充盈缺损区域为消融范围及闭合的室间隔内假性动脉瘤（细箭头所示）

四、术后随访

该患者已随访1.5年，随访期间症状较术前明显改善，无活动后胸痛、胸闷、气短及晕厥等症状，术后恢复良好，6分钟步行距离480.4m，NYHA心功能Ⅰ级。随访期间各项指标逐步改善，截至术后1.5年随访时，室间隔及左心室前壁厚度明显减小，左心室流出道梗阻解除，SAM征明显改善，手术效果满意（表3-10-18和图3-10-52A1～E4）。

表3-10-18　术后随访超声数据

随访时间	术前	术后6个月	术后1年	术后1.5年
最大室间隔厚度（mm）	23	18	17	17
最大前壁厚度（mm）	23	16	15	14
静息状态LVOT-PG（mmHg）	80（50bpm）	61（49 bpm）	61（62bpm）	15（51 bpm）
瓦氏动作激活状态LVOT-PG（mmHg）	91（54 bpm）	75（54 bpm）	75（62 bpm）	21（55 bpm）
左心房内径（左右径/前后径，mm）	49/41	47/45	46/41	45/42
二尖瓣反流（cm²）	8.7	11.0	8.4	4.1
SAM征分级	4级	4级	3级	1级

注：括号内为测量压差的实时心率（bpm：次/分）

该患者消融过程中，室间隔内出现假性动脉瘤，术中射频消融致出血冠状动脉间隔支闭合，且室间隔假性动脉瘤无活动性出血，范围较局限，密切随访观察可见其血肿逐渐机化变小，至术后3个月随访时室间隔假性动脉瘤血肿已完全吸收（图3-10-53A～D）。

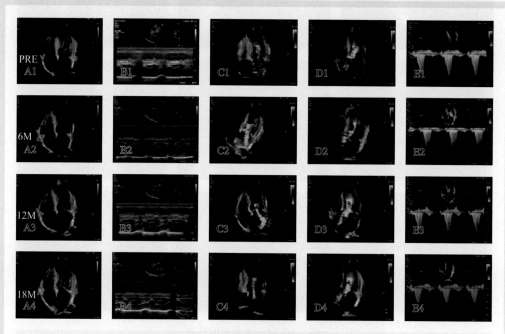

图3-10-52　术后随访超声心动图

A1～E1. 术前超声图像；A2～E2. 术后6个月随访超声图像；A3～E3. 术后1年随访超声图像；A4～E4. 术后1.5年随访超声图像

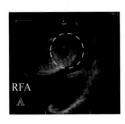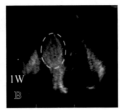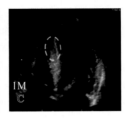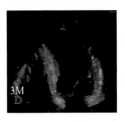

图 3-10-53 室间隔假性动脉瘤变化（虚线标识为间隔内血肿）

A. 术中假性动脉瘤超声图像；B. 术后 1 周随访血肿范围较前缩小；C. 术后 1 个月随访血肿基本被吸收；D. 术后 3 个月随访血肿完全消失

五、心得体会

异位乳头肌插入左心室流出道可致局部血流动力学发生明显改变，持续加重 SAM 征表现和流出道梗阻，增加心血管事件发生风险，临床应及时全面评估和处理，防止不良后果产生。2017 年《中国成人肥厚型心肌病诊断与治疗指南》指出，改良扩大的 Morrow 手术可切除室间隔心肌包括前、后乳头肌周围的异常肌束和腱索，有效解除梗阻，必要时同时进行二尖瓣成形或置换手术，以减少术后二尖瓣反流，为目前 HOCM 治疗的金标准。2020《AHA/ACC 肥厚型心肌病患者诊断及治疗指南》建议有症状且伴有需要手术治疗的相关心脏病（如相关乳头肌异常、二尖瓣前叶明显拉长、二尖瓣器质性病变等）的 HOCM 患者，由有经验的医师进行外科室间隔切除术，外科手术可以解决结构/解剖问题，但与接受单纯室间隔切除术的患者相比，室间隔心肌切除合并二尖瓣置换术会增加医院死亡率和住院时间，且其手术操作较复杂，过程中易损伤及邻近的二尖瓣腱索。该患者术前异位粗大乳头肌插入于室间隔基底部和二尖瓣前叶之间，Liwen 术式并未对乳头肌进行处理，患者术后 1 年流出道梗阻仍未解除，但症状有所改善，继续随访，左心室流出道压差随着随访时间延长逐渐下降，随访至 2 年时左心室流出道梗阻解除，效果满意，室间隔最大厚度由术前 23mm 降至 17mm，SAM 征由术前 4 级降至 1 级，左心房变小，二尖瓣反流减少。对于此类患者，行 Liwen 术式前应全面评估二尖瓣结构功能，判定手术指征，对于部分患者由乳头肌插入及二尖瓣器异常的患者必要时行外科手术对二尖瓣器常进行处理。此外该患者后间隔过程中出现假性动脉瘤，考虑为术中损伤间隔支分支所致，原针道对假性动脉瘤射频消融以闭合出血冠状动脉间隔支，密切观察假性动脉瘤，术后 3 小时，假性动脉瘤形成血肿，术后 3 个月随访时室间隔假性动脉瘤血肿已完全吸收。由于 Liwen 术式并未对二尖瓣器结构异常进行处理，术后短期内压差下降可能不理想，应长期密切随访评估手术效果，必要时转外科治疗。Liwen 术式可以适用于部分乳头肌插入的患者，可有效改善患者的长期生活质量、临床指标和预后。

（雷常慧 何 金）

参考文献

［1］宋雷，邹玉宝，汪道文，等. 中国成人肥厚型心肌病诊断与治疗指南［J］. 中华心血管病杂志，

2017，45（12）：1015-1032.

[2] Cui B，Wang S，Xu J，et al. The surgical management of hypertrophic obstructive cardiomyopathy with the concomitant mitral valve abnormalities [J]. Interact CardioVasc Thorac Surg，2015，21：722-726.

[3] Eliza P. Teo，Jonathan G. Teo，Judy Hung. Mitral valve and papillary muscle abnormalities in hypertrophic obstructive cardiomyopathy [J]. Current Opinion in Cardiology，2015，30（5）：475-482.

[4] Raffa Giuseppe M，Romano Giuseppe，Turrisi Marco，et al. Pathoanatomic findings and treatment during hypertrophic obstructive cardiomyopathy surgery：the role of mitral valve [J]. Heart Lung Circ，2019，28：477-485.

第十节　肥厚型心肌病伴心房颤动并左心室流出道狭窄1例

心房颤动是肥厚型心肌病（HCM）最常见的心律失常，在HCM中发生率为22.3%，且随着年龄的增长发病率逐渐上升。心房颤动又是影响HCM患者预后的重要因素。与普通HCM患者相比，HCM合并心房颤动可使血栓栓塞风险增加7倍，心力衰竭风险增加2.8倍，猝死风险增加1.7倍，全因死亡风险增加2.5倍。同时，HCM合并心房颤动并发血栓栓塞（脑卒中和外周血管栓塞事件）的发生率为27.1%，显著高于单纯心房颤动患者。有研究发现，室间隔厚度是HCM发生心房颤动的独立预测因子，室间隔肥厚程度越大，进展为心房颤动的可能性越大。因此对于HCM合并心房颤动的患者，临床应及时评估病情进展并积极治疗，以防止不良心脑血管事件发生。本节介绍一例Liwen术式治疗心房颤动的HCM并左心室流出道狭窄的患者。

一、病史简介

患者女性，53岁，自2015年起出现胸闷、气短、心悸等症状，无眩晕、黑矇及晕厥等，诊断为梗阻性肥厚型心肌病，予以美托洛尔规律治疗，症状未见明显缓解。2017年出现心房颤动，起初为半年左右一次，后逐渐发展为半个月左右一次，于2018年12月在外院行心房颤动射频消融术和室间隔经导管射频消融术，术后症状无明显改善。之后上述症状逐渐加重，饱食后、体位改变后明显，出现两次晕厥，2019年9月为求进一步治疗至西京医院肥厚型心肌病诊治中心就诊。既往有心房颤动、高血压、2型糖尿病和高脂血症病史，长期口服美托洛尔、阿司匹林、阿卡波糖和瑞舒伐他汀钙等治疗。否认家族性遗传病史。入院诊断：梗阻性肥厚型心肌病；阵发性心房颤动；NYHA心功能分级Ⅲ级。

二、术前常规检查

1.超声心动图

（1）二维超声：室间隔增厚，以前间隔中部为著，厚度为22mm；左心房增大（左右径46mm，前后径51mm）；各室壁运动搏幅未见明显异常；左心室射血分数53%（图3-10-54A、B）。

（2）M型超声：二尖瓣SAM征阳性，SAM征分级为3级（图3-10-54C）。

（3）彩色多普勒：左心室流出道血流呈五彩镶嵌的湍流信号，二尖瓣中度反流（反流面积7.9cm²）（图3-10-54D、E）。

（4）连续波多普勒：左心室流出道收缩期负向充填状射流，静息状态下最大压差

153mmHg（51次/分），瓦氏动作激发状态下最大压差149mmHg（71次/分），左心室心腔内、右心室心腔内及流出道血流速度正常（图3-10-54F）。

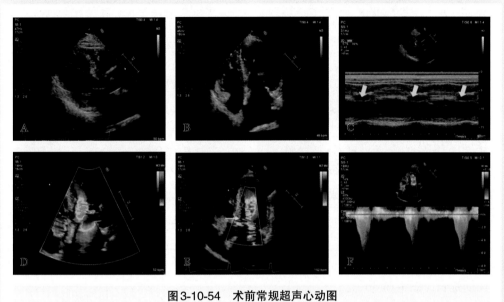

图3-10-54　术前常规超声心动图

A、B.室间隔增厚，左心房增大；C.SAM征阳性（粗箭头标识）；D.二尖瓣中量反流；E.左心室流出道五彩镶嵌的湍流信号（细箭头标识）；F.静息状态下左心室流出道梗阻处频谱

2.运动负荷超声心动图　踏板试验至患者体力极限，运动负荷过程中，未诱发室壁运动异常。恢复期时，左心室流出道最大压差由120mmHg（心率48次/分）上升至149mmHg（心率71次/分），左心室心腔内最大压差由37mmHg（心率97次/分）上升至87mmHg（心率71次/分）（表3-10-19）。

表3-10-19　入院负荷超声心动图

	LVOT-PG （mmHg）	心率 （次/分）	血压 （mmHg）	心电图
静息状态	120	48	127/69	左心室肥厚，Ⅰ、Ⅱ、Ⅲ、aVF、$V_4 \sim V_6$导联ST段下移0.05mV
运动达峰期（50W）	105	77	194/72	房性期前收缩，Ⅱ、Ⅲ、aVF、$V_4 \sim V_6$导联ST段较静息期下移0.05mV
恢复期（1分钟）	149	71	156/74	频发室性期前收缩，偶发房性期前收缩，Ⅱ、Ⅲ、aVF、$V_4 \sim V_6$导联ST段较静息期下移0.05mV
恢复期（8分钟）	114	51	141/73	ST-T恢复静息期

3.冠状动脉CT增强扫描　右冠3段中度狭窄；余冠状动脉轻度病变。

4.心脏磁共振　室间隔及左心室下壁增厚，心脏电影示左心室舒张功能受限，延迟增强扫描示室间隔斑片状明显异常强化影，多考虑为非对称性肥厚型心肌病，伴部分心肌纤维化（图3-10-55）。

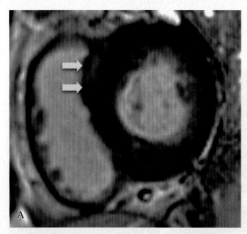
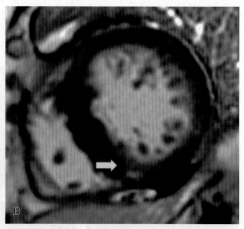

图3-10-55　术前心脏磁共振：室间隔心肌纤维化（箭头处）

5.心电图　窦性心动过缓（心率55次/分），左心室肥厚，V_1～V_3导联呈QS型，Ⅰ、Ⅱ、Ⅲ、aVL、aVF、V_5～V_6导联ST段下移≤0.10mV，Ⅰ、aVL导联T波低平、倒置，QT间期延长（图3-10-56）。

6.24小时动态心电图　房性期前收缩237次，3次呈对，余单发；室性期前收缩11次，多源，单发；窦性心律及过缓，偶伴交界性逸搏；ST-T改变；QT间期延长。

7.心肌损伤四项　NT-proBNP为719.2pg/ml（参考值范围：0～125 pg/ml）、CK-MBmass为1.500ng/ml（参考值范围：0.3～4.0 ng/ml）、肌钙蛋白Ⅰ为0.006ng/ml（参考值范围：0～0.03 ng/ml）、肌红蛋白为20.30ng/ml（参考值范围：0～70 ng/ml）。

8.基因检测　未检测到明确与HCM相关的变异。

9.6分钟步行试验　步行总距离308m，判定为中度心肺功能不全（评价标准：总距离＜150m 表示重度心肺功能不全；150～425m为中度心肺功能不全；426～550m为轻度心肺功能不全）。

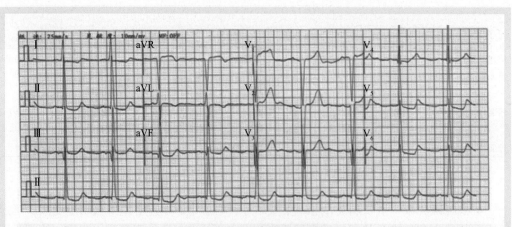

图3-10-56　术前常规心电图

10.5年SCD风险评分（SCDI）2.84%，为低危患者。

三、手术过程

患者平卧位，常规外科手术消毒、铺巾，麻醉医师行全身麻醉。超声选择非标准心尖五腔切面，在超声引导下将射频针沿心尖部室间隔长轴进针至前间隔Ⅱ区肥厚部位（图3-10-57A），确认射频针位于Ⅱ区基底部，启动射频仪。功率由10W逐渐提高至最大功率60W，依次消融Ⅱ区基底部至中间部肥厚部位，治疗时间共46分钟；改针道至前间隔Ⅰ区肥厚部位，确认射频针位于Ⅰ区基底部，功率由10W逐渐提高至最大功率60W，依次消融Ⅰ区基底部肥厚部位，治疗时间共12分钟（图3-10-57B）。因消融Ⅰ区中部时反复出现室性心律失常，但无血流动力学异常，遂停止Ⅰ区中部消融。改针道至后间隔Ⅲ区肥厚部位，确认射频针位于Ⅲ区基底部，启动射频机，功率由10W逐渐提高至最大功率55W，依次消融Ⅲ区基底部至中间部肥厚部位，后间隔治疗时间共12分钟（图3-10-57C）。最终消融区域为Ⅰ区基底部，Ⅱ区基底至中部，Ⅲ区基底至中部。术中超声实时探查可见射频针从针尖部位开始气化，气化范围逐渐扩大，治疗区域回声明显增强。治疗结束后超声评估术后即刻左心室流出道压差降至12mmHg（图3-10-57D），行心肌造影评估术后即刻消融范围满意。治疗过程顺利，患者生命体征平稳，安返监护室。

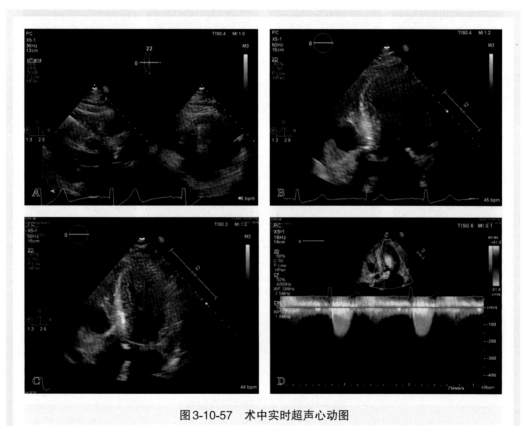

图3-10-57　术中实时超声心动图

A.超声引导下进针；B.消融前间隔；C.消融后间隔；D.术后即刻左心室流出道压差

四、术后随访

该患者已随访3个月，自觉症状较术前明显改善，随访期间内无快走后胸痛、胸闷、气短及晕厥等症状，心房颤动仅发生过1次，持续数秒后恢复，目前患者恢复良好，6分钟步行距离为416m，NYHA心功能分级Ⅰ级。截至术后3个月随访时，左心房较术前明显变小，室间隔厚度减薄，左心室流出道梗阻解除，SAM征明显改善，手术效果满意（表3-10-20和图3-10-58）。

表3-10-20　术后随访超声数据

随访时间	术前	术后1周	术后1个月	术后3个月
最大室间隔厚度（mm）	22	21	19	16
静息状态LVOT-PG（mmHg）	153（51 bpm）	22（59 bpm）	17（45 bpm）	25（42 bpm）
瓦氏动作激活状态LVOT-PG（mmHg）	149（71 bpm）	25（59 bpm）	26（47 bpm）	–
左心房内径（左右径/前后径，mm）	46/51	41/33	42/34	42/35
二尖瓣反流（cm²）	7.9	3.5	4.3	4.3
SAM征分级	3级	1级	1级	1级

注：括号内为测量压差时的实时心率（bpm：次/分）

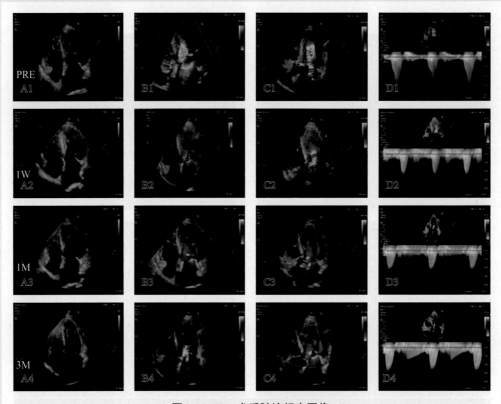

图3-10-58　术后随访超声图像

A1～D1. 术前超声图像；A2～D2. 术后1周随访超声图像；A3～D3. 术后1个月随访超声图像；A4～D4. 术后3个月随访超声图像

五、心得体会

根据2017年《中国成人肥厚型心肌病诊断与治疗指南》中推荐，HCM合并心房颤动患者常采用口服胺碘酮复律、抗凝血药物预防血栓或抗血小板药物治疗预防出血等治疗，严重者可行起搏器置入及导管消融术治疗。但已有多项研究表示，HCM患者行心房颤动射频消融术较单纯心房颤动患者效果欠佳，需重复手术的比例更高，且使用抗心律失常药物的频率也更高，这可能与HCM患者心脏电生理和结构重塑有关。本例患者肥厚型心肌病诊断明确，随病情进展逐渐出现心房颤动、晕厥等症状，且行心房颤动射频消融术和室间隔经导管消融术后治疗效果不佳，有明确手术指征。患者行Liwen术式后，恢复良好，自觉胸闷、气短明显改善，未出现黑矇、晕厥等症状，术后3个月随访期间仅出现心房颤动一次，较术前半个月一次频率明显下降，左心室流出道压差由术前153mmHg降至25mmHg，室间隔最大厚度由术前22mm降至16mm，SAM征由术前3级降至1级，二尖瓣反流减少，手术效果满意。另一方面，该患者左心房明显变小，也可同时改善预后，降低心房颤动引起心腔内血栓的风险。由于该患者随访时间尚短，仍需进行长期密切随访评估心房颤动复发情况，监测左心房大小和流出道压差变化。对于此类心房颤动射频消融效果不佳的HOCM患者，可考虑Liwen术式减除梗阻，改善舒张功能，缓解症状。术前应对患者一般情况和心脏电生理情况做全面检查，判断手术指征，术中需实时监测心电图变化，出现心律失常时评估其风险，及时调整和处理消融部位，保证手术安全性。

（周梦垚　李　莹）

参考文献

［1］Ethan J. Rowin, Anais Hausvater, Mark S, et al. Clinical Profile and Consequences of Atrial Fibrillation in Hypertrophic Cardiomyopathy, 2017, 136（25）: 2420-2436.

［2］Himani V. Bhatt, Gregory W. Fischer. Atrial Fibrillation: Pathophysiology and Therapeutic Options, 2015, 29（5）: 1333-1340.

［3］Park KM, Im SI, Kim EK, et al. Atrial Fibrillation in Hypertrophic Cardiomyopathy: Is the Extent of Septal Hypertrophy Important? ［J］. PLoS One, 2016 Jun 3; 11（6）: e0156410.

［4］Patricia Alphonse, Sohaib Virk, Jhonna Collins, et al. Prognostic impact of atrial fibrillation in hypertrophic cardiomyopathy: a systematic review, 2020: 1-11.

第十一节　肥厚型心肌病伴二尖瓣脱垂并左心室流出道狭窄1例

HCM通常累及二尖瓣，伴固有异常，如小叶增厚和（或）延长，二尖瓣乳头肌或腱索异常，乳头肌直接插入二尖瓣，腱索断裂和二尖瓣脱垂。过长的小叶组织、二尖瓣装置的前移和腱索异常也在二尖瓣收缩期前移运动（SAM）和左心室流出道（LVOT）梗阻中起主要作用。二尖瓣脱垂是指二尖瓣装置（二尖瓣瓣环、瓣叶、腱索、乳头肌）的任何部分形态和功能发生变化，都会引起二尖瓣收缩期脱入左心房，导致血流动力学的改变。二尖瓣脱垂由一系列病因构成，二尖瓣疾病退行性变及黏液性变巴洛综合征。

据文献报道，二尖瓣腱索断裂在肥厚型心肌病中的发病率及临床特征仅有少数病例或个案报道，主要涉及LVOT梗阻病史的患者，并导致严重的二尖瓣反流及二尖瓣关闭不全。本节介绍1例Liwen术式治疗二尖瓣脱垂并左心室流出道狭窄的HCM患者。

一、病史简介

患者男性，49岁。2016年因高血压就诊于当地医院，诊断为肥厚型心肌病。2019年3月开始出现活动后胸闷、气短，伴胸前区隐痛等症状，每次发作持续几分钟后自行缓解，未给予特殊处理，其后症状逐渐加重，就诊于西京医院肥厚型心肌病诊治中心，确诊为HOCM，规律服用琥珀酸美托洛尔47.5mg/d治疗后，上述症状未见明显改善。高血压病史10年，最高血压190/120mmHg。入院诊断：梗阻性肥厚型心肌病，二尖瓣脱垂伴关闭不全，三尖瓣关闭不全，高血压Ⅱ级（极高危组），卵圆孔未闭，肺动脉高压，NYHA心功能分级Ⅲ级。

二、术前常规检查

1.超声心动图

（1）二维超声：室壁非对称性肥厚，室间隔及左心室前壁普遍性增厚，以后间隔基底部为著，测厚度为18～33mm，左心室后壁厚度为18～19mm；左心房增大（左右径54mm，前后径61mm）；各室壁运动搏幅未见明显异常；二尖瓣瓣叶厚度、回声尚正常，收缩期前瓣瓣尖脱入左心房并可见关闭不全间隙约4.0mm；左心室射血分数57%（图3-10-59A～C）。

（2）M型超声：二尖瓣SAM征部分阳性，SAM征分级为2级（图3-10-59D）；

（3）彩色多普勒：左心室流出道呈五彩镶嵌的湍流信号（图3-10-59E），左心室心腔内（乳头肌水平）血流速度加快（图3-10-59G），二尖瓣大量反流（反流面积11.1cm²）（图3-10-59H）；三尖瓣少量反流（反流面积2cm²）。

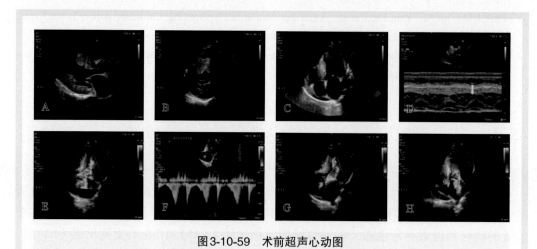

图3-10-59 术前超声心动图

A～C.室间隔增厚，左心房增大；D.SAM征阳性（箭头标识）；E.左心室流出道五彩镶嵌的湍流信号；F.静息状态下左心室流出道梗阻处频谱；G.左心室心腔内五彩镶嵌的湍流信号；H.二尖瓣大量反流

（4）连续频谱多普勒：左心室流出道及左心室腔内收缩期负向充填状射流，LVOT静息状态下压差为13mmHg（心率60次/分）（图3-10-59F），下蹲试验后最大压差42 mmHg（心率85次/分）；左心室心腔内乳头肌水平静息状态下压差为24 mmHg（心率60次/分）；右心室流出道血流速度正常。

2.经食管超声心动图提示　二尖瓣各瓣厚度、回声未见异常，收缩期前瓣A1区瓣体超过瓣环连线约4.4mm，2D图像测得脱垂宽度约13mm，3D图像测得脱垂宽度约12mm，并可见关闭不全间隙3.8mm，前瓣瓣尖可见1～2根纤细光带，随心动周期左心房、左心室摆动，呈"连枷样"改变，考虑二尖瓣前瓣脱垂伴关闭不全，腱索断裂所致（图3-10-60A～C）；彩色血流及频谱多普勒示：二尖瓣下血流速度加快，瓣上大量反流（反流面积11.0 cm²）；三尖瓣少量反流（反流面积3.3cm²），血流速度341cm/s，压差47 mmHg（图3-10-60B）。室间隔及左心室壁普遍增厚，收缩末期左心室流出道内及左心室心腔内血流速度加快，多考虑梗阻性肥厚型心肌病。卵圆孔未闭。肺动脉高压，收缩压为53 mmHg。

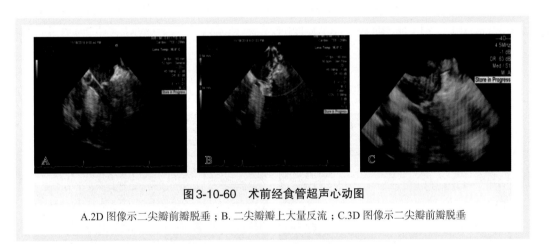

图3-10-60　术前经食管超声心动图

A.2D图像示二尖瓣前瓣脱垂；B.二尖瓣瓣上大量反流；C.3D图像示二尖瓣前瓣脱垂

3.运动负荷超声心动图　半仰卧位行踏车运动负荷试验3个阶段（75W）至患者心律失常频发，血压217/113 mmHg，室壁运动普遍增强，运动负荷过程中未诱发出室壁运动异常；运动达峰期时，左心室流出道最大压差由24 mmHg（心率60次/分）上升至79 mmHg（心率110次/分），左心室心腔内最大压差由32mmHg（心率60次/分）上升至95 mmHg（心率110次/分）；无血压递增不良现象（表3-10-21）。

4.冠状动脉CT增强扫描　右冠状动脉1段见非钙化性斑块，管腔轻微狭窄；前降支7段见钙化斑，管腔轻微狭窄，余血管未见明显斑块和狭窄。

5.心脏磁共振　室间隔、左心室各壁及右心室游离壁不同程度增厚，并可见多发斑片状明显强化影，考虑非对称性肥厚型心肌病，伴部分心肌纤维化（图3-10-61A、B）。

6.心电图　Ⅱ、aVF、V₅、V₆导联ST段下移≤0.075mV，V₁、V₂抬高≤0.15mV；Ⅰ、Ⅱ、aVL、V₅、V₆导联T波低平倒置；左心室高电压；待除外左心室肥厚（图3-10-62）。

7.24小时动态心电图　窦性心律，最快108次/分，最慢42次/分，平均63次/分；房性期前收缩38次，其中2次成对发生，2次短阵房性心动过速，最多连续4次心搏，

表3-10-21　术前运动负荷超声心动图结果

	LVOT-PG （mmHg）	LVO-PG （mmHg）	心　率 （次/分）	血　压 （mmHg）
静息状态	24	32	60	141/76
运动达峰期	79	95	110	217/113
恢复期（1分钟）	26	47	90	200/101
恢复期（8分钟）	23	22	68	161/109
心电图				
静息状态	Ⅰ、Ⅱ、Ⅲ、aVF、V₅、V₆导联ST段下移≤0.10mV，V₁导联aVR抬高≤0.20mV；Ⅰ、Ⅱ、Ⅲ、aVF、aVL、V₅、V₆导联T波倒置、低平			
运动达峰期	室性期前收缩，2次短阵性室性心动过速；Ⅰ、Ⅱ、Ⅲ、aVF、V₆导联ST段下移≤0.10mV，V₁导联aVR抬高≤0.35mV；Ⅰ、Ⅱ、aVF、aVL、V₅、V₆导联T波倒置、低平			
恢复期（1分钟）	室性期前收缩时呈连发，房性期前收缩；Ⅰ、Ⅱ、Ⅲ、aVF、V₅、V₆导联ST段下移≤0.10mV，V₁导联aVR抬高≤0.30mV；Ⅰ、Ⅱ、aVF、aVL、V₅、V₆导联T波倒置、低平			
恢复期（8分钟）	Ⅰ、Ⅱ、Ⅲ、aVF、V₅、V₆导联ST段下移≤0.10mV，V₁、V₂导联aVR抬高≤0.20mV；Ⅰ、Ⅱ、aVF、V₅、V₆导联T波倒置、低平			

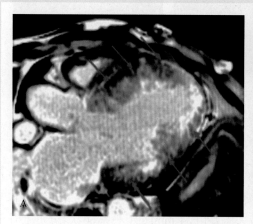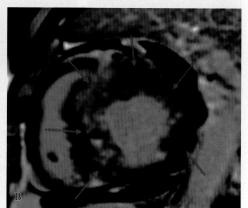

图3-10-61　术前心脏磁共振

A～B.室间隔、左心室各壁及右心室游离壁部分心肌纤维化（箭头所示）

速率115次/分，余为单发；室性期前收缩721次，两源，其中1次成对发生，1次短阵室性心动过速，连续3次心搏，速率138次/分，余为单发。

8.心肌损伤四项　NT-proBNP为1799.00pg/ml（参考值范围：0～125 pg/ml）、CK-Mbmass为3.100ng/ml（参考值范围：0.3～4.0 ng/ml）、肌钙蛋白I为0.0032ng/ml（参考值范围：0～0.03 ng/ml）、肌红蛋白为23.40ng/ml（参考值范围：0～70 ng/ml）。

9.基因检测　未检测到明确与肌小节基因相关的变异。

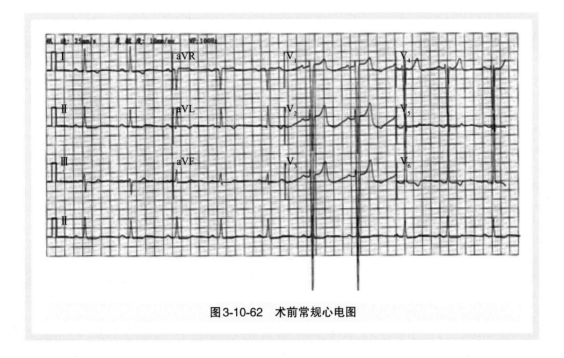

图3-10-62　术前常规心电图

10. 6分钟步行试验　患者在试验中出现胸闷症状，呼吸困难和疲劳等级由0级分别上升至3级和1级，总步行距离486m，根据评价标准诊断为轻度心肺功能不全（评价标准：总距离＜150m 表示重度心肺功能不全；150～425m为中度心肺功能不全；426～550m为轻度心肺功能不全）。

11. 5年SCD风险评分（SCDI）　10.46%，属于高危患者。根据2014年ESC《肥厚型心肌病诊断和管理指南》，强烈建议安装ICD治疗，患者拒绝。

三、手术过程

患者采用全身麻醉，左侧卧位30°，并穿刺颈内静脉放置右心室临时起搏电极，连接临时起搏器，确保能够成功起搏。常规外科手术消毒、铺巾，同时连接心电监护仪、心电图、射频消融系统及Philips EPIQ 7C超声心动图系统。超声选择非标准心尖五腔切面，在超声引导下将射频针沿心尖部室间隔长轴进针至前间隔基底部肥厚部位（图3-10-63A），确认射频针位于前间隔基底部（Ⅱ区），启动射频机，功率由10W逐渐提高至最大功率120W，进行射频消融，治疗时间共42分钟（图3-10-63B）；改针道至后间隔肥厚部位，确认射频针位于后间隔基底部（Ⅲ区），功率由10W逐渐提高至最大功率110W，依次消融后间隔（Ⅲ区）基底部至中间部肥厚部位，治疗时间共43分钟。术中超声实时探查可见射频针从针尖部位开始气化，气化范围逐渐扩大，治疗区域回声明显增强，予以撤除射频消融针，且实时监测患者生命体征，有无心包、胸腔积液及积液变化情况。治疗结束后超声评估术后即刻压差（左心室流出道压差降至11mmHg，左心室心腔内乳头肌水平压差降至6mmHg）（图3-10-63C、D），即刻行心肌造影评估消融范围，"黑洞"效应明显（图3-10-63E～H）。治疗过程顺利，患者生命体征平稳，安返监护室。

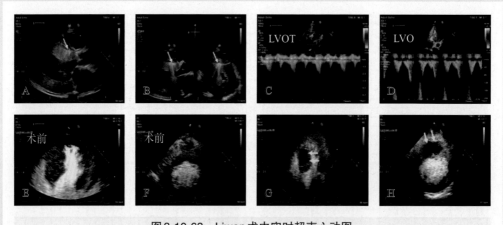

图3-10-63　Liwen术中实时超声心动图

A.进针至前间隔肥厚部位；B.消融前间隔；C.评估术后即刻LVOT压差；D.评估术后即刻左心室心腔内压差；E、F.术前心肌造影图；G、H.所指"黑洞"（充盈缺损）区域为消融范围（箭头处）

该患者在行Liwen术式6个月后进行了体外循环胸腔镜下二尖瓣成形术、三尖瓣成形术、左心耳闭合术、卵圆孔闭合术。术后体外循环开放，患者的心脏复跳后，经食管超声心动图所见：二尖瓣位可见成形环，前外交界处闭合，前后瓣叶启闭未见明显异常（图3-10-64A、B），瓣上反流面积1.2cm²（图3-10-64C）；三尖瓣可见环缩强回声，瓣叶启闭未见明显异常，血流速度正常；房间隔连续性完整，未见明显分流；左心耳开口处未见明显血流信号。

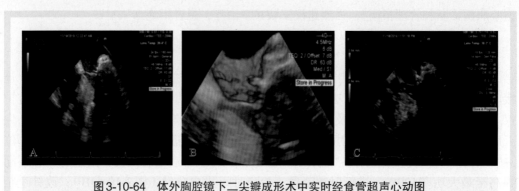

图3-10-64　体外胸腔镜下二尖瓣成形术中实时经食管超声心动图

A、B.2D、3D图像示二尖瓣位成形环，前外交界处闭合，前后瓣叶启闭未见明显异常；C.二尖瓣瓣上少量反流

四、术后随访

患者在Liwen术式后1.5年的随访过程中（图3-10-65），其症状得到明显改善，无并发症，运动耐量显著提高，NYHA心功能分级由Ⅲ级降低至Ⅰ级。伴随室间隔厚度的

减薄（最大室壁厚度由33mm降低至22mm），LVOT及左心室腔内梗阻解除，LVOT最大压差由79 mmHg降低至18mmHg，左心室腔内最大压差由95 mmHg降低至27mmHg，SAM征由2级转至0级，二尖瓣反流量明显减少，肺动脉高压解除（表3-10-22）。

表3-10-22　术后超声心动图随访结果

时间		术前	术后1个月	术后6个月	术后1年	术后1.5年
最大室间隔厚度（D/mm）		33	30	27	22	22
静息状态	LVOT-PGmax（mmHg）	13（60 bpm）	12（65 bpm）	14（62 bpm）	11（56 bpm）	10（54 bpm）
	LVC-PGmax（mmHg）	24（60 bpm）	7（66 bpm）	9（62 bpm）	13（56 bpm）	15（54 bpm）
运动负荷	LVOT-PGmax（mmHg）	79（110 bpm）	–	29（90 bpm）	15（106 bpm）	18（62 bpm）
	LVC-PGmax（mmHg）	95（110 bpm）	–	–	22（85 bpm）	27（60 bpm）
二尖瓣反流（cm²）		11.1	9.1	11.5	5.2	5.9
肺动脉收缩压（mmHg）		53	47	–	–	–
左心房内径（左右径/前后径，mm）		54/61	51/52	46/47	46/44	45/44
SAM征分级		2级	2级	2级	0级	0级

注：括号内为测量压差时的实时心率（bpm：次/分）

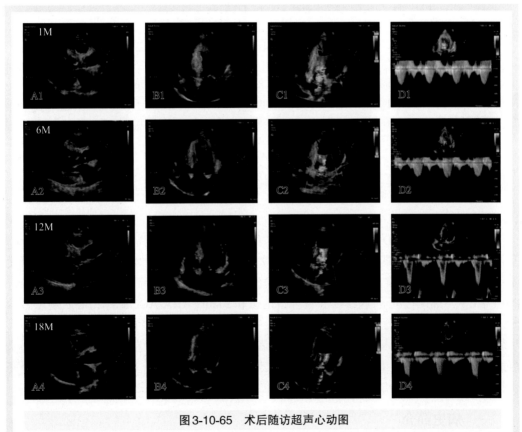

图3-10-65　术后随访超声心动图

A1～D1. 术后1个月随访图像；A2～D2. 术后6个月随访图像；A3～D3. 术后12个月随访图像；A4～D4. 术后18个月随访图像

五、心得体会

2020《AHA/ACC肥厚型心肌病患者诊断及治疗指南》建议，在有症状的HOCM患者中，且伴有需要手术治疗的相关心脏病（如相关乳头肌异常、二尖瓣前叶明显拉长、二尖瓣疾病等），由有经验的医师进行外科室间隔旋切术。对于年龄≥55岁的患者，应注意有无合并固有二尖瓣病变，相关的退行性二尖瓣疾病（如二尖瓣脱垂、腱索冗长或断裂）可在心肌切除术中同时修复。但外科室间隔旋切术需进行开胸、体外循环，创伤大，患者接受度差，西京医院肥厚型心肌病诊治中心多次会诊后为该患者制订了微创联合微创的个体化治疗方案，即Liwen术式治疗肥厚型心肌病，6个月后再行胸腔镜下二尖瓣成形术。患者临床症状明显减轻，室间隔有效减容、瓣膜病变改善。这种微创联合微创的方案手术创伤小、术后并发症少，为合并瓣膜器质性病变的肥厚型心肌病患者提供了一种新的诊疗思路。

（张　军　祝美好）

参考文献

［1］Roberto M. Lang，Steven A. Goldstein，Itzhak Kronzon，et al．ASE心脏超声诊断图谱．中文翻译版［M］．智光，译．北京：科学出版社，2020：427-429．

［2］Florence Boissier，Guy Achkouty，Patrick Bruneval，et al．Rupture of mitral valve chordae in hypertrophic cardiomyopathy［J］Archives of Cardiovascular Disease，2015，108：244-249．

［3］Ommen S，Mital S，Burke M，et al．2020 AHA/ACC Guideline for the Diagnosis and Treatment of Patients With Hypertrophic Cardiomyopathy：A Report of the American College of Cardiology/American Heart Association Joint Committee on Clinical Practice Guidelines［J］．Circulation，2020，142（25）：e558-e631．

第十二节　肥厚型心肌病置入ICD后并左心室流出道狭窄1例

心脏性猝死（SCD）是肥厚型心肌病（HCM）最严重的临床表现之一，对于因室性心动过速或心室颤动发生心搏骤停的幸存患者，或自发持续性室性心动过速引发晕厥、血流动力学异常的持续性室性心动过速病史及具有SCD高危因素的HCM患者，2014年ESC《肥厚型心肌病诊断和管理指南》和2020《AHA/ACC肥厚型心肌病患者诊断及治疗指南》均推荐置入ICD预防SCD，从而改善HCM患者的长期生存率。然而，尽管HCM患者ICD置入可以使猝死高危患者获益，但部分患者左心室流出道梗阻仍未缓解，临床症状较重，目前对于此类效果欠佳的患者进一步治疗方法及效果的相关研究仍较少。本节介绍1例Liwen术式治疗ICD置入并左心室流出道狭窄的HCM患者。

一、病史简介

患者男性，55岁。2019年1月快走/情绪激动/饱饭后均出现心前区不适，就诊于当地医院，未明确诊断。2019年7月27日晕倒后在当地医院确诊为梗阻性肥厚型心肌病

（HOCM），患者24小时动态心电图提示频繁室性心动过速，当地医院安装ICD，规律服用琥珀酸美托洛尔治疗后再次晕厥伴ICD放电两次，遂就诊于西京医院肥厚型心肌病诊治中心，入院诊断为非对称性梗阻性肥厚型心肌病，NYHA心功能分级Ⅲ级。

二、术前常规检查

1.超声心动图

（1）二维超声：左心室壁非对称性增厚，以室间隔及左心室前壁为著，前间隔基底部厚度为20mm，中部厚度为22mm，左心房增大（左右径47mm，前后径42mm）；各室壁运动搏幅未见明显异常；左心室射血分数55%（图3-10-66A～C）。

（2）M型超声：二尖瓣SAM征阳性，SAM征分级4级（图3-10-66D）。

（3）彩色多普勒：左心室流出道血流呈五彩镶嵌的湍流信号，二尖瓣少量反流（反流面积3.5cm²）（图3-10-66E、F）。

（4）连续波多普勒：左心室流出道血流湍流负向充填状射流，静息状态下最大压差76mmHg（心率74次/分），瓦氏动作激发状态下最大压差88mmHg（心率71次/分）（图3-10-66G），左心室心腔内血流速度加快，最大压差25mmHg（心率72次/分）（图3-10-66H），右心室心腔内及流出道血流速度正常。

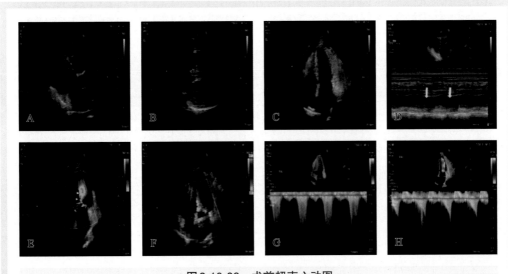

图3-10-66 术前超声心动图

A～C.室间隔增厚，左心房增大；D.SAM征阳性（粗箭头标识）；E.左心室流出道五彩镶嵌的湍流信号（细箭头标识）；F.二尖瓣反流；G.瓦氏动作激发状态下左心室流出道梗阻频谱；H.瓦氏动作激发状态下左心室心腔内血流加速频谱

2.运动负荷超声心动图 半仰卧位行踏车运动负荷试验2个阶段（50W），达到最大心率106次/分。运动负荷试验过程中，未诱发室壁运动异常，左心室流出道最大压差由56mmHg（心率77次/分）上升至79mmHg（心率90次/分），收缩压由118mmHg升至149mmHg，无血压递增不良现象（递增31mmHg）（表3-10-23）。

表3-10-23 术前负荷超声心动图

	LVOT-PG（mmHg）	心率（次/分）	血压（mmHg）	心电图
静息状态	56	77	118/85	窦性心律；Ⅱ、Ⅲ、aVF、V$_4$～V$_6$导联ST段下移0.05 mV
运动1阶段（25W）	37	102	149/97	V$_5$～V$_6$导联ST段较静息阶段下移0.05mV
运动2阶段（50W）	36	106	127/86	Ⅱ、Ⅲ、aVF、V$_4$～V$_6$导联ST段较静息阶段下移0.05mV
恢复期（1分钟）	79	90	123/85	Ⅱ、Ⅲ、aVF、V$_4$～V$_6$导联ST段较静息阶段下移0.05mV
恢复期（3分钟）	37	82	112/85	ST-T较静息无明显改变
恢复期（6分钟）	40	78	110/82	ST-T较静息无明显改变
恢复期（8分钟）	32	77	117/79	ST-T较静息无明显改变

3.冠状动脉CT扫描 右冠状动脉1段见点状钙化斑，管腔轻度狭窄，余各支血管未见异常；左主干显示正常；前降支6段见钙化斑，管腔轻度狭窄，可见2支对角支，对角支及间隔支未见异常；回旋支13段见点状钙化斑；钝缘支未见异常。

4.心电图 窦性心律，QT间期延长（图3-10-67）。

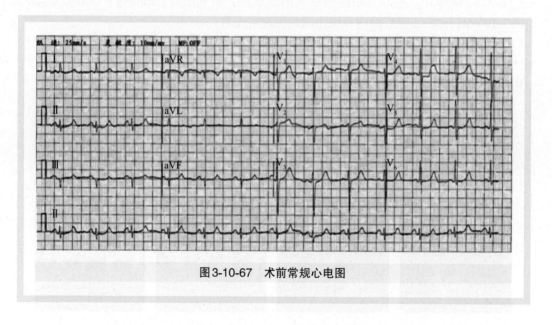

图3-10-67 术前常规心电图

5. 24小时动态心电图 窦性心律伴心室起搏心律，最快105次/分，最慢60次/分，平均74次/分。房性期前收缩25次，单发；室性期前收缩10次，多源，单发；昼夜显示窦性心律伴心室起搏心律，起搏占心搏数0.1%，起搏频率60次/分，可见室性融合波。Ⅱ、Ⅲ、aVF、V$_4$～V$_6$导联ST段下移≤0.05mV，QT间期延长。

6.心肌损伤四项 NT-proBNP为296.10pg/ml（参考值范围：0～125 pg/ml）、CK-Mbmass为1.600ng/ml（参考值范围：0.3～4.0 ng/ml）、肌钙蛋白I为0.001ng/ml（参考值范围：0～0.03 ng/ml）、肌红蛋白为24.90 ng/ml（参考值范围：0～70 ng/ml）。

7.基因检测 未检测到明确与肌小节相关的变异。

8. 6分钟步行试验 该患者在试验中出现胸闷、气短症状，试验结束呼吸困难等级由0级上升至2级，步行总距离360m，根据评价标准考虑为中度心肺功能不全（评价标准：总距离＜150m 表示重度心肺功能不全；150～425m 为中度心肺功能不全；426～550m 为轻度心肺功能不全）。

9. 5年SCD风险评分（SCDI）　11.55%，属于高危患者，患者已安装ICD进行猝死危险预防。

三、手术过程

患者左侧卧位，常规外科手术消毒、铺巾，麻醉医师行全身麻醉，超声选择非标准心尖五腔切面，在超声引导下将Liwen RF可调式射频消融电极针沿心尖部室间隔长轴进针至前间隔基底部肥厚部位（Ⅱ区）基底部（图3-10-68A），启动射频仪，功率由10W开始逐渐提高至最大功率45W，治疗时间共14.5分钟（图3-10-68B），退至前间隔（Ⅱ区）中间部，启动射频机，功率由10W开始逐渐提高至最大功率60W，治疗时间共13分钟；改针道至前间隔（Ⅰ区）基底部，确认射频针位于前间隔基底部，启动射频机，功率由10W开始逐渐提高至最大功率60W，治疗时间共9.3分钟；退至（Ⅰ区）中间部，启动射频机，最大功率45W，消融至9.7分钟（图3-10-68C），患者频发室性期前收缩及室性心动过速（图3-10-68D），暂时停止消融，给予药物治疗，恢复窦性心律，后经多次启动射频机消融，患者频繁出现室性期前收缩及室性心动过速，考虑到患者术前多次室性心动过速及晕厥，且ICD置入，经综合评估决定停止后间隔消融，待随访后根据病情需要可择期行二次消融手术，术中超声实时探查可见射频针从针尖部位开始气化，气化范围逐渐扩大，治疗区域回声明显增强，与术前造影图像（图3-10-68E、F）比较，即刻行心肌造影显示消融区心肌灌注呈"黑洞样"改变（图3-10-68G、H）；治疗过程顺利，患者生命体征平稳，安返监护室。

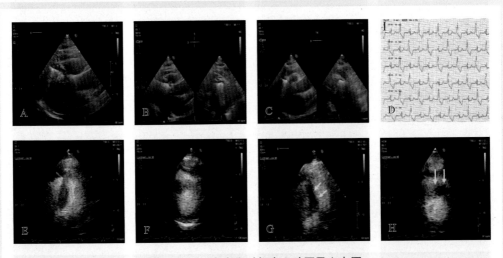

图3-10-68　术中实时超声心动图及心电图

A.进针至前间隔肥厚部位；B.消融前间隔；C.消融后间隔；D.术中频发室性期前收缩及室性心动过速；E、F.术前心肌声学造影图像；G、H.术后即刻心肌声学造影图像，"黑洞"（充盈缺损）区域为消融范围（细箭头标识）

四、术后随访

患者术后恢复良好，临床症状明显改善，随访期间内再未发生室性心动过速、心室颤动、晕厥等不良事件，NYHA心功能分级Ⅰ级，随访结果如表3-10-24和图3-10-69。

表3-10-24　术后超声随访数据

随访时间		术前	术后1个月	术后3个月	术后6个月
最大室间隔厚度（mm）		22	18	17	15
静息状态	LVOT-PG（mmHg）	76（74 bpm）	13（71 bpm）	12（70 bpm）	13（70 bpm）
	LVO-PG（mmHg）	22（71 bpm）	3（72 bpm）	2（71 bpm）	2（70 bpm）
瓦氏动作激发状态	LVOT-PG（mmHg）	88（71 bpm）	16（70 bpm）	23（70 bpm）	22（71 bpm）
	LVO-PG（mmHg）	25（72 bpm）	4（71 bpm）	3（71 bpm）	3（71 bpm）
运动负荷	LVOT-PG（mmHg）	79（90 bpm）	–	–	39（131 bpm）
	LVO-PG（mmHg）	23（90 bpm）	–	–	5（131 bpm）
左心房内径（左右径/前后径，mm）		47/42	43/36	39/35	37/34
二尖瓣反流（cm²）		3.5	1.2	1.0	1.0
SAM征分级		4级	1级	1级	0级

注：括号内为测量压差时的实时心率（bpm：次/分）

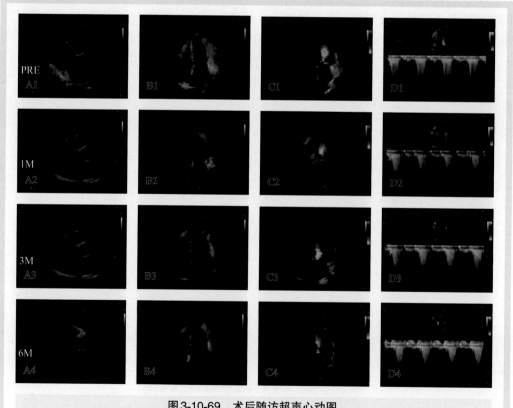

图3-10-69　术后随访超声心动图

A1～D1.术前超声心动图；A2～D2.术后1个月随访图像；A3～D3.术后3个月随访图像；A4～D4.术后6个月随访图像

五、心得体会

　　尽管埋藏式心律转复除颤器（ICD）推荐用于 HCM 猝死高危患者的一级预防，但是如若不能有效解除左心室流出道梗阻，其临床获益仍然有限。目前对于 ICD 术后左心室流出道梗阻无缓解、临床症状较重的 HOCM 患者的手术治疗及其治疗效果的相关研究较少。有相关病例报道了 1 例 ICD 术后的 HOCM 患者接受酒精间隔消融术，术后患者出现右束支传导阻滞，ICD 由于 T 波过度感应（TOS）总共发出 5 次不适当的电击，甚至出现了休克症状。外科室间隔切除虽然是解除左心室流出道梗阻的金标准，但是由于需要开胸手术，创伤大。本例 HOCM 患者因室性心动过速和晕厥安装 ICD 预防猝死，但是不能有效解除临床症状问题，且 ICD 置入后仍发生晕厥两次，并伴有心前区不适，考虑为左心室流出道显著梗阻，遂行 Liwen 术式进一步治疗。患者术中频发室性心动过速，考虑到手术安全性问题，虽然未完成全间隔消融，但是患者术后症状明显改善，心腔内梗阻完全解除，左心室流出道压差接近正常人，随访至 6 个月，静息状态下左心室流出道最大压差由术前 76mmHg 下降至 13mmHg，运动负荷激发后最大压差由术前 79mmHg 下降至 39mmHg。患者临床症状较术前明显改善，且在围手术期和术后随访期间未发生室性心动过速、心室颤动、晕厥等不良事件，故暂时不考虑行二次消融手术，继续延长随访时间，必要时行二次手术。对于 ICD 置入术后的患者不是 Liwen 术式的绝对禁忌证，但是考虑到 ICD 置入患者存在恶性心律失常的基质，术中消融会发生恶性心律失常的风险。因此，需要术前制订周密的手术计划，必要时可以考虑分次消融，术中做好防治恶性心律失常的应急预案及术后加强管理。

（拓胜军　雷常慧　欧绪梅）

参考文献

［1］陈旭华. 肥厚型心肌病患者埋藏式心脏自动复律除颤器（ICD）植入后的长期生存率和风险［J］. 中国分子心脏病学杂志，2013，14（1）：849-852

［2］陈旭华. 埋藏式心律转复除颤器在预防肥厚型心肌病猝死方面的作用［J］. 中国心脏起搏与心电生理杂志，2013，27（6）：535-537.

［3］闫丽荣，陈柯萍，戴研，等. 植入型心律转复除颤器在肥厚型心肌病患者中的临床有效性和安全性研究［J］. 中华心律失常学杂志，2018，22（5）：402-407，418.

［4］Maron BJ，Casey SA，Olivotto I，et al. Clinical Course and Quality of Life in High-Risk Patients With Hypertrophic Cardiomyopathy and Implantable Cardioverter-Defibrillators［J］. Circulation：Arrhythmia and Electrophysiology，2018，11（4）：e005820.

［5］McLeod CJ，Ommen SR，Ackerman MJ，et al. Surgical septal myectomy decreases the risk for appropriate implantable cardioverter defibrillator discharge in obstructive hypertrophic cardiomyopathy［J］. European Heart Journal，2017，28（21）：2583-2588.

［6］Van Dijk VF，Liebregts M，Luermans JG，et al. Inappropriate Shock Due to T-Wave Oversensing by a Subcutaneous ICD after Alcohol Septal Ablation for Hypertrophic Cardiomyopathy［J］. Pacing Clin Electrophysiol，2016，39（3）：307-309.

［7］Ommen SR，Mital S，Burke MA，et al. 2020 AHA/ACC Guideline for the Diagnosis and Treatment of Patients With Hypertrophic Cardiomyopathy：Executive Summary：A Report of the American College of Cardiology/American Heart Association Joint Committee on Clinical Practice Guidelines［J］. Circulation，2020 Dec 22；142（25）：e533-e557.

第十三节　肥厚型心肌病酒精消融术后伴室壁瘤 并左心室流出道狭窄 1 例

室间隔酒精消融术（alcohol septal ablation，ASA）是一种介入治疗 HOCM 的手段，其原理是通过导管将无水乙醇注射至前降支的一支或多支间隔支中，使冠状动脉的间隔支闭塞，导致其支配的肥厚室间隔变薄，使心室流出道梗阻消失或减轻，从而改善梗阻性肥厚型心肌病（HOCM）患者的临床症状。ASA 术后仍有部分患者存在流出道残余梗阻，临床症状无明显改善。这可能与间隔支的特点及分布、无水酒精的用量有关。但是二次手术技术难度高，创伤性大，部分患者不能耐受手术。因此这部分患者的二次有效治疗成为棘手的问题，而此类研究鲜有报道。本节介绍 1 例 Liwen 术式治疗肥厚型心肌病（HCM）酒精消融术后伴室壁瘤并左心室流出道狭窄的患者。

一、病史简介

患者男性，42 岁。2007 年因外伤骨折住院，经超声心动图检查确诊为 HCM，后出现胸痛、胸闷症状。2015 年于当地医院行室间隔酒精消融术，术前室间隔最大厚度 30mm，LVOT 压差约 100mmHg，术后均无明显改善，症状也无明显缓解，饱食或步行时有胸痛、胸闷、气短症状，间断出现夜间阵发性呼吸困难。2017 年及 2019 年分别于活动时出现晕厥，数秒后自行恢复，2020 年先兆晕厥数次。遂就诊于西京医院肥厚型心肌病诊治中心。否认高血压、糖尿病、高脂血症及冠心病病史。否认家族性遗传病史。入院诊断：室间隔酒精消融术后；非对称性梗阻性肥厚型心肌病；NYHA 心功能分级 Ⅲ 级。

二、术前常规检查

1. 超声心动图

（1）二维超声：肥厚型心肌病酒精消融术后：左心室壁非对称性增厚，以前间隔中部为著，前间隔基底部厚度为 25mm，中部厚度为 30mm，后间隔基底部厚度为 14mm，中部厚度为 18mm，左心室后壁 10mm；左心房增大（左右径 58mm，前后径 55mm）；瓣口至腱索水平后间隔心内膜面回声增强，搏幅减低为 2 ～ 4mm；左心室射血分数 56%（图 3-10-70A ～ C）；左心室心尖部圆钝，向外呈瘤样膨出，收缩期显著，膨出部分室壁变薄，与正常室壁呈矛盾运动，瘤口宽 41mm，瘤体深度为 17mm，瘤内未见明确血栓形成（图 3-10-70H）。

（2）M 型超声：二尖瓣 SAM 征阳性，SAM 征分级 3 级（图 3-10-70D）。

（3）彩色多普勒：左心室流出道血流呈五彩镶嵌的湍流信号，二尖瓣大量反流（反流面积 10.1cm² ）（图 3-10-70E、F）。

（4）连续波多普勒：左心室流出道血流湍流负向充填状射流，静息状态下最大压差73mmHg（心率66次/分），瓦氏动作激发状态下最大压差90mmHg（心率68次/分）（图3-10-70G），左心室心腔内、右心室心腔内及流出道血流速度正常。

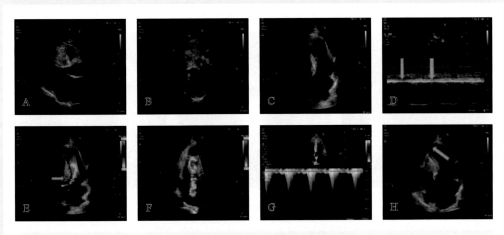

图3-10-70　术前超声心动图

A～C.室间隔增厚，左心房增大；D.SAM征阳性（粗箭头标识）；E.左心室流出道五彩镶嵌的湍流信号（粗箭头标识）；F.二尖瓣反流（大量）；G.静息状态下左心室流出道梗阻处频谱；H.左心室心尖部室壁瘤形成（粗箭头标识）

2.运动负荷超声心动图　半仰卧位行踏车运动负荷试验3个阶段（75W），患者达到目标心率114次/分，心电图示运动过程中ST变化，室壁运动普遍增强。运动负荷过程中，未诱发室壁运动异常。恢复期时，左心室流出道最大压差由31mmHg（心率75次/分）上升至68mmHg（心率101次/分），出现室性期前收缩、房性期前收缩。无血压递增不良现象（递增45mmHg）（表3-10-25）。

表3-10-25　术前运动负荷超声心动图

	LVOT-PG（mmHg）	心率（次/分）	血压（mmHg）	心电图
静息状态	31	75	119/72	窦性心律，Ⅰ、Ⅱ、V₅～V₆导联ST段下移0.05mV
运动1阶段（25W）	33	91	128/66	ST-T较静息期无明显变化
运动2阶段（50W）	34	111	140/83	ST-T较静息期无明显变化
运动3阶段（75W）	55	114	164/82	Ⅱ、Ⅲ、aVF导联ST段较静息期下移0.05mV
恢复期（1分钟）	68	101	117/76	Ⅱ、Ⅲ、aVF、V₄～V₆导联ST段较静息期下移0.05mV
恢复期（3分钟）	53	100	116/72	Ⅱ、Ⅲ、aVF、V₄～V₆导联ST段较静息期下移0.05mV
恢复期（6分钟）	64	95	118/73	房性期前收缩Ⅱ、Ⅲ、aVF、V₄～V₆导联ST段较静息期下移0.05mV
恢复期（8分钟）	45	89	142/77	室性期前收缩、房性期前收缩，ST-T较静息期无明显变化

3.冠状动脉CT增强扫描　冠状动脉平扫及增强扫描未见异常；肥厚型心肌病，左心房增大。

4.心脏磁共振　室间隔及毗邻左心室前壁、下壁不同程度增厚，室间隔斑片状明显异常强化影，多考虑为非对称性肥厚型心肌病伴部分心肌纤维化（图3-10-71）。

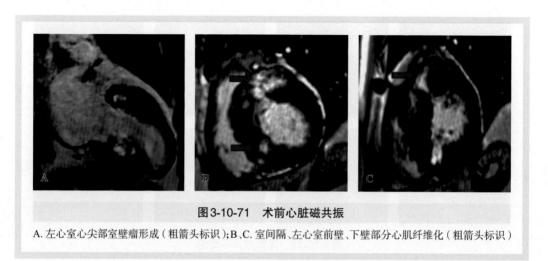

图3-10-71　术前心脏磁共振

A.左心室心尖部室壁瘤形成（粗箭头标识）；B、C.室间隔、左心室前壁、下壁部分心肌纤维化（粗箭头标识）

5.心电图　Ⅰ、Ⅱ、Ⅲ、aVF、$V_4 \sim V_6$导联ST段下移 ≤0.15mV，Ⅰ、aVL导联T波低平、倒置，电轴左偏-34°（图3-10-72）。

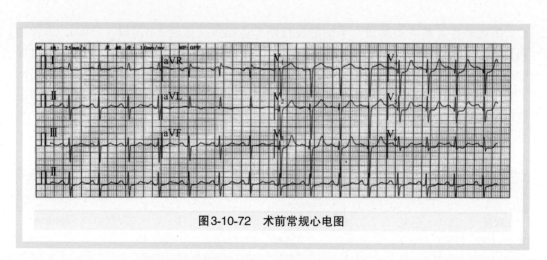

图3-10-72　术前常规心电图

6. 24小时动态心电图　窦性心律，室性期前收缩233次，房性期前收缩17次，左前分支传导阻滞及ST-T改变。

7.心肌损伤四项　NT-proBNP为379pg/ml（参考值范围：0 ～ 125 pg/ml）、CK-Mbmass为3.9ng/ml（参考值范围：0.3 ～ 4.0 ng/ml）、肌钙蛋白I为0.037ng/ml（参考值范围：0 ～ 0.03 ng/ml）、肌红蛋白为21.7ng/ml（参考值范围：0 ～ 70 ng/ml）。

8.基因检测及家系图　该患者（Ⅱ3）携带 *MYBBPC3*-E1017Afs*34位点突变，根据ACMG指南，该变异初步判定为致病性变异（图3-10-73）。

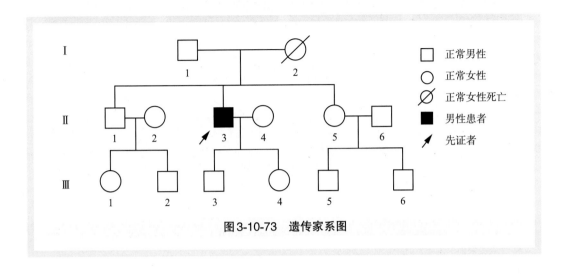

图3-10-73 遗传家系图

9. 6分钟步行试验 试验结束血压由106/664mmHg升至122/61 mmHg，呼吸困难和疲劳等级均由0级上升至3级，步行总距离289.6m，根据评价标准诊断为中度心肺功能不全（评价标准：总距离＜150m 表示重度心肺功能不全；150～425m为中度心肺功能不全；426～550m为轻度心肺功能不全）。

10. 5年SCD风险评分（SCDI） 7.55%，为高危患者。根据2014年ESC《肥厚型心肌病诊断和管理指南》，强烈建议置入ICD，患者拒绝安装。

三、手术过程

患者平卧位，常规外科手术消毒、铺巾，麻醉医师行全身麻醉，超声选择非标准心尖五腔切面，在超声引导下将射频针沿心尖部室间隔长轴进针至前间隔基底部肥厚部位（图3-10-74A），确认射频针位于前间隔基底部（Ⅱ区），从10W启动射频仪，逐渐增加达到最大功率80W，依次消融前间隔基底部至中间部，前间隔治疗时间共48分钟（图3-10-74B），改针道至后间隔肥厚部位，确认射频针位于后间隔基底部（Ⅲ区），从10W启动射频仪，逐渐增加达到最大功率70W，依次消融后间隔基底部至中间部，后间隔治疗时间共19分钟（图3-10-74C）。术中超声实时探查可见射频针从针尖部位开始气化，气化范围逐渐扩大，治疗区域回声明显增强，治疗结束后超声评估术后即刻压差（左心室流出道压差降至28mmHg）（图3-10-74D），即刻行心肌造影评估消融范围（图3-10-74G、H）。治疗过程顺利，患者生命体征平稳，安返监护室。

四、术后随访

该患者已随访至术后6个月，随访期间无快走后胸痛、胸闷、气短及晕厥等症状，症状较术前明显改善，运动耐量显著增高，目前患者恢复良好，NYHA心功能分级Ⅰ级。室间隔厚度减薄降低至16mm，LVOT梗阻解除，SAM征由3级转为0级，二尖瓣反流量明显减少，手术效果满意，随访结果如表3-10-26和图3-10-75。

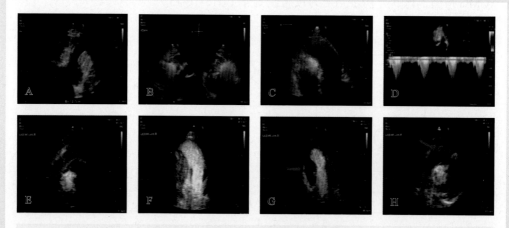

图3-10-74　术中实时超声心动图

A. 进针；B. 消融前间隔；C. 消融后间隔；D. 术后即刻LVOT压差；E、F. 术前造影；G、H. 所指"黑洞"（充盈缺损）区域为消融范围（箭头处）

表3-10-26　术后随访超声数据

随访时间	术前	术后1个月	术后3个月	术后6个月
最大室间隔厚度（D/mm）	30	19	18	16
静息状态LVOT-PGmax（mmHg）	73（66 bpm）	14（96 bpm）	6（61 bpm）	3（63 bpm）
瓦氏动作激发状态LVOT-PGmax（mmHg）	90（68 bpm）	26（63 bpm）	14（63 bpm）	8（63 bpm）
运动负荷LVOT-PGmax（mmHg）	68（101 bpm）	-	-	-
左心房内径（左右径/前后径，mm）	58/55	45/38	44/41	43/40
二尖瓣反流（cm²）	10.1	3.7	4.0	3.8
SAM征分级	3级	1级	0级	0级

注：括号内为测量压差时的实时心率（bpm：次/分）

五、心得体会

本例患者经ASA术后压力阶差无明显下降，临床症状无明显改善。研究认为ASA手术失败一般与酒精消融的定位准确与否有关，或者未被消融的间隔支血管代偿增粗，使间隔部的血液供应恢复有关。患者来院时超声心动图显示后室间隔存在部分节段运动搏幅减低，伴有中度心肺功能不全，此时该患者的心脏储备功能和应激耐受性面临着更大的手术风险。患者对于再次外科手术及重复酒精消融都采取谨慎态度。另外，患者同时合并心尖部室壁瘤的形成，考虑与左心室流出道狭窄有关，同时心内膜下心肌缺血以及纤维化、心肌耗氧增加、心尖部心肌慢性压力超负荷等因素都可能使患者心尖部室壁瘤进一步发展，从而增加血栓栓塞性脑卒中、恶性心律失常、心脏性猝死等风险。因此对该病例选择适当的治疗方法显得尤为重要，对术者及诊治中心的经验要求也极高。而Liwen术式可针对靶区直接消融，同时阻断心肌组织血供，不受间隔支动脉解剖变异的影响，最大程度使室间隔厚度变薄，显著降低二次消融风险。同时消融过程中通过观察

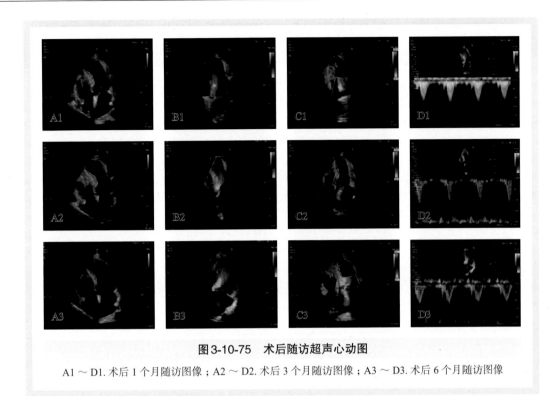

图3-10-75　术后随访超声心动图

A1 ～ D1. 术后1个月随访图像；A2 ～ D2. 术后3个月随访图像；A3 ～ D3. 术后6个月随访图像

心电图的变化，实时调整射频功率及消融区域，以保护传导系统，避免ASA术易发生心律失常、再次手术率高等缺点。目前该患者随访至术后6个月，症状明显缓解，室间隔厚度、静息或瓦氏动作激发后左心室流出道压差、左心房大小、二尖瓣反流均较术前明显改善，值得注意的是患者左心室心尖部形态已基本恢复至正常，考虑与心室流出道狭窄解除、心肌灌注改善有关。可见，Liwen术式为ASA术后流出道压差无明显改善患者提供了一种高效而安全的微创治疗手段。

（李　晴）

参考文献

［1］段福建. 心肌声学造影在肥厚型梗阻性心肌病经皮间隔酒精消融中的作用［D］. 北京协和医学院，2013.

［2］肥厚型梗阻性心肌病室间隔心肌消融术中国专家共识组. 肥厚型梗阻性心肌病室间隔心肌消融术中国专家共识［J］. 中国医药科学，2012，10：3-4.

［3］张博，潘晓芳，沈佳奇，等. 多模态超声技术诊断肥厚型心肌病合并心尖部室壁瘤1例［J］. 中国医学影像技术，2020，36（2）：320.

［4］中华医学会心血管病学分会，中国成人肥厚型心肌病诊断与治疗指南编写组，中华心血管病杂志编辑委员会. 中国成人肥厚型心肌病诊断与治疗指南［J］. 中华心血管病杂志，2017，45（12）：1015-1032.

［5］邹玉宝，宋雷. 2017中国成人肥厚型心肌病诊断与治疗指南精要解读［J］. 中国分子心脏病学杂志，2018，18（2）：2396-2400.

［6］Maron MS，Finley JJ，Bos JM，et al. Prevalence，clinical significance，and natund history of left ventricular apical anem ～ ms in hypem ～ hic cardiomyopathy [J]. Circulation，2008，118（15）：1541-1549.

[7] Sherif F，Nagueh，Bertron M，et al. Alcohol septal ablation for the treatment of hypertrophic obstructive cardiomyopathy. A multicenter North American registry. [J]. Journal of the American College of Cardiology，2011，58（22）：2322-2328.

第11章 Liwen术式治疗肥厚型心肌病术中并发症病例

第一节 Liwen术式治疗梗阻性肥厚型心肌病术中完全性右束支1例

完全性右束支传导阻滞定义为QRS持续时间＞120毫秒，在V_1和（或）V_2导联QRS呈rsR′型或者RR′型，在V_6和Ⅰ导联S波增宽有切迹（持续时间S＞R或S波持续时间＞0.06秒）。完全性右束支传导阻滞是临床上最常见的心电图改变之一，常见于冠心病、高血压心脏病、风湿性心脏病、心肌病、先天性心脏病、大面积肺梗死、急性心肌梗死后等情况，亦可见于正常人。在HCM患者中发生完全性右束支传导阻滞约占12%，目前研究认为其发生与心肌纤维化有关，HCM引起心室除极复极，导致心电活动在室间隔和左、右心室的传导异常，从而引起心电图改变。本节介绍一例Liwen术式治疗HOCM术中出现完全性右束支传导阻滞的患者。

一、病史简介

患者男性，40岁。2019年3月因爬山后出现胸痛、胸闷、气短伴劳力性呼吸困难，在当地医院确诊为肥厚型心肌病；2019年8月首次就诊于西京医院肥厚型心肌病诊治中心，给予药物治疗，规律服用富马酸比索洛尔（2.5mg/d），上述症状未见明显缓解。否认高血压、糖尿病、冠心病病史等，否认家族性遗传病史。入院诊断：梗阻性肥厚型心肌病，NYHA心功能分级Ⅱ级。

二、术前常规检查

1.超声心动图

（1）二维超声：室壁非对称性增厚，以前间隔基底部为著，前间隔基底部厚度为19mm，中部厚度为16mm，后间隔基底部厚度为15mm，中部厚度为15mm，后壁基底部厚度为9mm，中部厚度为10mm；左心房增大（左右径45mm，前后径41mm）；各室壁运动搏幅未见明显异常；左心室射血分数59%（图3-11-1A～C）。

（2）M型超声：二尖瓣SAM征阳性，SAM征分级3级（图3-11-1D）。

（3）彩色多普勒：左心室流出道血流呈五彩镶嵌的湍流信号，二尖瓣少量反流（反流面积1.9cm²）（图3-11-1E、F）。

（4）连续波多普勒：左心室流出道血流湍流负向充填状射流，静息状态下最大压差34mmHg（心率65次/分），左心室流出道血流速度加快，瓦氏动作激发状态下最大压差82mmHg（心率60次/分）（图3-11-1G、H）。

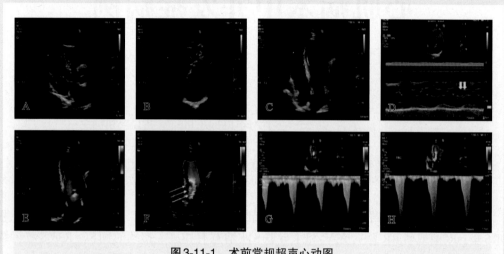

图3-11-1　术前常规超声心动图

A～C.室间隔增厚，左心房增大；D.SAM征阳性（粗箭头标识）；E.二尖瓣反流（少量）；F.左心室流出道出道镶嵌血流（细箭头标识）；G.静息状态左室流出道压差 LVOT-PGmax：34mmHg（心率65次/分）；H.瓦氏动作激发状态左心室流出道压差 LVOT-PGmax：82mmHg（心率60次/分）

2.运动负荷超声心动图　半仰卧位行踏车运动负荷试验3个阶段（75W）至患者达到体力极限并胸闷加重，心电图运动期（75W）和恢复期（1min）Ⅰ、Ⅱ、Ⅲ、aVF、V₃～V₆导联ST段较静息期下移0.05～0.10mV，室壁运动普遍增强，未诱发室壁运动异常，左心室流出道最大压差由142mmHg（心率76次/分）上升至191mmHg（心率97次/分）（表3-11-1）。

表3-11-1　术前运动负荷超声心动图

	LVOT-PG（mmHg）	心率（次/分）	血压（mmHg）	心 电 图
静息状态	142	76	106/60	窦性心律，Ⅱ、Ⅲ、aVF、V₄～V₆导联ST段较静息期下移0.05～0.10mV，T波倒置
运动期1阶段（25W）	148	104	117/71	Ⅱ、Ⅲ、aVF、V₄～V₆导联ST段较静息期下移0.05mV
运动期2阶段（50W）	144	112	168/83	Ⅱ、Ⅲ、aVF、V₄～V₆导联ST段较静息期下移0.05mV
运动期3阶段（75W）	172	122	200/85	Ⅰ、Ⅱ、Ⅲ、aVF、V₃～V₆导联ST段较静息期下移0.05～0.10mV
恢复期（1分钟）	191	97	142/74	Ⅰ、Ⅱ、Ⅲ、aVF、V₃～V₆导联ST段较静息期下移0.05～0.10mV
恢复期（3分钟）	153	90	137/80	ST-T较静息期无明显变化
恢复期（6分钟）	156	87	129/79	ST-T较静息期无明显变化
恢复期（8分钟）	141	86	124/72	ST-T较静息期无明显变化

3. 冠状动脉CT扫描　右冠状动脉1段见点状钙化，管腔轻微狭窄，左主干未见异常，前降支8段远段见钙化斑，管腔轻度狭窄，回旋支11段见钙化斑，管腔轻度狭窄，13段起始见钙化斑，管腔轻度狭窄。右冠状动脉积分7.1；回旋支积分26.2；总分33.2。冠状动脉CT增强扫描所示：冠状动脉最大狭窄程度为轻度狭窄，CAD-RADS分级2级。

4. 心脏磁共振　室间隔、左心室前壁基底部不同程度增厚，心脏电影示左心室舒张功能受限，延迟增强扫描示左室各壁未见异常强化影，多考虑为非对称性肥厚型心肌病（图3-11-2）。

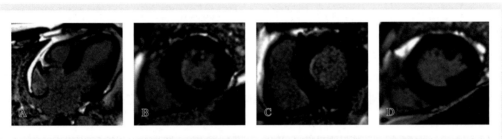

图3-11-2　术前心脏磁共振：室间隔、左心室前壁基底部不同程度增厚

5. 心电图提示　心率81次/分，窦性心律不齐，Ⅰ、Ⅱ、Ⅲ、aVF、V_3～V_6导联ST段下移0.05～0.30mV，Ⅰ、Ⅱ、Ⅲ、aVF、V_4～V_6导联T波倒置、双向，左心室高电压（图3-11-3）。

6. 24小时动态心电图示　房性期前收缩9次，余为单发；V_5、V_4导联ST段下移≤0.2mV；V_5、V_4导联T波倒置。

7. 心肌损伤四项　NT-proBNP为299.50pg/ml（参考值范围：0～125pg/ml）、CK-Mbmass为2.300ng/ml（参考值范围：0.3～4.0ng/ml）、肌钙蛋白I为0.002ng/ml（参考值范围：0～0.03ng/ml）、心脏型脂肪酸结合蛋白为1.91 ng/ml（参考值范围：0～6.20ng/ml）。

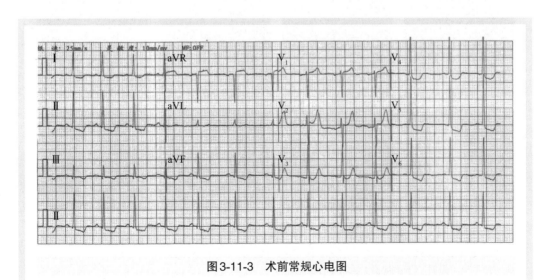

图3-11-3　术前常规心电图

8. 6分钟步行试验 该患者在试验中出现胸闷症状，总6分钟步行距离为467.2m，根据评价标准诊断为：轻度心肺功能不全（评价标准：总距离＜150m表示重度心肺功能不全；150～425m为中度心肺功能不全；426～550m为轻度心肺功能不全）。

9.基因检测 未检测到明确与肌小节基因相关的变异。

10. 5年SCD风险评分（SCDI） 4.61%，为中危患者；根据2014年ESC《肥厚型心肌病诊断和管理指南》，考虑植入ICD，患者拒绝。

三、手术过程

患者平卧位，采用全身麻醉，穿刺放置临时起搏电极，常规外科手术消毒、铺巾并连接心电监护仪、心电图、射频消融系统以及超声仪器（Philips EPIQ 7C，S5-1探头），安装穿刺引导架及无菌保护套。在经胸超声心动图引导下，选择非标准心尖五腔切面经胸骨旁肋间隙插入射频针，注意避开心尖部小血管，依次穿过皮肤、皮下组织、心外膜，沿心尖部室间隔长轴进针至前间隔基底部（Ⅱ区）肥厚部位（图3-11-4A），确认射频针位于Ⅱ区，启动射频仪，功率由10W逐渐提高至最大功率25W，治疗时间共14.5分钟；退针至前间隔中间部（Ⅱ区）进行消融，功率由10W逐渐提高至最大功率25W，治疗时间共48分钟（图3-11-4B）；改针道至后间隔基底部（Ⅲ区）肥厚部位（图3-11-4C），确认射频针位于Ⅲ区，启动射频仪，功率由10W逐渐提高至最大功率20W，治疗时间共16分钟；退针至后间隔中间部（Ⅲ区）进行消融，功率由10W逐渐提高至最大功率20W，治疗时间共29分钟；改针道至前间隔基底部（Ⅰ区）肥厚部位，确认射频针位于Ⅰ区，启动射频仪，功率由10W逐渐提高至最大功率20W，治疗时间共48.5分钟；术中超声实时探查可见射频针从针尖部位开始气化，气化范围逐渐扩大，治疗区域回声明显增强，治疗结束后超声评估术后即刻左心室流出道压差降至6mmHg（心率52次/分）（图3-11-4D），行心肌声学造影显示消融区心肌灌注呈"黑洞样"改变

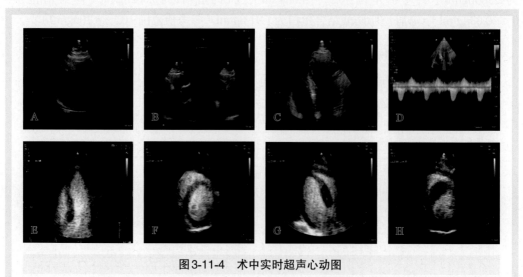

图3-11-4 术中实时超声心动图

A. 进针；B. 消融前间隔；C. 消融后间隔；D. 术后即刻压差（LVOT-PGmax：6mmHg）；E～F. 术前造影；G～H. 所指"黑洞"（充盈缺损）区域为消融范围

（图3-11-4G、H）。消融过程中消融前间隔基底部（Ⅱ区）时，当消融针偏右心室面时出现完全性右束支传导阻滞（QRS时限增宽84毫秒→114毫秒→136毫秒，V_1导联QRS呈rsR′型，在V_6和Ⅰ导联S波增宽有切迹，S波持续时间＞0.06秒），停止消融略退出消融针至室间隔中部后完全性右束支传导阻滞消失（QRS时限宽度136毫秒→96毫秒）（图3-11-5），然后继续进行消融，消融完成后患者生命体征平稳，安返监护。

四、术后随访

该患者已随访至术后1年，随访期间内无快走后气短及晕厥等症状，胸痛、胸闷等症状较术前改善明显，目前患者恢复较好，NYHA心功能分级Ⅱ级（表3-11-2，图3-11-61）。

术后心电图提示：窦性心律，完全性右束支传导阻滞（图3-11-7，表3-11-3）。

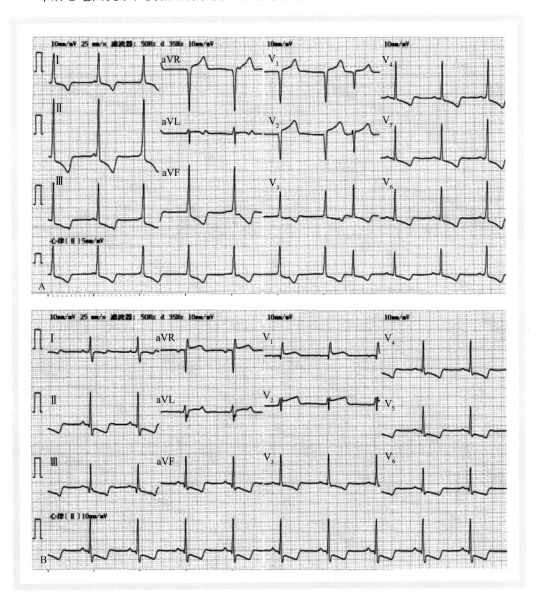

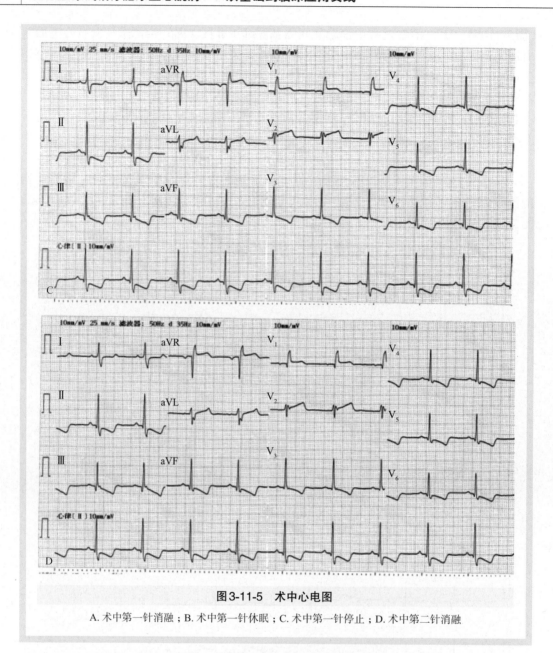

图3-11-5　术中心电图

A. 术中第一针消融；B. 术中第一针休眠；C. 术中第一针停止；D. 术中第二针消融

表3-11-2　术后超声心动图随访结果

随访时间	术前	术后1个月	术后3个月	术后6个月	术后1年
最大室间隔厚度（D/mm）	19	16	14	13	10
静息状态LVOT-PG（mmHg）	34（65bpm）	5（61bpm）	6（63bpm）	7（63bpm）	4（56bpm）
瓦氏状态LVOT-PG（mmHg）	82（60bpm）	7（58bpm）	11（57bpm）	15（59bpm）	4（51bpm）
运动负荷LVOT-PG（mmHg）	191（97bpm）	-	-	23（98bpm）	-
左心房内径（左右径/前后径，mm）	45/41	35/34	35/33	35/34	40/37
二尖瓣反流（cm²）	1.9	1.8	无	2.0	1.7
SAM征分级	3级	0级	0级	0级	0级

注：括号内为测量压差时的实时心率（bpm：次/分）

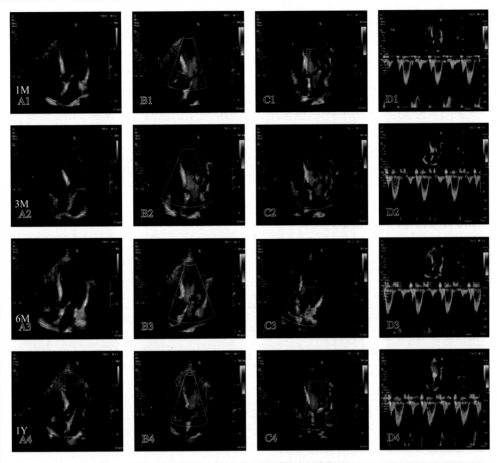

图 3-11-6　术后随访超声心动图

A1 ～ D1. 术后 1 个月随访图像；A2 ～ D2. 术后 3 个月随访图像；A3 ～ D3. 术后 6 个月随访图像；A4 ～ D4. 术后 1 年随访图像

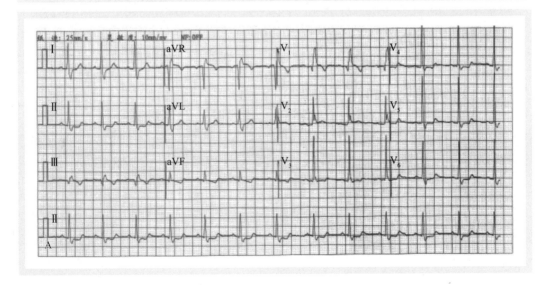

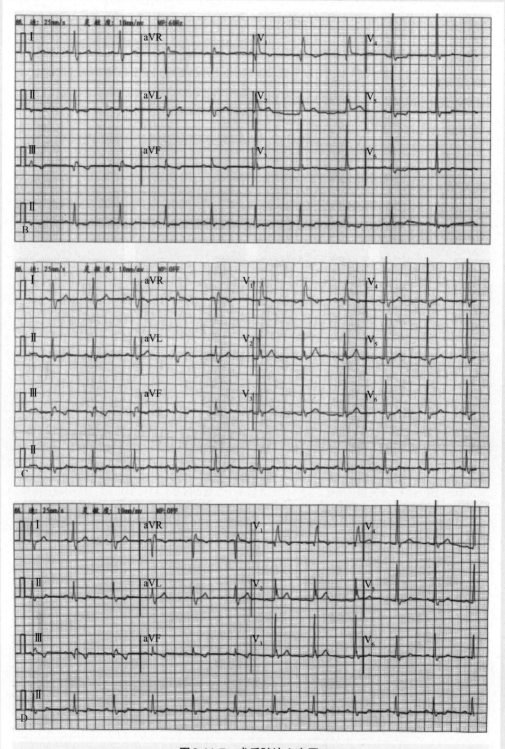

图3-11-7　术后随访心电图

A. 术后1个月；B. 术后3个月；C. 术后6个月；D. 术后1年

表3-11-3　术后随访心电图

随访时间	心电图变化
术前	窦性心律不齐，Ⅰ、Ⅱ、Ⅲ、aVF、V₃～V₆导联ST段下移0.05～0.30mV，Ⅰ、Ⅱ、Ⅲ、aVF、V₄～V₆导联T波倒置、双向，左心室高电压
术后1个月	窦性心律，完全性右束支传导阻滞，Ⅰ、Ⅱ、Ⅲ、aVF、V₆导联ST段下移0.05～0.10mV，Ⅱ、Ⅲ、aVF、V₃～V₅导联T波双向倒置
术后3个月	窦性心动过缓，完全性右束支传导阻滞，V₁、V₂、V₃导联ST段抬高≤0.20mV，Ⅱ、Ⅲ、aVF、V₃～V₆导联T波低平倒置，V₁呈qR型
术后6个月	窦性心律，完全性右束支传导阻滞，Ⅰ、Ⅱ、Ⅲ、aVF、V₆导联ST段下移≤0.10mV
术后1年	窦性心律，完全性右束支传导阻滞，Ⅱ、Ⅲ、aVF、V₅、V₆导联T波双向、倒置、低平

五、心得体会

该患者在室间隔射频消融过程中出现完全性右束支传导阻滞，考虑可能的原因是射频消融过程中过于靠近而损伤右束支。处理措施为立即停止消融略退出消融针后完全性右束支传导阻滞消失，然后继续进行消融。在同为HCM介入治疗的酒精消融术后也存在完全性右束支传导阻滞，既往文献报道酒精消融术后患者完全性右束支传导阻滞的发生率为46.1%。而在西京医院肥厚型心肌病诊治中心200例梗阻性肥厚型心肌病患者中术中发生完全性右束支传导阻滞的有11例（5.5%），术后发生完全性右束支传导阻滞的有5例（2.5%）。与酒精消融术相比，Liwen术式发生完全性右束支传导阻滞并发症少，因此可以认为Liwen术式是一个安全、有效的室间隔减容手术，其优点是微创、不易损伤传导束及改善心肌缺血。对于应用Liwen术式治疗肥厚型心肌病的患者，减少术中右束支传导阻滞的发生，应在手术过程中全程进行12导联心电图监测，若术中心电图显示右束支传导阻滞，应立即停止消融并检查心电图是否立即恢复，如果心电图异常是短暂的，则继续射频消融；如果心电图持续异常，应及时调整消融针的位置到周围区域消融，以确保消融是安全的，不损害传导系统。

（李　静　赵　家）

参考文献

［1］王建安. 重视肥厚型心肌病的多重心电图表现［J］. 临床心电学杂志，2007，8（16）：241.

［2］王学英. 肥厚型心肌病心电图44例临床分析［J］. 中国临床医生，2012，40（11）：38-39.

［3］Batzner A，Pfeiffer B，Neugebauer A，et al. Survival After Alcohol Septal Ablation in Patients With Hypertrophic Obstructive Cardiomyopathy［J］. JACC，2018 Dec 18；72（24）：3087-3094.

［4］De Bacquer D，De Backer G，Kornitzer M. Prevalences of ECG findings in large population based samples of men and women［J］. Heart，2000，84（6）：625-633.

［5］Elliott PM，Anastasakis A，Borger MA，et al. 2014 ESC Guidelines on diagnosis and management of hypertrophic cardiomyopathy：the Task Force for the Diagnosis and Management of Hypertrophic Cardiomy-opathy of the European Society of Cardiology（ESC）［J］. Eur Heart J，2014，35（39）：2733-2779.

［6］Harimoto K，Kawasaki T，Honda S，et al. Right bundle branch block and ventricular septal fibrosis in patients with hypertrophic cardiomyopathy［J］. J Electrocardiol，2014，47（5）：636-641.

［7］Alventosa-Zaidin M，Pera G，Roca Saumell C，et al. Diagnosis of right bundle branch block：a concordance study［J］. BMC Family Practice，2019，20（1）：58.

［8］Schneider JF，Thomas HE，Kreger BE，et al. Newly acquired right bundle-branch block：the Framingham study［J］. Ann Intern Med，1980，92（1）：37-44.

［9］Xiong Y，Wang L，Liu W，et al. The prognostic significance of right bundle branch block：a meta-analysis of prospective cohort studies［J］. Clin Cardiol，2015，38（10）：604-613.

第二节　Liwen术式治疗梗阻性肥厚型心肌病术中心室颤动1例

心室颤动（ventricular fibrillation，VF）简称室颤，是指心室肌快而微弱的收缩或不协调的快速乱颤，频率可在每分钟250～600次，导致心脏无排血，心、脑等器官和周围组织血液灌注停止，心音和脉搏消失。室颤虽然在Liwen术式术中发生率较低，但是是一种恶性、极端严重的致死性心律失常，发生后可在短时间内引起心源性休克甚至猝死，因此预防术中室颤的发生是关键。本节介绍一例Liwen术式治疗HOCM术中发生室颤的患者。

一、病史简介

患者女性，66岁，10年前反复胸闷、心悸，呈进行性加重，晕厥6～7次。2015年就诊于当地医院确诊为HOCM。规律服用琥珀酸美托洛尔治疗后，症状未见明显改善。2017年为求进一步治疗至西京医院肥厚型心肌病诊治中心就诊。否认高血压、糖尿病、高脂血症及冠心病病史，否认家族遗传病史。入院诊断：非对称性梗阻性肥厚型心肌病，二尖瓣关闭不全，NYHA心功能分级Ⅲ级。

二、术前常规检查

1.超声心动图

（1）二维超声：室壁非对称性增厚，以后间隔基底部为著，厚度为16mm，左心室后壁15mm；左心房增大（左右径50mm，前后径52mm），各室壁运动搏幅未见明显异常；左心室射血分数69%（图3-11-8A～C）。

（2）M型超声：二尖瓣SAM征阳性，SAM征分级3级（图3-11-8D）。

（3）彩色多普勒：左心室流出道血流呈五彩镶嵌的湍流信号，二尖瓣大量反流（反流面积10.3cm²）（图3-11-8E、F），三尖瓣少量反流。

（4）连续波多普勒：左心室流出道血流湍流负向充填状射流，静息状态下最大压差130mmHg（心率75次/分），瓦氏动作激发状态下最大压差150mmHg（心率78次/分），左心室心腔内、右心室心腔内及流出道血流速度正常（图3-11-8G、H）。

2.运动负荷超声心动图　半仰卧位行踏车运动负荷试验3个阶段（75W）至患者达到最大心率120次/分，心电图示静息状态下完全性右束支传导阻滞，运动过程中ST变化。运动负荷过程中，未诱发室壁运动异常。左心室流出道最大压差由178mmHg（心率83次/分）上升至181mmHg（心率97次/分），无血压递增不良现象（递增39mmHg＞20mmHg）（表3-11-4）。

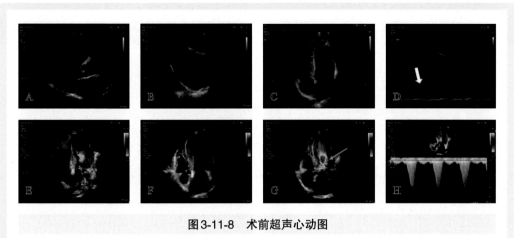

图3-11-8 术前超声心动图

A～C.室间隔增厚，左心房增大；D.SAM征阳性（白色箭头标识）；E.二尖瓣大量反流；F.三尖瓣少量反流；G.左心室流出道出道五彩镶嵌的湍流信号（黄色箭头标识）；H.静息状态下左心室流出道梗阻处频谱

表3-11-4 术前运动负荷试验

	LVOT-PG（mmHg）	心率（次/分）	血压（mmHg）	心电图
静息状态	178	83	149/82	窦性心律、完全性右束支传导阻滞、Ⅱ、Ⅲ、aVF、V$_3$～V$_6$导联ST段下移0.1mV
运动1阶段（25W）	134	100	188/81	Ⅱ、Ⅲ、aVF、V$_3$～V$_6$导联ST段下移0.1～0.15mV
运动2阶段（50W）	137	115	185/85	Ⅱ、Ⅲ、aVF、V$_3$～V$_6$导联ST段下移0.1～0.2mV
运动3阶段（75W）	159	120	184/99	Ⅱ、Ⅲ、aVF、V$_3$～V$_6$导联ST段下移0.2mV
恢复期（1分钟）	181	97	184/89	Ⅱ、Ⅲ、aVF、V$_3$～V$_6$导联ST段下移0.2mV
恢复期（3分钟）	179	91	170/87	Ⅱ、Ⅲ、aVF、V$_3$～V$_6$导联ST段下移0.2mV
恢复期（6分钟）	162	89	158/82	Ⅱ、Ⅲ、aVF、V$_3$～V$_6$导联ST段下移0.1～0.15mV
恢复期（8分钟）	160	87	163/83	ST段基本恢复静息期

3.冠状动脉CT增强扫描 冠状动脉各支未见明确狭窄及斑块。

4.心脏磁共振 室间隔基底部-中部及左心室前壁基底部增厚，心脏电影示左心室舒张功能受限，延迟增强扫描示室间隔见少许斑块状明显异常强化影，多考虑为非对称性肥厚型心肌病，伴少许心肌纤维化（图3-11-9）；二尖瓣大量反流；左心房大。

5.心电图 心率78次/分，窦性心律；不完全右束支传导阻滞，Ⅱ、V$_1$～V$_6$导联ST段下移≤0.1 mV，疑似左心房肥大（图3-11-10）。

6.24小时动态心电图 室性期前收缩3次，为多源单发。房性期前收缩44次，多源单发32个，成对发生1次，阵发性房性心动过速3次，最多连续4次心搏，速率为150次/分。

7.6分钟步行试验 该患者在试验中出现胸闷症状，试验结束呼吸困难和疲劳等级由5级分别上升至7级和8级，步行总距离440m。诊断为轻度心肺功能不全（评价标准：总距离＜150m表示重度心肺功能不全；150～425m为中度心肺功能不全；426～550m为轻度心肺功能不全）。

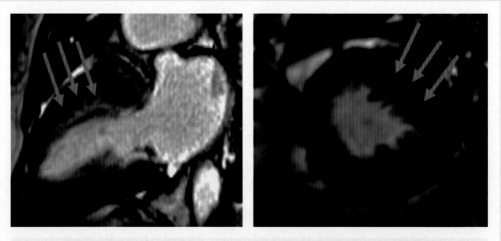

图3-11-9 术前心脏磁共振：后间隔、左心室前壁及侧壁部分心肌纤维化

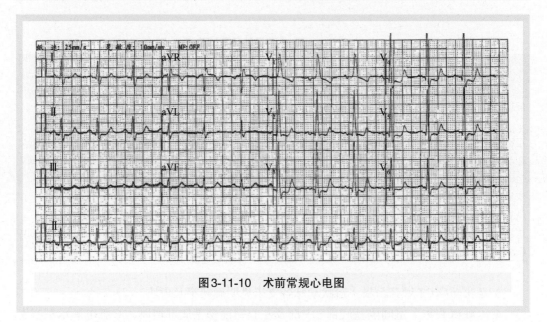

图3-11-10 术前常规心电图

8.心肌损伤四项 NT-proBNP为796.50pg/ml（参考值范围：0～125 pg/ml）、CK-Mbmass为2.900ng/ml（参考值范围：0.3～4.0 ng/ml）、肌钙蛋白 I 为0.010ng/ml（参考值范围：0～0.03 ng/ml）、肌红蛋白为25.20 ng/ml（参考值范围：0～70 ng/ml）。

9.基因检测 未检测到明确与肌小节基因相关变异。

10.5年SCD风险评分（SCDI） 8.89%，为高危患者；根据2014年ESC《肥厚型心肌病诊断和管理指南》，强烈建议安装ICD治疗，患者拒绝安装。

三、手术过程

患者左侧卧位，常规外科手术消毒、铺巾，麻醉医师行全身麻醉，全程同时监测心脏电活动、血压和血氧水平。超声选择非标准心尖五腔切面，在超声引导下将射频针沿心尖部室间隔长轴进针至后间隔基底部（Ⅲ区）肥厚部位（图3-11-11A），确认射频针位于后间隔基底部，启动射频仪，依次消融后间隔基底部至中间部，功率由10W逐渐提高至最大功率140W，治疗时间共32分钟（图3-11-11B）。在后间隔消融后期，出现室速后即刻停止消融，心电图转为室颤（图3-11-12A～C），立即进行胸外按压、电复律和药物复律，2分钟后转为窦性心律（图3-11-12D），待患者生命体征平稳，继续手术。改针道至前间隔肥厚部位，确认射频针位于前间隔基底部（Ⅱ区），消融针的针尖距离心内膜面3～5mm的安全距离，并且在近心内膜面消融过程中，采取小范围、小功率消融，减轻对心内膜面传导束的刺激，持续关注心电监护，防止心室颤动的再次发生。启动射频针，依次消融前间隔基底部至中间部（Ⅱ区），功率由10W逐渐提高至最大功率100W，治疗时间共32分钟（图3-11-11C）。术中超声实时探查可见射频针从针尖部位开始气化，气化范围逐渐扩大，治疗区域回声明显增强，治疗结束后超声评估术后即刻左心室流出道压差降至21mmHg（心率64次/分）（图3-11-11D）。与术前造影图像（图3-11-11E、F）比较，术后即刻行心肌造影评估消融范围，"黑洞"效应明显（图3-11-11G、H），治疗过程顺利，患者生命体征平稳，安返监护室。围手术期持续抗心律失常药物治疗。

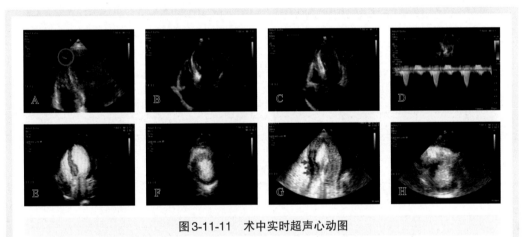

图3-11-11 术中实时超声心动图

A. 进针，红色圆圈中为针尖；B. 消融后间隔；C. 消融前间隔；D. 术后即刻压差（LVOT-PGmax：21mmHg，心率64次/分）；E、F. 术前造影；G、H所指"黑洞"（充盈缺损）区域为消融范围（箭头所示）

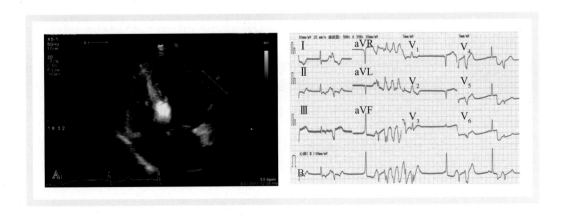

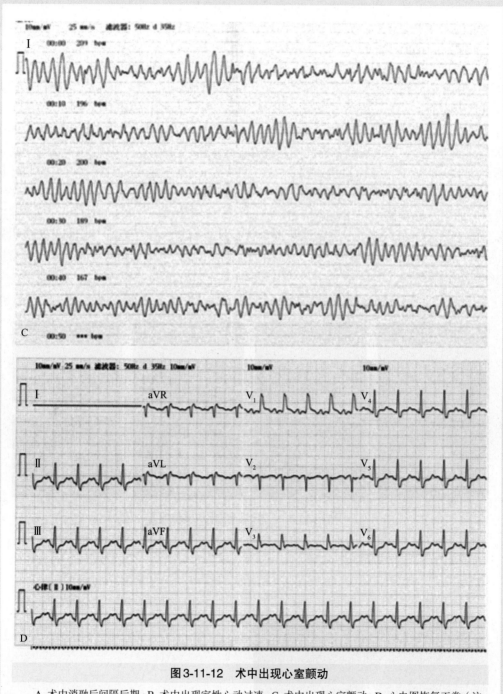

图3-11-12　术中出现心室颤动

　　A. 术中消融后间隔后期；B. 术中出现室性心动过速；C. 术中出现心室颤动；D. 心电图恢复正常（注：图 D Ⅰ导联除颤时脱落）

四、术后随访

患者术后恢复良好，在随访期间，患者症状得到明显的改善，无心律失常的发生，无运动后胸痛、胸闷、气短及晕厥等症状，NYHA 心功能分级由Ⅲ级降低至Ⅰ级，术后超声随访结果见表3-11-5和图3-11-13。

表3-11-5　术后超声随访表格

	术前	术后3个月	术后6个月	术后2年
最大室间隔厚度（D/mm）	16	12	10	10
静息状态LVOT-PGmax（mmHg）	130（75 bpm）	14（61 bpm）	12（64 bpm）	7（69 bpm）
运动负荷LVOT-PGmax（mmHg）	159（120 bpm）	26（110 bpm）	24（95 bpm）	28（130 bpm）
二尖瓣反流（cm²）	10.3	2.9	0	0
SAM征	3级	0级	0级	0级
左心房内径（左右径/前后径，mm）	52/50	44/48	42/39	39/32

注：括号内为测量压差时的实时心率（bpm：次/分）

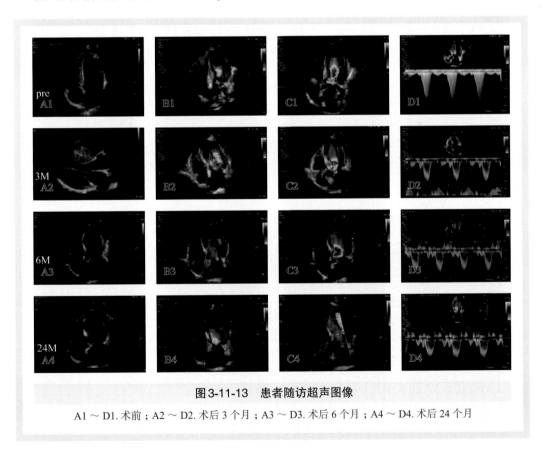

图3-11-13　患者随访超声图像

A1～D1.术前；A2～D2.术后3个月；A3～D3.术后6个月；A4～D4.术后24个月

心电图显示（表3-11-6）：患者随访至术后6个月，完全性右束支传导阻滞消失，术后两年，ST段较术前改善，未出现其他心律失常。具体随访结果见表3-11-6和图3-11-14。

表3-11-6　术后心电图随访表格

	ST段改变	$RV_5 + SV$（mV）	心律失常
术前	Ⅱ、$V_1 \sim V_6$导联ST段下移≤0.1 mV	2.38	RBBB
术后3个月	$V_1 \sim V_3$导联ST段未见明显下移，$V_4 \sim V_6$导联ST段下移0.05～0.075 mV	1.88	RBBB
术后6个月	$V_1 \sim V_3$导联ST段未见明显下移，$V_4 \sim V_6$导联ST段下移≤0.075 mV	1.74	无
术后2年	ST段未见明显下移	2.41	无

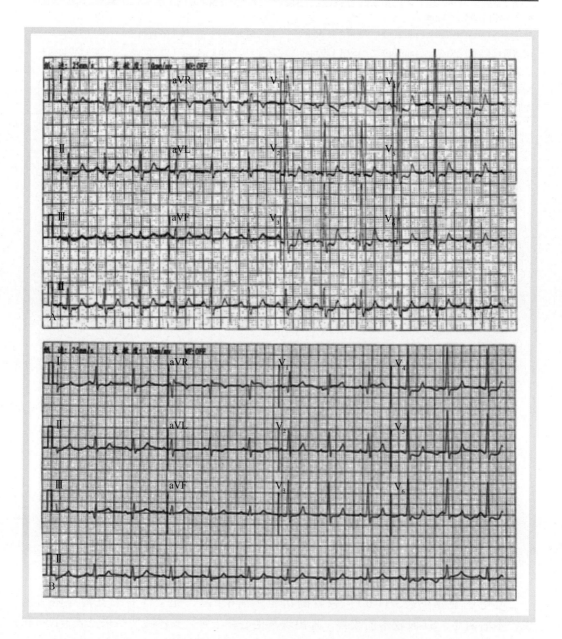

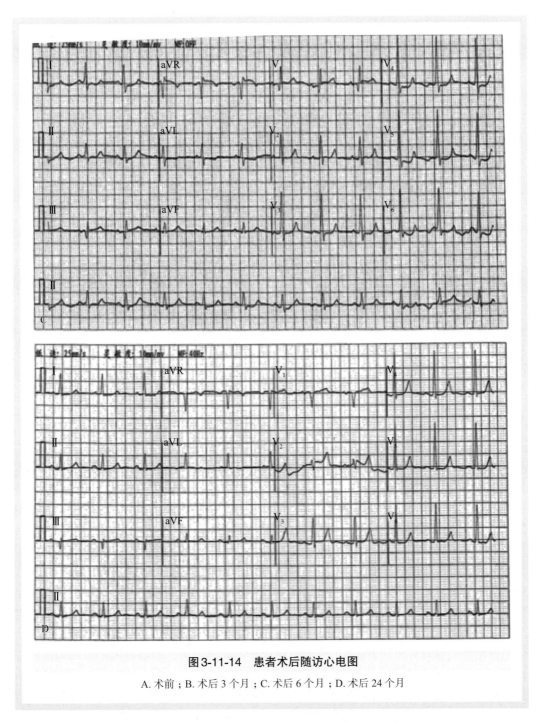

图 3-11-14　患者术后随访心电图

A. 术前；B. 术后 3 个月；C. 术后 6 个月；D. 术后 24 个月

　　心脏磁共振结果示：术前磁共振延迟增强扫描示后间隔、左心室前壁及侧壁部分心肌纤维化，术后 3 个月磁共振可清晰显示消融区域，术后 6 个月磁共振可见消融区域室间隔减薄，增强可见消融区域周围斑片状强化，术后 2 年患者磁共振可见室间隔较术前明显减薄（图 3-11-15）。

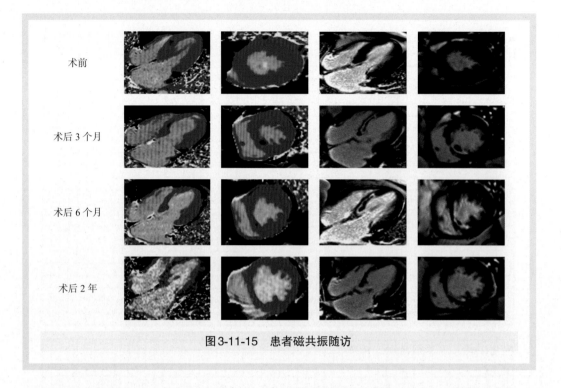

术前

术后 3 个月

术后 6 个月

术后 2 年

图3-11-15　患者磁共振随访

五、心得体会

目前西京医院肥厚型心肌病诊治中心308例手术患者中，包括本例患者在内有3例患者术中发生心室颤动（发生率为0.97%），较以往酒精消融术术中心室颤动（发生率1.6%）比例减少，究其原因有3点：①因为Liwen术式的路径是经皮心肌内室间隔射频消融可以保护传导束；②Liwen术式术中射频消融的功率由小到大，能量从室间隔内部向外扩散，超声引导下可以适形消融；③术中采用12导联心电图实时监护患者心电，出现心律失常可及早发现，迅速处理。本例患者在术中出现心室颤动，其原因主要考虑为消融针靠近左心室内膜面（图3-11-11B）以及消融能量过大（消融能量140W）所致，处理措施为立即停止消融，对患者进行电复律及药物复律，待患者生命体征平稳后调整射频针位置后再继续进行消融。西京医院肥厚型心肌病诊治中心分析了308例患者的近万份心电图，发现减少术中心室颤动的发生最关键的是预防，射频消融的过程中保持消融范围距主动脉瓣环8～10mm，使消融针位于室间隔中央，消融范围距室间隔两侧心内膜面3～5mm的距离，在靠近心内膜面的区域消融时应采取小范围、小能量进行消融，减轻对心内膜面传导束的刺激和损伤。术中要对心电图进行实时监测，注意预警心电图，根据患者的情况对是否继续消融进行评估：若射频消融术中出现短阵性室性心动过速，患者血流动力学稳定，则可以继续消融；若室速速率过快，持续时间长，血流动力学不稳定时，则需要停止消融，必要时药物复律，防止心室颤动的发生。术后应该继续使用抗心律失常的药物，对患者的电生理进行密切的监测。

（李　静　鲁孝楠）

参考文献

［1］孙姣，于晓红，尹晓盟. 心室颤动导管消融治疗进展［J］. 心血管病进展，2020，41（10）：1044-1048.

［2］Coppini R，Santini L，Olivotto I，et al. Abnormalities in sodium current and calcium homoeostasis as drivers of arrhythmogenesis in hypertrophic cardiomyopathy［J］. Cardiovasc Res，2020，116（9）：1585-1599.

［3］Nagueh S F，Groves B M，Schwartz L，et al. Alcohol septal ablation for the treatment of hypertrophic obstructive cardiomyopathy. A multicenter North American registry［J］. J Am Coll Cardiol，2011，58（22）：2322-2328.

第三节　Liwen术式治疗梗阻性肥厚型心肌病术中心脏压塞引流1例

　　Liwen术式治疗肥厚型心肌病（HCM）是采用超声引导下经皮经心尖经心肌的穿刺路径，若穿刺时穿刺针损伤到心脏表面冠状动静脉，或射频针转换角度过大而牵拉、损伤到心肌，有可能引起心包积液，甚至发生心脏压塞。心脏压塞的出现主要与积液聚集的速度有关，如果心包积液短时间内迅速出现，即使是少量心包积液也可以导致心脏压塞，表现为心包腔内压力急剧增高、回心血量减少、心室舒张期充盈受限，导致每搏量和心排血量降低从而危及生命。因此，尽管此并发症在Liwen术式中的发病率低，但因其发作急而隐匿且后果严重，仍需引起高度重视。本节介绍1例Liwen术式治疗HOCM术中心脏压塞引流的患者。

一、病史简介

　　患者女性，45岁。于2015年6月因鱼刺卡食管于当地医院拟行"胃镜检查"，常规心电图提示"心电图异常，左心室肥厚"，平素自觉有胸闷、胸痛、黑矇、活动后乏力、气短等症状，偶有针扎样疼痛及放射痛（疼痛可放射至左肩及后背），近一年上述症状逐渐加重伴黑矇多次，无晕厥。2019年6月首次就诊于西京医院肥厚型心肌病诊治中心，行超声心动图确诊为梗阻性肥厚型心肌病，规律服用药物后上述症状未见明显改善。其哥哥、女儿因HCM猝死，否认其他家族性遗传病史。否认高血压、糖尿病、高脂血症及冠心病病史。入院诊断：梗阻性肥厚型心肌病；NYHA心功能分级Ⅱ级。

二、术前常规检查

　　1.超声心动图

　　（1）二维超声：室壁非对称性增厚，室间隔及左心室前壁均增厚，其中以前间隔中部为著，厚度为31mm，前间隔基底部厚度为27mm，后间隔基底部厚度为24mm，中部为28mm，前壁基底部及中部厚度分别为19mm和21mm，后壁基底部及中部厚度分别为10mm和14mm。左心房增大（左右径46mm，前后径41mm）；各室壁运动搏幅未见明显异常；左心室射血分数66%（图3-11-16A～C）。

（2）M型超声：二尖瓣SAM征阳性，SAM征分级3级（图3-11-16D）。

（3）彩色多普勒：左心室流出道血流呈五彩镶嵌的湍流信号，二尖瓣反流（少量，面积1.5cm²）（图3-11-16F、G）。

（4）连续波多普勒：左心室流出道血流湍流呈负向充填状射流，静息状态下最大压差32mmHg，瓦氏动作激发状态下最大压差42mmHg（图3-11-16H），左心室腔内、右心室腔内及流出道血流速度正常。

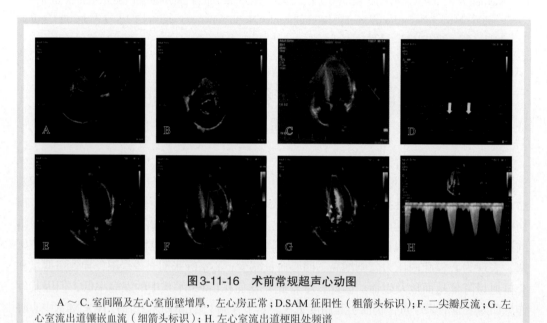

图3-11-16 术前常规超声心动图

A～C.室间隔及左心室前壁增厚，左心房正常；D.SAM征阳性（粗箭头标识）；F.二尖瓣反流；G.左心室流出道镶嵌血流（细箭头标识）；H.左心室流出道梗阻处频谱

2.运动负荷超声心动图所示　半仰卧位行踏车运动负荷试验3个阶段，在第三阶段（75W）达到最大心率148次/分。运动负荷过程中，未诱发室壁运动异常。恢复期时，左心室流出道最大压差由49mmHg（心率90次/分）上升至78mmHg（心率100次/分），收缩压由115mmHg上升至146mmHg，无血压递增不良现象（表3-11-7）。

表3-11-7 术前运动负荷试验

	LVOT-PG （mmHg）	心率 （次/分）	血压 （mmHg）	心电图
静息状态	49	90	115/67	Ⅰ、Ⅱ、aVF、V₄～V₆导联ST段下移≤0.1mV
运动1阶段（25W）	26	123	137/74	Ⅰ、Ⅱ、Ⅲ、aVL、V₅～V₆导联ST段较静息下移0.05mV
运动2阶段（50W）	25	136	141/71	Ⅰ、Ⅱ、Ⅲ、aVF、aVL、V₅～V₆导联ST段较静息下移0.05mV
运动3阶段（75W）	22	148	142/76	Ⅰ、Ⅱ、aVL、V₃～V₆导联ST段较静息下移0.05～0.1mV
恢复期（1分钟）	59	131	146/74	Ⅰ、Ⅱ、aVL、V₃～V₆导联ST段较静息下移0.05～0.1mV
恢复期（3分钟）	65	113	138/76	Ⅰ、Ⅱ、aVL、V₃～V₆导联ST段较静息下移0.05mV
恢复期（6分钟）	78	100	133/74	Ⅰ、Ⅱ、aVL、V₃～V₆导联ST段较静息下移0.1mV
恢复期（8分钟）	65	96	121/74	Ⅰ、Ⅱ、aVL、V₃～V₆导联ST段较静息下移0.1mV

3.冠状动脉CT扫描　右冠状动脉全程未见明确斑块及狭窄，各分支血管未见异常走行及狭窄；左主干显示正常；前降支全程未见明确斑块及狭窄；可见两支对角支，第1、第2对角支及间隔支未见异常；回旋支全程未见明确斑块及狭窄，钝缘未见异常。

4.心脏磁共振　室间隔及左心室前壁不均匀增厚，延迟增强扫描室间隔及左心室前壁可见明显斑片状强化影，考虑为非对称性肥厚型心肌病，伴少许心肌纤维化（图3-11-17）。

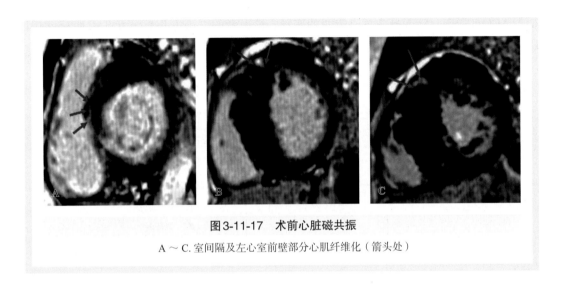

图3-11-17　术前心脏磁共振

A～C.室间隔及左心室前壁部分心肌纤维化（箭头处）

5.心电图　窦性心律，Ⅰ、Ⅱ、aVL、V_4～V_6导联ST段下移≥0.05mV，Ⅰ、aVL、V_4～V_6导联T波低平、倒置（图3-11-18）。

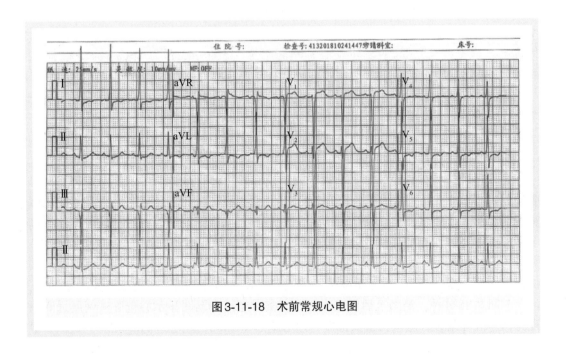

图3-11-18　术前常规心电图

6. 24小时动态心电图示 窦性心律，最快135次/分，最慢61次/分，平均84次/分，室性期前收缩20次，多源，其中1次呈成对发生，2次短阵性加速性室性心动过速，最多连续4次心搏，速率108次/分，余为单发。

7. 心肌损伤四项 NT-proBNP为3814.00pg/ml（参考值范围：0 ～ 125pg/ml），CK-Mbmass为5.400ng/ml（参考值范围：0.3 ～ 4.0ng/ml），肌钙蛋白I：0.024ng/ml（参考值范围：0 ～ 0.03ng/ml），肌红蛋白为27.50ng/ml（参考值范围：0 ～ 70 ng/ml）。

8. 基因检测及家系图 该患者（Ⅱ 3）携带肌小节变异TPM1（c.G698A，R233H），根据ACMG指南，该变异为意义未明的变异，该患者的哥哥（Ⅱ 1）、女儿（Ⅲ 3）均因HCM猝死（图3-11-19）。

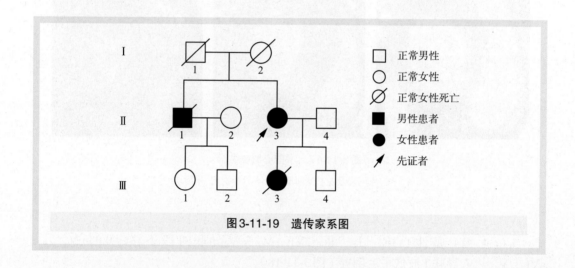

图3-11-19 遗传家系图

9. 6分钟步行试验 该患者在试验中出现胸痛、胸闷症状，试验结束呼吸困难等级由0级上升至3级，步行总距离440m，根据评价标准诊断为：中度心肺功能不全。（评价标准：总距离＜150m表示重度心肺功能不全；150 ～ 425m为中度心肺功能不全；426 ～ 550m为轻度心肺功能不全）。

10. 5年SCD风险评分（SCDI） 10.54%，为猝死高危患者；根据2014年ESC《肥厚型心肌病诊断和管理指南》，强烈建议置入ICD，患者拒绝。

三、手术过程

患者平卧位，常规外科手术消毒、铺巾，麻醉医师行全身麻醉，超声选择非标准心尖五腔切面，在超声引导下，将ACT-1520射频针沿心尖部室间隔长轴进针至前间隔基底部（Ⅰ区）肥厚部位，确认射频针位于Ⅰ区，启动射频仪，功率由10W逐渐提高至最大功率75W，依次消融前间隔基底部（Ⅰ区）至中间部（Ⅱ区），治疗时间共52分钟（图3-11-20A）；改针道至后间隔肥厚部位，确认射频位于后间隔基底部，启动射频机，依次消融后间隔基底部至中间部（Ⅲ区），功率由10W逐渐提高至最大功率70W，治疗时间共48分钟。消融至后间隔中部时，实时超声心动图显示心包脏壁两层之间出现无回声液性暗区，测量其最大深度，左心室后壁7mm，左心室侧壁6mm，提示少量心包积液，且范围逐渐增大，实时观测患者生命体征变化，血压从110/80mmHg迅速降至80/45mmHg，心电监护显示心率从60次/分上升至90次/分，为窦性心律，中心静脉压由8cmH$_2$O上升至12cmH$_2$O，立即停止射频消融，给予快速补液，静脉去甲肾上腺素持续泵入，血压无明显上升，为85/50mmHg。同时观察超声心动图显示心脏受压征象，考虑急性心脏压塞。立即行心包穿刺引流（图3-11-20B、C）。使用S5-1探头在胸骨旁切面选择左心室侧壁液体厚度最大、心脏房室壁最小摆动幅度的部位，探头安装穿刺引导架，确保穿刺角度和超声引导线角度一致后，通过引导架插入穿刺针，在实时超声监测下，沿引导线将穿刺针刺入心包积液后，拔出针芯，抽出心包积液150ml后，患者血压迅速上升至130/79mmHg，心率逐渐下降，维持在60次/分左右，中心静脉压下降至9cmH$_2$O。累计引流心包积液量200ml，心脏压塞解除，术后即刻行心肌造影评估消融范围（图3-11-20G、H）。治疗过程顺利，患者生命体征平稳，安返监护室。

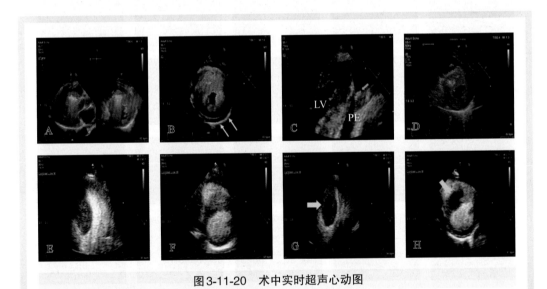

图3-11-20 术中实时超声心动图

A. 术中消融；B. 少量心包积液（细箭头标识）；C. 心包穿刺引流；D. 心包积液引流后消失；E～F. 术前超声心肌造影图像；G～H. 术后即刻心肌造影图像，所指"黑洞"（充盈缺损）区域为消融范围（粗箭头标识）

四、术后随访

患者术后随访恢复较好，较术前胸闷、胸痛、黑矇等症状明显改善，NYHA心功能分级Ⅰ级，目前最长随访时间为术后2年，患者术后1个月复查存在少量心包积液，左心室后壁5mm，左心室侧壁3mm，术后6个月复查心包积液已消失，左心室流出道梗阻解除，随访结果如表3-11-8和图3-11-21。

表3-11-8　术后超声随访数据

随访时间	术前	术后1个月	术后6个月	术后1年	术后2年
最大室间隔厚度（D/mm）	31	27	23	21	21
静息状态LVOT-PGmax（mmHg）	32（95 bpm）	7（75 bpm）	7（81 bpm）	5（71 bpm）	6（66 bpm）
瓦氏动作激发状态LVOT-PGmax（mmHg）	42（96 bpm）	8（71 bpm）	9（79 bpm）	6（68 bpm）	7（66 bpm）
运动负荷LVOT-PGmax（mmHg）	78（148 bpm）	–	–	–	17（111 bpm）
二尖瓣反流（cm²）	5.8	1.2	0.8	0.5	0.5
左心房内径（左右径/前后径，mm）	46/41	44/40	43/40	42/37	40/38
SAM征分级	3级	0级	0级	0级	0级

注：括号内为测量压差的实时心率（bpm：次/分）

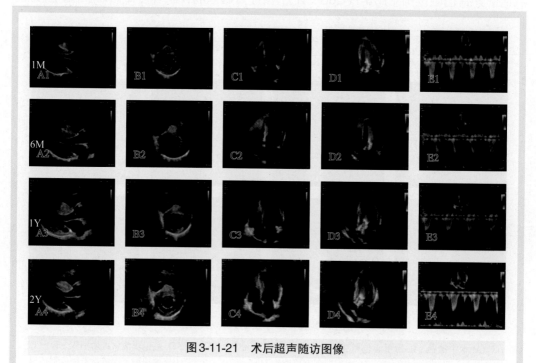

图3-11-21　术后超声随访图像

A1～E1.术后1个月超声图像；A2～E2.术后6个月随访超声图像；A3～E3.术后1年随访超声图像；A4～E4.术后2年随访超声图像

五、心得体会

心脏压塞是Liwen术式治疗HOCM的并发症之一，西京医院肥厚型心肌病诊治中心300例患者中有20例（6.7%）术中心脏压塞，其进展迅速，后果严重，一旦发生，短时间内即可导致严重的血流动力学障碍从而危及患者生命。西京医院肥厚型心肌病诊治中心通过对该并发症的高度警惕和经验总结，使心脏压塞并发症的发生率从Liwen术式开展早期的9%显著降低至后期的1%，确保了手术的顺利进展。现将预防措施总结如下：①选择经心尖部裸区的最佳穿刺路径；②采用低速度标尺CDFI显像观察，避免穿刺路径经过或靠近心脏表面血管；③射频针转换角度时，尽量使射频针尖退至室间隔近心尖部再进行角度转换，避免过大的角度牵拉损伤心肌而引起心脏压塞。但是，值得注意的是，由于心脏解剖结构的不同及冠状动静脉走行异常等原因，心脏压塞并发症并不能完全避免，因此，一旦发生，及时诊断、处理就显得尤为重要。超声实时监测是Liwen术式治疗HOCM术中及时发现心脏压塞的一大优势，若发现心包脏壁两层之间出现无回声液性暗区，应判断是否为新增心包积液，同时监测是否伴有右心室塌陷征、心脏大小随呼吸变化显著、室间隔摆动、下腔静脉和肝静脉扩张等心脏受压表现，以及出现血压急剧降低、中心静脉压升高、心率加快时，即可诊断为心脏压塞，立即行心包穿刺引流，若患者在实施了心包穿刺引流后仍存活动性出血，必要时实施小切口心包探查止血术。本例患者在密切观测生命体征、超声实时监测下及时发现了心脏压塞，并及时行心包穿刺引流，患者转危为安。术后6个月随访，心包积液完全消失，LVOT-PG显著降低，临床症状明显改善。因此在Liwen术式治疗HOCM时，手术谨慎操作可有效避免心脏压塞并发症的发生，术中需超声实时监测有无心包积液及其变化、密切关注生命体征。而一旦发生心脏压塞，及时诊断、及时处理是成功治疗该并发症的关键。

（左　蕾　欧绪梅）

参考文献

［1］廖德祥. 心血管介入术并发心包填塞的临床研究［J］. 中外医疗，2015，10（10）：75-76.

［2］赵景宏，陈世蓉，赵超美. 导管射频消融室上速致心包填塞1例［J］. 西部医学，2012，24（1）：160.

［3］郑明霞，游桂英，等. 心脏介入诊疗围手术期心包填塞的观察及护理［J］. 西部医学，2012，24（1）：185-186.

［4］York Nancu L，Kane Christy，Smith Carol S. Identification and Management of Acute Cardiac Tamponade［J］. Dimensions of Critical Care Nursing，2018，37（3）：130-134.

第四节　Liwen术式治疗梗阻性肥厚型心肌病术中室间隔假性动脉瘤1例

室间隔假性动脉瘤（IVSP）指室间隔内冠状血管被撕裂或刺破，血液自此破口流出而被血管邻近的室间隔心肌组织包裹而形成血肿，冠状血管搏动的持续冲击力使血管破口与血肿相通形成。IVSP是Liwen术式较少见的并发症，发生率为1.3%。Liwen术式的进针及穿刺过程中有可能损伤室间隔内冠状动脉间隔支，造成活动性出血并在室间隔心肌间积聚包裹形成IVSP，且因其发生的少见性及隐匿性常被忽视，故需在发生严重临床事件（如IVSP破裂导致室间隔穿孔）之前尽早识别并予以尽快处理。本节介绍一例Liwen术式治疗HOCM术中室间隔假性动脉瘤的患者。

一、病史简介

患者女性，61岁，患者于2018年7月活动或饱食后出现胸闷、气短等症状，偶有黑矇，休息后可缓解，此后活动后出现先兆晕厥频繁，在外院确诊为HCM。于2019年2月至西京医院肥厚型心肌病诊治中心进一步就诊，确诊为HOCM，予以药物治疗症状未见明显改善。既往史：高血压病史8年余，血压最高可达190/130mmHg，长期口服美托洛尔、硝苯地平治疗，平时血压控制良好。入院诊断：非对称性梗阻性肥厚型心肌病，高血压病3级（极高危），NYHA心功能分级Ⅱ级。

二、术前常规检查

1.超声心动图

（1）二维超声：左心室壁非对称性增厚，以室间隔增厚为著，前间隔基底部厚度为21mm，中部厚度为24mm，左心室后壁12mm；左心房增大（左右径57mm，前后径45mm）；各室壁运动搏幅未见明显异常；左心室射血分数55%（图3-11-22A～C）。

（2）M型超声：二尖瓣SAM征阳性，SAM征分级4级（图3-11-22D）。

（3）彩色多普勒：左心室流出道血流呈五彩镶嵌的湍流信号，二尖瓣中度反流（反流面积8.9 cm²）（图3-11-22E、F）。

（4）连续波多普勒：左心室流出道血流湍流负向充填状射流，静息状态下最大压差121mmHg（心率74次/分），瓦氏动作激发状态下最大压差145mmHg（心率78次/分），左心室心腔内、右心室心腔内及流出道血流速度正常（图3-11-22G、H）。

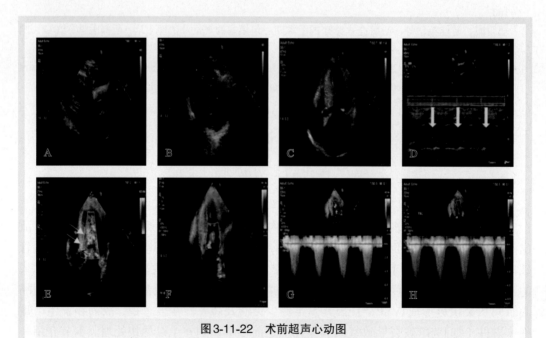

图3-11-22　术前超声心动图

A～C.室间隔增厚，左心房增大；D.SAM征阳性（粗箭头标识）；E.左心室流出道五彩镶嵌湍流信号（细箭头标识）；F.二尖瓣反流（少量）；G.静息状态下左心室流出道梗阻频谱；H.瓦氏动作激发状态下左心室流出道梗阻频谱

2.运动负荷超声心动图　半仰卧位行踏车运动负荷试验 2 个阶段（50W），患者因气短明显加重停止运动试验，未达到目标心率 135 次 / 分，心电图示运动 2 阶段出现室性期前收缩，恢复期 3 分钟出现房性期前收缩及室性期前收缩，恢复期 8 分钟出现房性期前收缩。运动负荷过程中，未诱发室壁运动异常，恢复期时，左心室流出道最大压差由 132mmHg（心率 68 次 / 分）上升至 162mmHg（心率 75 次 / 分），存在血压递增不良现象（递增 16mmHg）（表 3-11-9）。

表 3-11-9　术前运动负荷超声心动图

	LVOT-PG（mmHg）	心率（次 / 分）	血压（mmHg）	心电图
静息状态	132	68	116/63	Ⅰ、aVL 导联 ST 段下移≤ 0.1mV
运动 1 阶段（25W）	113	83	120/64	Ⅰ、aVL 导联 ST 段下移≤ 0.05mV
运动 2 阶段（50W）	152	87	132/65	室性期前收缩 Ⅰ、Ⅱ、aVL 导联 ST 段下移≤ 0.05mV
恢复期（1 分钟）	161	78	130/65	aVL、$V_4 \sim V_6$ 导联 ST 段下移 0.05 ~ 0.10mV
恢复期（3 分钟）	153	75	117/61	房性期前收缩 室性期前收缩 Ⅰ、aVL 导联 ST 段下移≤ 0.10mV
恢复期（6 分钟）	155	77	110/61	Ⅰ、aVL 导联 ST 段下移≤ 0.10mV
恢复期（8 分钟）	162	75	99/61	房性期前收缩 Ⅰ、aVL 导联 ST 段下移≤ 0.10mV

3.冠状动脉 CT 增强扫描　冠状动脉未见明显异常。

4.心脏磁共振　室间隔及左心室前壁少许斑片状明显异常强化影，多考虑为非对称性肥厚型心肌病，伴少许心肌纤维化（图 3-11-23）。

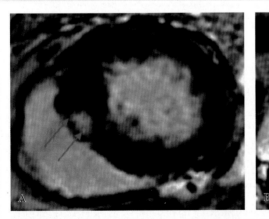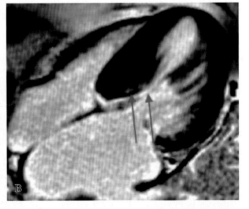

图 3-11-23　术前心脏磁共振：室间隔、左心室前壁少许心肌纤维化（箭头所示）

5.心电图　Ⅰ、aVL、$V_4 \sim V_6$ 导联 ST 段下移 0.05 ~ 0.075mV，aVR、V_1、V_2 导联 ST 段抬高 0.05 ~ 0.075mV；V_1、V_2 导联 r 波递增不良（图 3-11-24）。

6.24 小时动态心电图　室性期前收缩 35 次，房性期前收缩 149 次，其中 7 次短阵性房性心动过速，连续 4 次心搏，速率 111 ~ 163 次 / 分，余为单发。

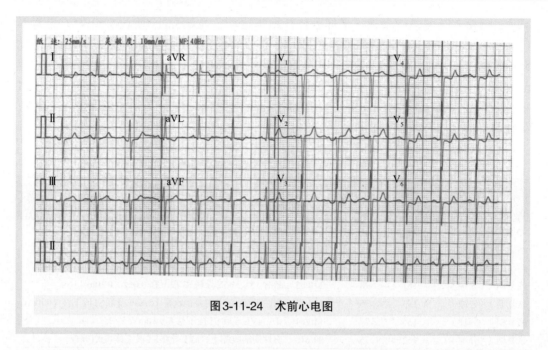

图3-11-24 术前心电图

7.心肌损伤四项 NT-proBNP为1286.00pg/ml（参考值范围：0～125pg/ml）、CK-Mbmass为3.100ng/ml（参考值范围：0.3～4.0pg/ml）、肌钙蛋白I为0.001ng/ml（参考值范围：0～0.03pg/ml）、肌红蛋白为42.60ng/ml（参考值范围：0～70 pg/ml）。

8.基因检测 未检测到明确与肌小节基因相关的变异。

9.6分钟步行试验 试验结束血压由111/65 mmHg升至130/71 mmHg，呼吸困难等级由0级上升至2级，步行总距离374m，根据评价标准考虑为中度心肺功能不全（评价标准：总距离＜150m 表示重度心肺功能不全；150～425m为中度心肺功能不全；426～550m为轻度心肺功能不全）。

10.5年SCD风险评分（SCDI） 3.65%，为低危患者。

三、手术过程

患者左侧卧位，常规外科手术消毒、铺巾，麻醉医师行全身麻醉。超声选择非标准心尖五腔切面，在超声引导下将射频针沿心尖部室间隔长轴进针至前间隔基底部肥厚部位（图3-11-25A），确认射频针位于前间隔基底部（Ⅱ区），启动射频仪，从功率10W逐渐提高至最大功率80W，依次消融前间隔基底部至中间部，前间隔治疗时间共33分钟（图3-11-25B）。改针道至后间隔肥厚部位，确认射频针位于后间隔基底部（Ⅲ区），从功率10W逐渐提高至最大功率65W，依次消融后间隔基底部至中间部，后间隔治疗时间共18分钟（图3-11-25C）。术中超声实时探查可见射频针从针尖部位开始气化，气化范围逐渐扩大，治疗区域回声明显增强，术中实声强光团显示为消融区域。治疗结束后超声评估术后即刻左心室流出道压差降至16mmHg（心率59次/分）（图3-11-25D）。予以撤除射频消融针，拔针后超声探及心包积液，观察心包积液量快速增多，予以心包穿刺置管引流。观察患者生命体征，平稳后安返监护室。

四、术后复查

患者术后生命体征平稳，常规行术后复查，术后6天行冠状动脉CTA提示：肥厚型心肌病术后改变，室间隔内见造影剂影。回顾查看术中图像，发现前间隔范围较小的低回声区（图3-11-25C箭头处），考虑IVSP；术后7天行心肌造影评估室间隔消融范围及血肿情况（图3-11-25G、H），血肿范围较小，考虑观察随访。

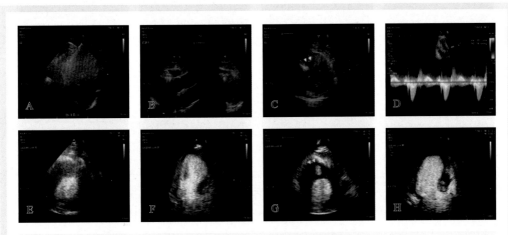

图3-11-25　超声心动图及造影图像

A. 进针；B. 消融前间隔；C. 消融后间隔；D. 术后即刻压差；E、F. 术前造影图像；G、H. "黑洞"（充盈缺损）区域为消融范围，造影剂填充区为IVSP（箭头处）

五、术后随访

目前患者术后随访至1年，随访期间胸闷、气短、黑矇及先兆晕厥等症状较术前明显改善，运动耐量显著增高，心功能分级由Ⅱ级降低至Ⅰ级。室间隔厚度减薄降至14mm，LVOT梗阻解除，SAM征由4级转为0级，二尖瓣反流量明显减少（表3-11-10和图3-11-26）。但随访期间心肌造影显示，IVSP未吸收，术后1年时范围明显增大，观察到明显造影剂进出（图3-11-27）。

表3-11-10　术后随访超声心动图数据

随访时间	术前	术后1个月	术后6个月	术后1年
最大室间隔厚度（D/mm）	24	17	15	14
静息状态LVOT-PGmax（mmHg）	121（74 bpm）	11（56 bpm）	10（57 bpm）	12（59 bpm）
瓦氏激发动作状态LVOT-PGmax（mmHg）	145（78 bpm）	15（54 bpm）	12（52 bpm）	13（55 bpm）
运动负荷LVOT-PGmax（mmHg）	162（75 bpm）	－	20（71 bpm）	－
二尖瓣反流（cm²）	8.9	2.6	2.0	2.0
左心房内径（左右径/前后径，mm）	57/45	40/37	39/35	39/34
SAM征分级	4级	0级	0级	0级

注：括号内为测量差的实时心率（bpm：次/分）

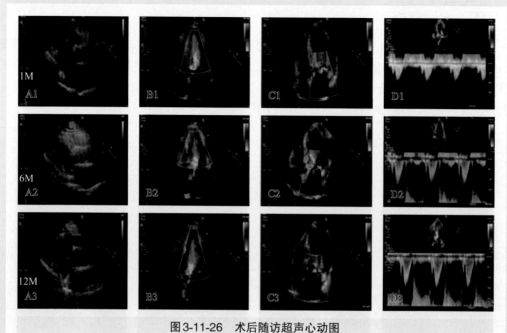

图3-11-26 术后随访超声心动图

A1～D1. 术后1个月随访超声图像；A2～D2. 术后6个月随访超声图像；A3～D3. 术后1年随访超声图像

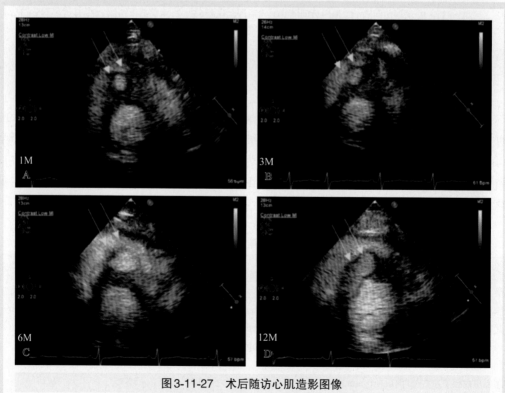

图3-11-27 术后随访心肌造影图像

术后随访心肌造影图像；造影剂填充区为IVSP（箭头所示）

六、并发症处理

IVSP一旦破裂，可导致室间隔穿孔、断裂及心脏性猝死，故多学科会诊后，积极完善相关术前评估检查，该患者入笔者医院心血管内科行冠状动脉造影术（CAG）＋前降支第一间隔支动脉栓堵术（动脉弹簧圈栓塞术）。术中实时监测到室间隔造影填充区显著减小（图3-11-28A、B），栓堵术后1个月随访超声及造影探及第一间隔支无活动性出血，室间隔血肿明显缩小，患者恢复良好（图3-11-28C、D）。

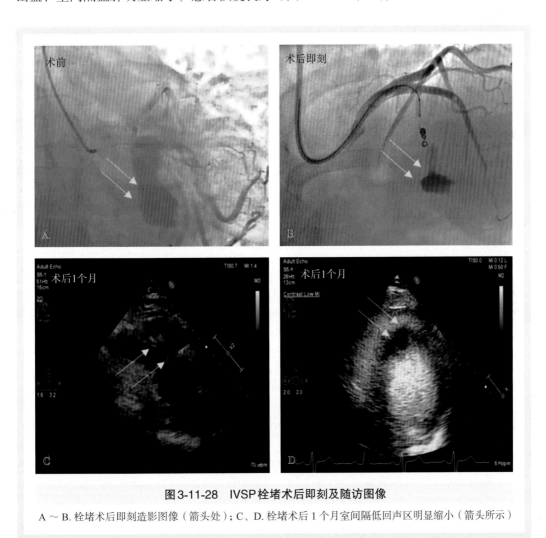

图3-11-28　IVSP栓堵术后即刻及随访图像

A ～ B.栓堵术后即刻造影图像（箭头处）；C、D.栓堵术后1个月室间隔低回声区明显缩小（箭头所示）

七、心得体会

Liwen术式治疗HCM进针及穿刺时有可能损伤室间隔间隔支血管，造成IVSP的可能。为减少此并发症，术前应结合冠状动脉CTA、心肌造影（MCE）等检查明确冠状动脉间隔支部位、数量、走行，进针穿刺时避开间隔支血管。术中消融过程监测超声心动图变化，因室间隔血肿的隐匿性，易被忽视，尽可能术后即刻行心肌造影评估有无室间隔血肿及造影剂进出。术后6～8小时监测血压、心率、CVP等生命体征，床旁多普勒超声密切监测，警惕IVSP的出现。临床工作中对于范围较小且稳定的IVSP主要为非手术治疗，瘤腔内血液多在2个月内自行机化吸收。若瘤腔较大或持续进展，MCE及CTA显示血肿内有造影剂进出时，考虑间隔支有活动性出血应尽快予以处理。动脉弹簧圈栓塞术、超声引导下凝血酶注射等可作为首先考虑的治疗手段。Liwen术式前期动物实验中3只动物、前期Liwen术后3例患者出现的IVSP，均在术后短期随访中观察到血肿逐渐机化吸收。此例患者，术后1周CTA及MCE显示IVSP范围较小，采取的首要措施是密切观察二维超声及造影的瘤腔范围变化，而术后随访到1年时，该患者MCE显示瘤腔范围明显增大，有明显造影剂进出，IVSP有破裂的风险。西京医院肥厚型心肌病诊治中心多学科会诊后，对该患者行动脉弹簧圈栓塞术治疗。患者IVSP栓堵术后随访室间隔血肿区明显缩小，恢复良好。

（刘佳妮　王子豪）

参考文献

［1］ Behrle N，Dyke P，Dalabih A. Interventricular Septal Pseudoaneurysm After Blunt Chest Trauma in a 6 Year Old：An Illustrative Case and Review［J］. Pediatr Emerg Care，2018，34（2）：e39-e40.

［2］ Fisicaro A，Albertini A，Laricchia A，et al. Post-ischemic Ventricular Septal Pseudoaneurysm Contained Inside Right Ventricular Cavity：A Novel Entity［J］. Circ Cardiovasc Imaging，2020，13（11）：e010561.

［3］ Francisco LE，Asunción LC，Antonio CA，et al. Post-traumatic hepatic artery pseudoaneurysm treated with endovascular embolization and thrombin injection［J］. World J Hepatol，2010，27；2（2）：87-90.

［4］ Gong FF，Vaitenas I，Malaisrie SC，et al. Mechanical Complications of Acute Myocardial Infarction：A Review［J］. JAMA Cardiol，2021，6（3）：341-349.

［5］ Ommen SR，Mital S，Burke MA，et al. 2020 AHA/ACC Guideline for the Diagnosis and Treatment of Patients With Hypertrophic Cardiomyopathy：A Report of the American College of Cardiology/American Heart Association Joint Committee on Clinical Practice Guidelines［J］. J Am Coll Cardiol. Nov 20，2020.

［6］ Polat E，Ozogul YB，Ercan M，et al. Management of hepatic artery aneurysms. Bratisl Lek Listy，2012，113（11）：676-679.

［7］ Sedwitz MM，Hye RJ，Stabile BE. The changing epidemiology of pseudoaneurysm. Therapeutic implications［J］. Arch Surg，1988，123（4）：473-476.

第12章 运动负荷试验评估Liwen
术式治疗肥厚型心肌病典型病例

第一节 运动负荷试验诱发左心室流出道重度梗阻1例

左心室流出道梗阻是肥厚型心肌病（HCM）最重要的病理生理学特征之一，也是引起患者临床症状和不良临床结局的主要原因。HCM患者左心室流出道压差是动态变化的，在日常活动、进食或饮酒后常出现较大的自发性变异，仅凭静息超声心动图是不能完全准确反映HCM左心室流出道梗阻的真实情况。目前运动负荷试验是安全、有效、最符合生理过程的激发方式，有助于评估负荷后梗阻的严重程度及其病理生理机制，对后续临床治疗方案的选择具有重要意义。本节介绍一例运动负荷试验诱发左心室流出道重度梗阻的HCM患者。

一、病史简介

患者男性，43岁。2016年因活动或饱食后反复出现胸闷、心慌和气短，当地医院确诊为"肥厚型心肌病"，规律服用美托洛尔和地尔硫䓬等药物。2019年2月活动后发生2次晕厥，每次持续5～10秒后意识自行恢复。为求进一步诊治就诊于西京医院肥厚型心肌病诊治中心。入院诊断：非对称性梗阻性肥厚型心肌病，NYHA心功能分级Ⅲ级。

二、术前常规检查

1. 静息超声心动图

（1）二维超声：左心室非对称性肥厚，以前间隔中间部为著（厚度为35 mm），左心室后壁厚度基本正常（11 mm）；左心房增大（前后径41 mm，左右径45 mm）；各室壁运动搏幅未见明显异常；左心室射血分数58%（图3-12-1A、B）。

（2）M型超声：二尖瓣SAM征阳性，SAM征3级（图3-12-1C）。

（3）彩色多普勒：左心室流出道血流呈蓝色为主的五彩镶嵌湍流信号，二尖瓣少量反流（反流面积4 cm^2）（图3-12-1D、E）。

（4）连续波多普勒：左心室流出道血流湍流负向充填状射流，静息状态下最大压差46 mmHg（心率81次/分），瓦氏动作激发后最大压差48 mmHg（心率89次/分），左心室心腔内、右心室心腔内及右心室流出道血流速度正常（图3-12-1F）。

2. 静息心电图 窦性心动过速，心率106次/分，Ⅱ、Ⅲ、aVF、V$_4$～V$_6$导联ST段下移0.05～0.20 mV，aVR、V$_1$、V$_2$导联ST段抬高0.05～0.20 mV，Ⅱ、Ⅲ、aVF导联T波双向，双心房肥大（图3-12-2）。

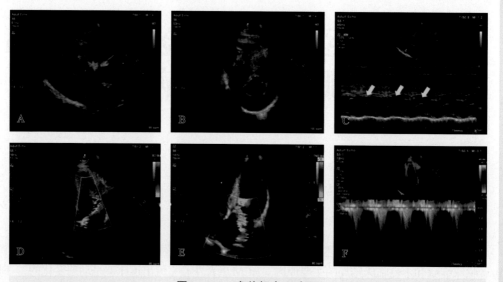

图3-12-1　术前超声心动图

A、B. 胸骨旁左心室长轴和短轴切面显示左心室非对称性肥厚，以前室间隔中间部为著；C. 胸骨旁左心室长轴 M 型显示二尖瓣 SAM 征阳（黄色箭头标识）；D. 心尖五腔切面显示左心室流出道五彩镶嵌的湍流信号；E. 心尖四腔切显示左心房内出现五彩镶嵌反流束；F. 连续多普勒显示左心室流出道梗阻频谱，左心室流出道压差 46 mmHg（心率 81 次 / 分）

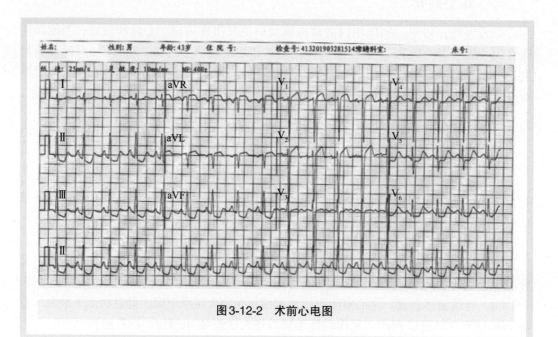

图3-12-2　术前心电图

3. 24小时动态心电图　平均心率79次/分，偶发性室性期前收缩50次；房性期前收缩37次，其中3次成对发生。

4.运动负荷试验　采用仰卧位踏车进行运动负荷试验（踏车方案：踏板转速60转/分，每3分钟为1个阶段，踏板起始阻力25W，每阶段递增25W）。患者运动3个阶段（共9分钟，最大阻力75W）达到目标心率后终止试验，患者心率由静息83次/分上升至最大心率150次/分，收缩压由静息113 mmHg上升至最高127 mmHg（递增14 mmHg＜20 mmHg），存在运动血压递增不良。运动激发后，超声心动图示左心室流出道梗阻明显加重，左心室流出道峰值压差由静息46 mmHg（心率81次/分）上升至143 mmHg（心率121次/分）；心电图示Ⅱ、Ⅲ、aVF、V₄～V₆导联ST段较静息下移0.10～0.2 mV（表3-12-1，图3-12-3）。

表3-12-1　术前运动负荷试验

	LVOT-PG （mmHg）	心率 （次/分）	血压 （mmHg）	心电图
静息状态	46	81	113/82	Ⅱ、Ⅲ、aVF、V₄～V₆导联ST段下移0.05～0.20 mV，aVR、V₁、V₂导联ST段抬高0.05～0.20 mV，Ⅱ、Ⅲ、aVF导联T波双向，双心房肥大
运动1阶段（25W）	71	129	113/60	Ⅱ、Ⅲ、aVF、V₄～V₆导联ST段较静息下移0.05～0.10 mV
运动2阶段（50W）	78	144	119/82	Ⅱ、Ⅲ、aVF、V₄～V₆导联ST段较静息下移0.10～0.15 mV
运动3阶段（75W）	88	150	127/78	Ⅱ、Ⅲ、aVF、V₄～V₆导联ST段较静息下移0.10～0.20 mV
恢复期（1分钟）	143	121	119/69	Ⅱ、Ⅲ、aVF、V₄～V₆导联ST段较静息下移0.10～0.20 mV
恢复期（3分钟）	94	114	115/69	Ⅱ、Ⅲ、aVF、V₄～V₆导联ST段较静息下移0.10～0.15 mV
恢复期（6分钟）	66	109	112/60	Ⅱ、Ⅲ、aVF、V₄～V₆导联ST段较静息下移0.05～0.10 mV
恢复期（8分钟）	56	107	113/62	ST-T段恢复至静息

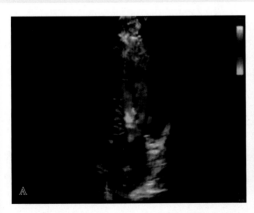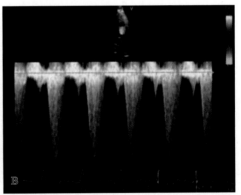

图3-12-3　术前运动负荷试验激发后左心室流出道梗阻明显加重

A.心尖五腔切面显示左心室流出道五彩镶嵌的湍流信号；B.连续多普勒显示左心室流出道梗阻加重，左心室流出道压差143 mmHg（心率121次/分）

5.心脏磁共振 室间隔、左心室各壁不同程度增厚，可见斑片状明显异常强化影，多考虑为非对称性肥厚型心肌病伴心肌纤维化（图3-12-4）。

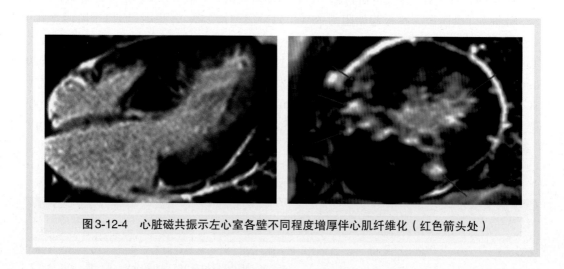

图3-12-4 心脏磁共振示左心室各壁不同程度增厚伴心肌纤维化（红色箭头处）

6.冠状动脉CT增强扫描 冠状动脉未见异常；肥厚型心肌病。

7.心肌酶 NT-proBNP为584.6.00 pg/ml（参考值范围：0～125 pg/ml）；CK-Mbmass为2.50 ng/ml（参考值范围：0.3～4.0 ng/ml）；肌钙蛋白I为0.021 ng/ml（参考值范围：0～0.03 ng/ml）；肌红蛋白为10.90 ng/ml（参考值范围：0～70 ng/ml）。

8.基因检测 该患者（Ⅱ-3）携带 MYBPC3-W1098X 位点突变（图3-12-5），根据ACMG指南，该突变初步判定为致病性突变。

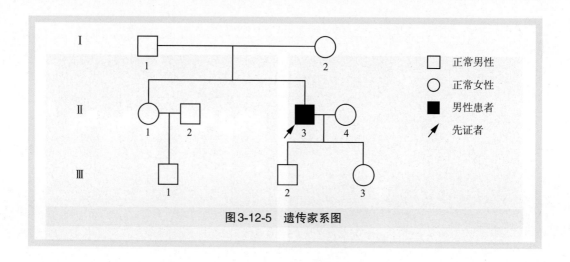

图3-12-5 遗传家系图

9.6分钟步行试验 该患者在试验中出现胸闷症状，总距离496m，根据评价标准诊断为：轻度心肺功能不全（评价标准：总距离＜150m表示重度心肺功能不全；150～425m为中度心肺功能不全；426～550m为轻度心肺功能不全）。

10. 5年SCD风险评分（SCDI）　5.02%，属于中危患者，根据2014年ESC《肥厚型心肌病诊断和管理指南》，考虑植入ICD治疗，患者拒绝。

三、手术过程

患者左侧卧位，常规外科手术消毒、铺巾，麻醉医师行全身麻醉，超声选择非标准心尖五腔切面，在超声引导下将射频针沿心尖部室间隔长轴进针至后间隔肥厚部位（图3-12-6A），确认射频针位于后间隔（Ⅲ区）基底部，启动射频机，功率由10W逐渐提高至最大功率105W，依次消融后间隔（Ⅲ区）基底部至中间部，后间隔（Ⅲ区）治疗时间共64分钟（图3-12-6B）；改针道至前间隔（Ⅱ区）肥厚部位，确认射频针位于前间隔（Ⅱ区）基底部，功率由10W逐渐提高至最大功率105W，依次消融前间隔（Ⅱ区）基底部至中间部，前间隔（Ⅱ区）治疗时间共43分钟（图3-12-6C）；术中超声实时探查可见射频针从针尖部位开始气化，气化范围逐渐扩大，治疗区域回声明显增强，治疗结束后超声评估术后即刻压差（左心室流出道压差降至15mmHg）（图3-12-6D），即刻行心肌造影评估消融范围（图3-12-6E、H）。治疗过程顺利，患者生命体征平稳，安返监护室。

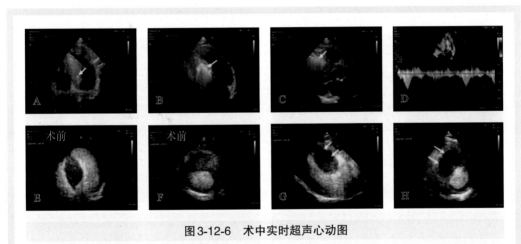

图3-12-6　术中实时超声心动图

A. 进针至后间隔肥厚部位；B. 消融后间隔（Ⅲ区）；C. 消融前间隔（Ⅱ区）；D. 评估术后即刻压差；E. F. 术前心肌造影图；G、H. 术后心肌造影所指"黑洞"（充盈缺损）区域为消融范围（箭头处）

四、术后随访再次行运动负荷试验评估

术后1年随访，患者恢复良好，症状较术前明显改善，无明显活动后胸痛、胸闷、心慌、气短及晕厥等症状，NYHA心功能分级Ⅰ级。再次行运动负荷试验，患者运动3个阶段（共9分钟，最大阻力75W）至体力极限后终止试验，患者心率由静息66次/分升至最大心率112次/分，收缩压由静息107 mmHg上升至最高135 mmHg（递增28 mmHg＞20 mmHg），无运动血压异常反应。运动激发后，左心室流出道峰值压差由静息12 mmHg（心率66次/分）上升至26 mmHg（心率110次/分）；心电图示Ⅱ、Ⅲ、

aVF、V₄ ~ V₆导联ST段较静息下移0.10 mV；患者左心室流出道梗阻解除，手术效果理想（表3-12-2，图3-12-7）。

表3-12-2 术后1年运动负荷试验

	LVOT-PG（mmHg）	心率（次/分）	血压（mmHg）	心电图
静息状态	12	66	107/62	Ⅱ、Ⅲ、aVF、V₄ ~ V₆导联ST段下移0.05 ~ 0.10 mV
运动1阶段（25W）	18	79	118/60	Ⅱ、Ⅲ、aVF、V₄ ~ V₆导联ST段较静息下移0.05 mV
运动2阶段（50W）	21	106	126/82	Ⅱ、Ⅲ、aVF、V₄ ~ V₆导联ST段较静息下移0.05 ~ 0.10 mV
运动3阶段（75W）	26	112	135/90	Ⅱ、Ⅲ、aVF、V₄ ~ V₆导联ST段较静息下移0.10 mV
恢复期（1分钟）	26	110	124/88	Ⅱ、Ⅲ、aVF、V₄ ~ V₆导联ST段较静息下移0.05 ~ 0.10 mV
恢复期（3分钟）	20	109	112/83	ST-T段恢复至静息
恢复期（6分钟）	18	99	110/60	ST-T段恢复至静息
恢复期（8分钟）	13	78	110/62	ST-T段恢复至静息

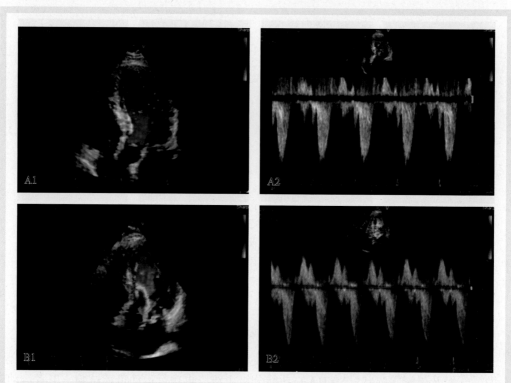

图3-12-7 术后运动负荷试验示左心室流出道梗阻解除，手术效果良好

A1 ~ A2.静息状态下左心室流出道最大压差12 mmHg（心率66次/分）；B1 ~ B2.运动负荷试验激发后，左心室流出道最大压差26 mmHg（心率110次/分）

五、心得体会

左心室流出道梗阻是HCM患者出现各种临床表现的最主要原因之一。左心室流出道梗阻时，左心室舒张末期压力增高和心排血量减少，可引起体循环动脉压下降，冠状动脉灌注不足，诱发心肌细胞损伤、心肌纤维化甚至心力衰竭和猝死；此外，外周血管灌注不足亦可引起短暂脑供血不足，从而出现黑矇、头晕和晕厥。因此，客观准确的判断左心室流出道梗阻的严重程度，对于HCM患者的病情评估、危险分层和治疗方案的选择具有重要意义。需要注意的是，HCM左心室流出道道压差是动态变化的，受心肌收缩力、左心室容积以及导致心脏负荷和收缩力改变的因素（如饱食、饮酒、运动、体位、用药等）的影响。2014年ESC《肥厚型心肌病诊断和管理指南》指出，对于有症状的HCM患者，如果静息状态或床旁瓦氏动作后左心室流出道压差<50 mmHg需进行运动负荷超声心动图检查进一步评估左心室流出道梗阻的情况。

本例患者术前静息超声显示左心室流出道压差46 mmHg（心率81次/分），瓦氏动作后最大压差48 mmHg（心率89次/分），运动负荷试验激发后左心室流出道最大压差143 mmHg（150次/分），呈动力型梗阻，这也是患者活动后出现胸闷、气短和晕厥的症状的主要原因。采用Liwen术式行全室间隔，消融术后应再次行运动负荷试验，患者静息左心室流出道压差12 mmHg（66次/分），激发后升至26 mmHg（112次/分），流出道梗阻解除，手术效果良好；患者亦无明显活动后胸痛、胸闷、心慌、气短及晕厥等症状，心功能明显改善，生活质量显著提高。因此，运动负荷试验对于HCM患者左心室流出道梗阻严重程度、室间隔减容术疗效判断、临床症状和生活质量的评估，以及生活方式的指导方面具有重要意义。

（王　静　常　康）

参考文献

[1] Dimitrow PP, Bober M, Michałowska J, et al. Left ventricular outflow tract gradient provoked by upright position or exercise in treated patients with hypertrophic cardiomyopathy without obstruction at rest [J]. Echocardiography, 2009, 26 (5): 513-520.

[2] Elliott PM, Anastasakis A, Borger MA, et al. 2014 ESC Guidelines on diagnosis and management of hypertrophic cardiomyopathy: the Task Force for the Diagnosis and Management of Hypertrophic Cardiomyopathy of the European Society of Cardiology (ESC) [J]. Eur Heart J, 2014, 35 (39): 2733-2779.

[3] Maron MS, Olivotto I, Zenovich AG, et al. Hypertrophic cardiomyopathy is predominantly a disease of left ventricular outflow tract obstruction [J]. Circulation, 2006, 114 (21): 2232-2239.

[4] Morise AP. Exercise testing in nonatherosclerotic heart disease: hypertrophic cardiomyopathy, valvular heart disease, and arrhythmias [J]. Circulation, 2011, 123 (2): 216-225.

第二节　运动负荷试验诱发室性心律失常1例

HCM由于心肌细胞肥大、排列紊乱，心肌纤维化，微循环障碍等异常病理改变，以及自身携带的致心律失常基因都会影响心电传导，导致患者出现心律失常。HCM患者在长期病程中会出现各种类型的心律失常，其中室性心律失常是最常见的心律失常类型，室上性心律失常和心房颤动也较为常见，严重者可发生室性心动过速，甚至心室颤动或心脏停搏，可导致猝死。本节介绍一例运动负荷试验诱发室性心律失常的HCM患者。

一、病史简介

患者男性，29岁。2016年查体发现肥厚型心肌病。2019年11月开始出现活动后胸闷、心慌、气短、头晕，伴胸前区隐痛等症状，休息后自行缓解。2020年5月发生1次晕厥，持续10秒后意识自行恢复。为求进一步诊治就诊于西京医院肥厚型心肌病诊治中心。入院诊断：非对称性阻性肥厚型心肌病，NYHA心功能分级Ⅲ级。

二、术前常规检查

1. 静息超声心动图

（1）二维超声：左心室非对称性肥厚，以前壁中间部为著（厚度为31 mm）左心室后壁厚度正常（10 mm）；左心房增大（前后径42 mm，左右径44 mm）；各室壁运动搏幅未见明显异常；左心室射血分数67%（图3-12-8A、B）。

（2）M型超声：二尖瓣SAM征阳性，SAM征2级（图3-12-8C）。

（3）彩色多普勒：左心室流出道血流呈蓝色层流端流信号，二尖瓣少量反流（反流面积2 cm²）（图3-12-8D、E）。

（4）脉冲和连续波多普勒：左心室流出道血流层流负向充填状射流，静息状态下最大压差14 mmHg（心率67次/分），瓦氏动作激发后最大压差41 mmHg（心率75次/分），左心室心腔内、右心室心腔内及右心室流出道血流速度正常（图3-12-8F）。

2. 静息心电图　窦性心律，心率61次/分，Ⅱ、aVF、V₅、V₆导联ST段下移≤0.075 mV，Ⅰ、Ⅱ、aVL、V₅、V₆导联T波低平倒置，左心室高电压（图3-12-9）。

3. 24小时动态心电图　平均心率63次/分，室性期前收缩721次，其中1次成对发生；房性期前收缩38次。

4. 运动负荷试验　采用仰卧位踏车进行运动负荷试验（踏车方案：踏板转速60转/分，每3分钟为1个阶段，踏板起始阻力25W，每阶段递增25W）。患者运动3个阶段（共9分钟，最大阻力75W）后因体力极限终止试验，患者心率由静息60次/分上升至最大心率121次/分，收缩压由静息138 mmHg上升至最高207 mmHg（递增69 mmHg＞20 mmHg），无运动异常血压反应。运动激发后，超声心动图示左心室流出道峰值压差由静息16 mmHg（心率60次/分）上升至143 mmHg（心率119次/分）；心电图示Ⅱ、Ⅲ、aVF、V₅、V₆导联ST段较静息时下移≤0.10 mV，室性期前收缩，两次短阵室性心动过速（表3-12-3，图3-12-10，图3-12-11）。

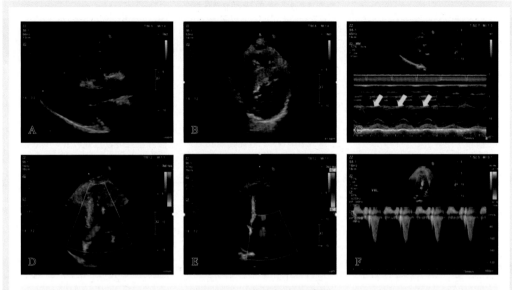

图3-12-8 术前超声心动图

A、B.胸骨旁左心室长轴和短轴切面显示左心室非对称性肥厚,以前壁中间部为著;C.胸骨旁左心室长轴 M 型显示二尖瓣 SAM 征阳性(黄色箭头标识);D.心尖五腔切面显示左心室流出道蓝色层流端流信号;E.心尖四腔切面显示二尖瓣少量反流;F.脉冲多普勒显示左心室流出道频谱,左心室流出道压差 14 mmHg(心率67次/分)

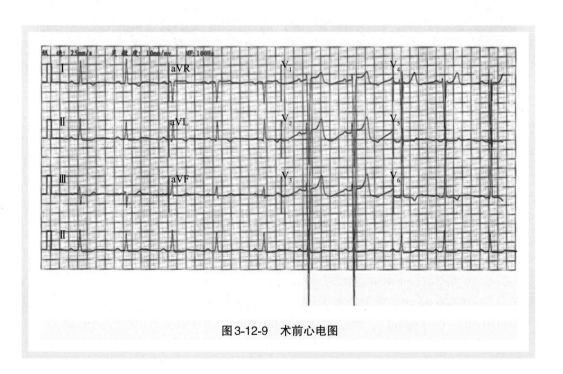

图3-12-9 术前心电图

表3-12-3 术前运动负荷试验

	LVOT-PG（mmHg）	心率（次/分）	血压（mmHg）	心电图
静息状态	16	60	138/76	II、aVF、V$_5$、V$_6$导联ST段下移≤0.075 mV，I、II、aVL、V$_5$、V$_6$导联T波低平倒置，左心室高电压
运动1阶段（25W）	29	85	157-91	II、III、aVF、V$_5$、V$_6$导联ST段较静息下移≤0.05mV
运动2阶段（50W）	52	99	178/98	II、III、aVF、V$_5$、V$_6$导联ST段较静息下移≤0.10mV
运动3阶段（75W）	79	121	207/113	室性期前收缩，2次短阵室性心动过速，II、III、aVF、V$_5$、V$_6$导联ST段较静息下移≤0.10mV
恢复期（1分钟）	143	119	200/101	室性期前收缩连发，房性期前收缩，II、III、aVF、V$_5$、V$_6$导联ST段较静息下移≤0.10mV
恢复期（3分钟）	121	79	178/105	室性期前收缩，房性期前收缩，II、III、aVF、V$_5$、V$_6$导联ST段较静息下移≤0.05mV
恢复期（6分钟）	78	71	164/108	II、III、aVF、V$_5$、V$_6$导联ST段较静息下移≤0.05mV
恢复期（8分钟）	56	68	151/109	ST-T段恢复至静息

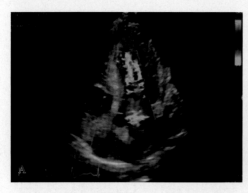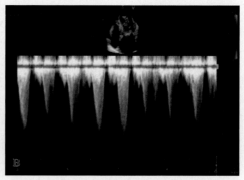

图3-12-10 运动负荷试验激发后左心室流出道梗阻明显加重

A.心尖五腔切面显示左心室流出道五彩镶嵌的湍流信号；B.连续多普勒显示左心室流出道梗阻加重，左心室心流出道压差143 mmHg（心率119次/分）

5.心脏磁共振 室间隔、左心室各壁不同程度增厚，延迟增强扫描示室间隔、左心室各壁及右心室壁见多发斑片状明显异常强化影，多考虑非对成性肥厚型心肌病伴部分心肌纤维化（图3-12-12）。

6.冠状动脉CT增强扫描 肥厚型心肌病表现，冠状动脉未见异常。

7.心肌酶 NT-proBNP为1252.00 pg/ml（参考值范围：0～125 pg/ml）；CK-Mbmass为10.000 ng/ml（参考值范围：0.3～4.0 ng/ml）；肌钙蛋白I为0.073 ng/ml（参考值范围：0～0.03 ng/ml）；肌红蛋白为34.00 ng/ml（参考值范围：0～70 ng/ml）。

8.基因检测 未检测到明确与肌小节相关的变异。

9.6分钟步行试验 该患者在试验中出现胸痛症状，总距离494m，根据评价标准诊断为：轻度心肺功能不全（评价标准：总距离＜150m 表示重度心肺功能不全；150～425m 为中度心肺功能不全；426～550m 为轻度心肺功能不全）。

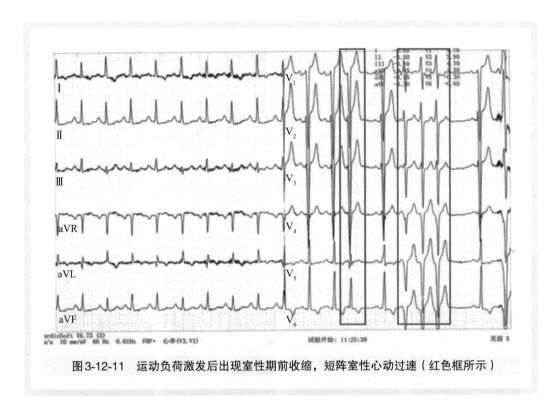

图3-12-11　运动负荷激发后出现室性期前收缩，短阵室性心动过速（红色框所示）

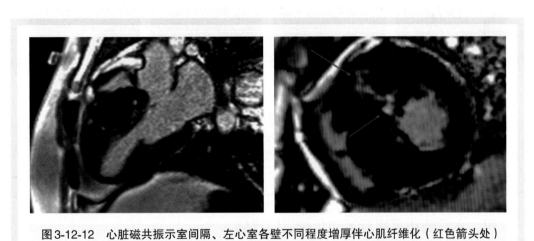

图3-12-12　心脏磁共振示室间隔、左心室各壁不同程度增厚伴心肌纤维化（红色箭头处）

10. 5年SCD风险评分（SCDI） 10.46%，属于高危患者，根据2014年ESC《肥厚型心肌病诊断和管理指南》，强烈建议置入ICD，患者拒绝。

三、手术过程

患者左侧卧位，常规外科手术消毒、铺巾，麻醉医师行全身麻醉，超声选择非标准心尖五腔切面，在超声引导下将射频针沿心尖部室间隔长轴进针至前间隔肥厚部位，确认射频针位于前间隔（Ⅰ～Ⅱ区交界处）基底部，启动射频机，功率由10W逐渐提高至最大功率70W，依次消融前间隔（Ⅰ～Ⅱ区交界处）基底部至中间部，前间隔治疗时间共39分钟（图3-12-13A）；改针道至后间隔（Ⅲ～Ⅳ区交界处）肥厚部位，确认射频针位于后间隔（Ⅲ～Ⅳ区交界处）基底部，功率由10W逐渐提高至最大功率60W，依次消融后间隔（Ⅲ～Ⅳ区交界处）基底部至中间部，后间隔治疗时间共24分钟（图3-12-13B）；再次改针道至前、后间隔（Ⅱ～Ⅲ区交界处）基底部，功率由10W逐渐提高至最大功率70W，治疗时间10分钟；退针至前、后间隔（Ⅱ～Ⅲ区交界处）中部，功率由10W逐渐提高至最大功率60W，患者发生室性心动过速，心室率125次/分（图3-12-14），立即停止消融，给予药物治疗（图3-12-13C）。待患者生命体征平稳后，安返监护室。本次治疗过程较顺利，完成80%预消融范围。术中超声实时探查可见射频针从针尖部位开始气化，气化范围逐渐扩大，治疗区域回声明显增强，治疗结束后超声评估术后即刻压差，左室流出道压差降至1mmHg（心率119次/分）（图3-12-13D），即刻行心肌造影评估消融范围（图3-12-13E、H）。

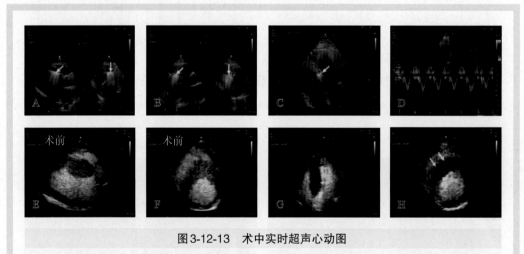

图3-12-13　术中实时超声心动图

A. 消融前间隔（Ⅰ～Ⅱ区交界处）；B. 消融后间隔（Ⅲ～Ⅳ区交界处）；C. 前、后间隔（Ⅱ～Ⅲ区交界处）；D. 评估术后即刻压差；E、F. 术前心肌造影图；G、H. 术后心肌造影所指"黑洞"（充盈缺损）区域为消融范围（箭头处）

四、术后随访再次行运动负荷试验评估

术后1年随访，患者恢复良好，症状较术前明显改善，无活动后胸痛、胸闷、心慌、气短及晕厥等症状，NYHA心功能分级Ⅰ级。静息心电图示窦性心动过缓，Ⅰ、Ⅱ、Ⅲ、aVF导联ST段下移≤0.10mV，Ⅰ、Ⅱ、aVL、aVF、V$_5$、V$_6$导联T波倒置双向（图3-12-15）；24小时动态心电图示平均心率74次/分，异常心搏数1个，室性期前收缩1次。再次行运动负荷试验，患者运动3个阶段（共9分钟，最大阻力75W）至体力极限后终止试验，患者心率由静息60次/分升至最大心率116次/分，收缩压由静息143mmHg上升至最高171mmHg（递增28 mmHg＞20mmHg），无运动血压异常反应。运动激发后，左心室流出道峰值压差由静息11mmHg（心率60次/分）上升至18mmHg

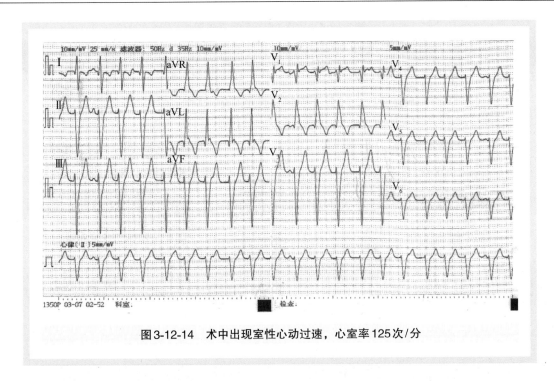

图3-12-14　术中出现室性心动过速，心室率125次/分

（心率106次/分）；心电图示aVF、V_5、V_6导联ST段较静息时下移≤0.10mV，Ⅰ、Ⅱ、aVF、V_5、V_6导联T波倒置，无运动诱发心律失常；患者左心室流出道梗阻解除，手术效果理想（表3-12-4，图3-12-16，图3-12-17）。

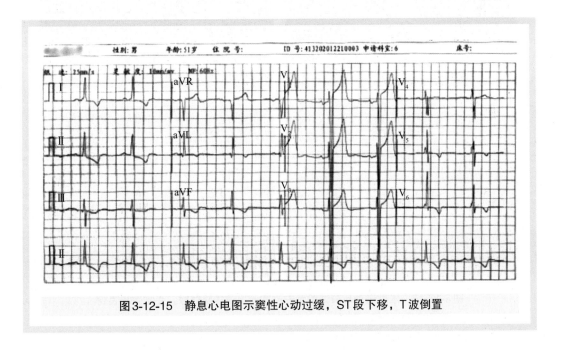

图3-12-15　静息心电图示窦性心动过缓，ST段下移，T波倒置

表3-12-4　术后1年运动负荷试验

	LVOT-PG（mmHg）	心率（次/分）	血压（mmHg）	心电图
静息状态	11	60	143/84	Ⅰ、Ⅱ、Ⅲ、aVF导联ST段下移≤0.10 mV，Ⅰ、Ⅱ、aVL、aVF、V₅、V₆导联T波倒置双向
运动1阶段（25W）	13	75	147/95	aVF、V₅、V₆导联ST段较静息时下移≤0.05 mV，Ⅰ、Ⅱ、aVF、V₅、V₆导联T波倒置
运动2阶段（50W）	15	104	162/99	aVF、V₅、V₆导联ST段较静息时下移≤0.05 mV，Ⅰ、Ⅱ、aVF、V₅、V₆导联T波倒置
运动3阶段（75W）	18	116	171/95	aVF、V₅、V₆导联ST段较静息时下移≤0.10 mV，Ⅰ、Ⅱ、aVF、V₅、V₆导联T波倒置
恢复期（1分钟）	18	106	153/94	aVF、V₅、V₆导联ST段较静息时下移≤0.05 mV，Ⅰ、Ⅱ、aVF、V₅、V₆导联T波倒置
恢复期（3分钟）	11	85	151/93	ST-T段恢复至静息
恢复期（6分钟）	11	76	146/93	ST-T段恢复至静息
恢复期（8分钟）	8	67	144/91	ST-T段恢复至静息

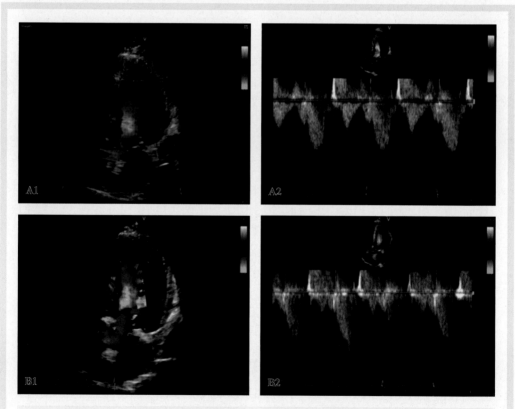

图3-12-16　术后运动负荷试验示左心室流出道梗阻解除，手术效果良好

A1～A2.静息状态下左心室流出道最大压差11 mmHg（心率60次/分）；B1～B2.运动负荷试验激发后，左心室流出道最大压差18 mmHg（心率106次/分）

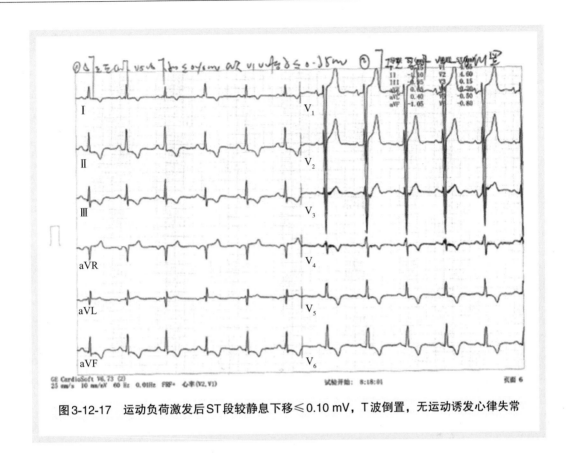

图3-12-17 运动负荷激发后ST段较静息下移≤0.10 mV，T波倒置，无运动诱发心律失常

五、心得体会

HCM患者运动试验诱发心律失常的发生率高达45%，常见有房性期前收缩27%，室性期前收缩33%，但是运动诱发严重的室性心律失常较罕见，其中非持续性室性心动过速的发生率为1.6%，心室颤动发生率为0.2%，一旦发生会显著增加患者发生猝死的风险。

本例患者术前静息超声显示左心室流出道压差16 mmHg（心率60次/分），运动负荷试验激发后左心室流出道最大压差143 mmHg（心率119次/分），同时患者出现室性期前收缩，2次短阵室性心动过速。在Liwen术式消融过程中，患者再次出现室性心动过速（心室率125次/分），立即停止消融后给予药物治疗，生命体征恢复平稳。因此，对于运动负荷试验激发后出现室性心律失常的HCM患者，行Liwen术式时应高度警惕，术中应低能量、小范围开启消融，逐级增加消融范围，减轻刺激，全程12导联心电图实时监测，避免出现恶性心律失常；若出现血流动力异常的快速持续性室性心动过速甚至心室颤动，应立即停止消融，待生命体征平稳后评估是否继续手术；术后72小时连续心电监测，并使用抗心律失常药物。本例患者术后1年随访，24小时动态心电图未见明显心律失常；再次行运动负荷试验，静息状态左心室流出道峰值压差11 mmHg（心率60次/分），激发后上升至18 mmHg（心率106次/分），左心室流出道梗阻解除，同时无运动诱发的心律失常，手术效果良好。

（王　静　常　康）

参考文献

［1］Galati G，Leone O，Pasquale F，et al. Histological and histometric characterization of myocardial fibrosis in end-stage hypertrophic cardiomyopathy：a clinical-pathological study of 30 explanted hearts［J］. Circ Heart Fail，2016，9（9）：e003090.

［2］Hughes SE. The pathology of hypertrophic cardiomyopathy［J］. Histopathology，2004，44（5）：412-427.

［3］Wang L，Zuo L，Hu J，et al. Dual LQT1 and HCM phenotypes associated with tetrad heterozygous mutations in KCNQ1，MYH7，MYLK2，and TMEM70 genes in a three-generation Chinese family［J］. Europace，2016，18（4）：602-609.

第13章　心肌声学造影评估Liwen术式治疗肥厚型心肌病典型病例

第一节　心肌声学造影评估重度室间隔肥厚室间隔扩大消融1例

心肌声学造影（myocardial contrast echocardiography，MCE），可以实时观察心肌灌注状态，MCE可评估HOCM患者术前、术后心肌灌注情况，评估消融范围，本节介绍1例Liwen术式治疗重度室间隔肥厚全间隔扩大消融的患者。

一、病史简介

患者女性，25岁，2020年因体检时发现心肌肥厚，主要症状为胸闷、胸痛；不能耐受β受体阻滞剂，为求进一步诊治来西京医院肥厚型心肌病诊治中心，诊断为非对称性梗阻性肥厚型心肌病，NYHA心功能分级Ⅱ级。

二、术前常规检查

1.超声心动图

（1）二维超声：室间隔非对称性肥厚，室间隔及左心室前壁明显增厚，室间隔最大厚度30mm，左心室后壁厚度10mm，左心房大小正常（前后径30mm，左右径35mm）；各室壁运动搏幅未见明显异常；左心室射血分数65%（图3-13-1A、B）。

（2）M型超声：二尖瓣SAM征阳性，SAM征分级3级（图3-13-1C）。

（3）彩色多普勒：左心室流出道收缩期血流呈五彩镶嵌的湍流信号（图3-13-1D、E）二尖瓣少量反流（反流面积1cm²）。

（4）连续波多普勒：左心室流出道收缩期负向充填状射流，左心室流出道最大压差：41mmHg（心率77次/分），瓦氏动作激发状态下最大压差50mmHg（75次/分）（图3-13-1F）。

2.术前心肌声学造影　肥厚室间隔心肌灌注正常（图3-13-2）。

3.运动负荷超声心动图　半仰卧位行踏车运动负荷试验2个阶段（50W）至患者达到目标心率164次/分，心电图无明显变化，室壁运动普遍增强，运动负荷过程中，未诱发室壁运动异常，恢复期时，左心室流出道最大压差由25mmHg（心率88次/分）上升至98mmHg（心率117次/分）（表3-13-1）。

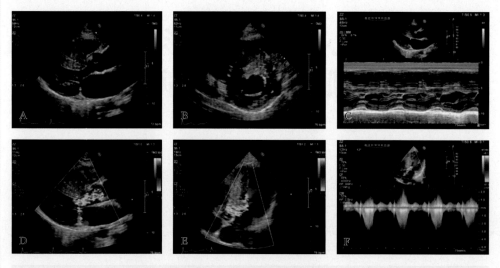

图 3-13-1　术前常规超声心动图

A、B. 胸骨旁左心室长轴和短轴切面显示室间隔基底部及中部普遍性肥厚；C. 胸骨旁左心室长轴 M 型显示 SAM 征阳性；D. 胸骨旁左心室长周切面显示左心室流出道湍流；E. 心尖五腔切面显示左心室流出道湍流；F. 连续多普勒显示左心室流出道内梗阻处频谱

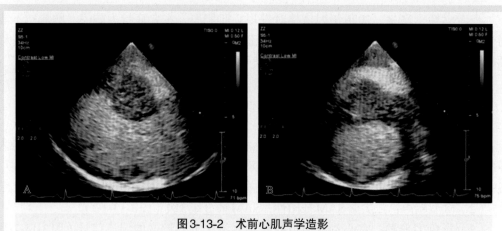

图 3-13-2　术前心肌声学造影

A、B. 胸骨旁左心室长轴及胸骨旁短轴切面显示室间隔心肌灌注正常

4. 心脏磁共振　室间隔及左心室各壁不同程度增厚，延迟增强扫描示室间隔、左心室前壁及下壁可见多处斑片状纤维化（图 3-13-3A、B）。

5. 心电图　窦性心率，I、aVL、$V_3 \sim V_6$ 导联 ST 段下移 ≤ 0.15mV，Ⅲ、aVF 导联呈 Qr 型，q ≤ 0.04 秒（图 3-13-4）。

6. 24 小时动态心电图　窦性心律，房性期前收缩 1 次，室性期前收缩 91 次，其中 4 次成对发生，余单发。

7. 心肌损伤四项　NT-proBNP 为 558.00pg/ml（参考值范围：0 ～ 125 pg/ml）、

表3-13-1　术前负荷超声心动图

	LVOT-PG（mmHg）	心率（次/分）	血压（mmHg）
静息状态	25	88	103/73
运动期1阶段（25W）	44	129	111/73
运动期2阶段（50W）	39	164	125/86
恢复期（1分钟）	98	117	133/86
恢复期（3分钟）	48	109	111/81
恢复期（6分钟）	46	111	106/76
恢复期（8分钟）	48	111	93/71
心电图			
静息状态	窦性心律，Ⅱ、Ⅲ、aVF、$V_5 \sim V_6$导联呈qR型，$V_1 \sim V_3$导联T波倒置		
运动期	较静息期无明显变化		
恢复期	较静息期无明显变化		

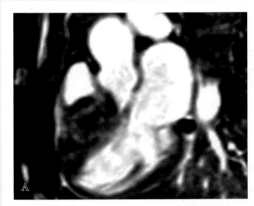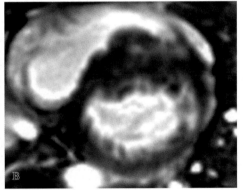

图3-13-3　术前心脏磁共振：室间隔及左心室壁多处斑片状纤维化

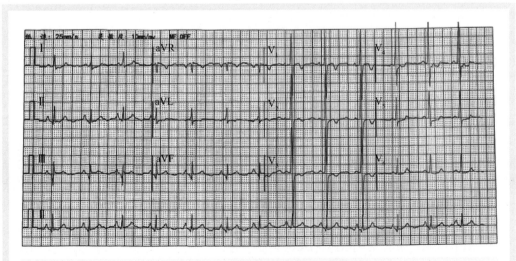

图3-13-4　术前常规12导联心电图

CK-Mbmass为2.700ng/ml（参考值范围：0.3～4.0 ng/ml）、肌钙蛋白I为0.011 ng/ml（参考值范围：0～0.03 ng/ml）、肌红蛋白为11.50ng/ml（参考值范围：0～70 ng/ml）。

8. 6分钟步行试验　试验结束血压由115/63 mmHg升至130/75 mmHg，呼吸困难等级由0级上升至2级，步行总距离：510m，根据评价标准考虑为轻度心肺功能不全（评价标准：总距离＜150m 表示重度心肺功能不全；150～425m为中度心肺功能不全；426～550m为轻度心肺功能不全）。

9. 基因检测　患者携带 *MYH7*-R403Q基因突变（图3-13-5），此突变位点在人类基因突变数据库（HGMD）数据库被定义为肥厚型心肌病致病突变位点。

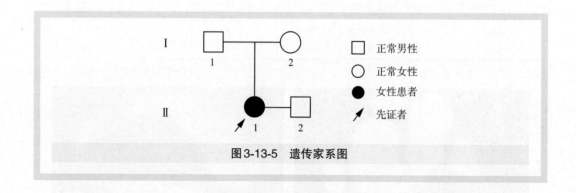

图3-13-5　遗传家系图

10. 5年SCD风险评分（SCDI）　2.92%，为猝死低危患者。

三、手术过程

患者平卧位，采用全身麻醉，穿刺放置临时起搏电极，常规外科手术消毒、铺巾并连接心电监护仪、心电图、射频消融系统以及超声仪器（Philips EPIQ 7C，S5-1探头），安装穿刺引导架及无菌保护套。在经胸超声心动图引导下，选择非标准心尖五腔切面经胸骨旁肋间隙插入射频针，注意避开心尖部小血管，依次穿过皮肤、皮下组织、心外膜，沿心尖部室间隔长轴进针至Ⅰ区室间隔基底部肥厚部位。确认射频针位于Ⅰ区，启动射频仪，功率由10W逐渐提高至最大功率65W，治疗时间共14分钟；退针至Ⅰ区室间隔中间部进行消融，最大功率70W，治疗时间共11分钟；改针道至Ⅱ区室间隔基底部进行消融，最大功率98W，治疗时间共44分钟，退针至Ⅱ区室间隔中间部进行消融，最大功率80W，治疗时间共27分钟；改针道至Ⅲ区室间隔基底部进行消融，最大功率90W，治疗时间共8分钟；改针道至Ⅳ区室间隔基底部进行消融，最大功率50W，治疗时间共12分钟，退针至Ⅳ区室间隔中间部进行消融，最大功率70W，治疗时间共13分钟；术中超声实时探查可见射频针从针尖部位开始气化，气化范围逐渐扩大，治疗区域回声明显增强（图3-13-6A、B、D、E）。消融停止后即刻行超声心动图显示左心室流出道压差降至5mmHg（心率69次/分），行心肌声学造影显示消融区心肌灌注呈"黑洞样"改变（图3-13-6C、F）。治疗结束后撤除射频消融针，患者生命体征平稳，安返监护室。

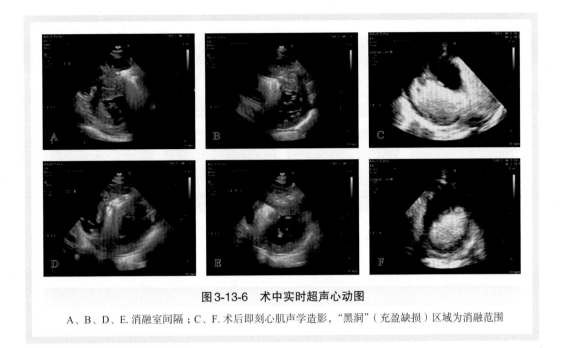

图3-13-6 术中实时超声心动图

A、B、D、E.消融室间隔；C、F.术后即刻心肌声学造影，"黑洞"（充盈缺损）区域为消融范围

四、术后随访

患者目前随访1个月，随访期间患者再无胸闷、胸痛等症状，术后无恶性心律失常，恢复良好，NYHA心功能分级Ⅰ级。室间隔最大厚度25mm，SAM阴性，静息状态下左心室流出道最大压差9mmHg（心率79次/分），瓦氏激发状态下最大压差11mmHg（心率79次/分），左心室射血分数67%，二尖瓣反流少量，手术效果满意，随访结果如表3-13-2和图3-13-7。

表3-13-2 超声心动图随访结果

随访时间	术前	术后1个月
最大室间隔厚度（D/mm）	32	16
静息状态下LVOT-PGmax（mmHg）	41（77次/分）	9（80次/分）
瓦氏动作激发状态下LVOT-PGmax（mmHg）	50（75次/分）	11（79次/分）
运动负荷LVOT-PGmax（mmHg）	98（117次/分）	–
二尖瓣反流（cm²）	1.0	0.5
左心房内径（左右径/前后径，mm）	30/35	32/28
SAM征分级	3级	0级

五、心得体会

最大左心室壁厚度≥30mm是肥厚型心肌病患者心脏性猝死的独立危险因素，肥厚的严重程度可能会影响预后，因其影响心肌结构、心肌氧代谢、冠状动脉血管阻力和毛细血管密度。2020《AHA/ACC肥厚型心肌病诊断及治疗指南》指出室间隔极度肥厚（厚

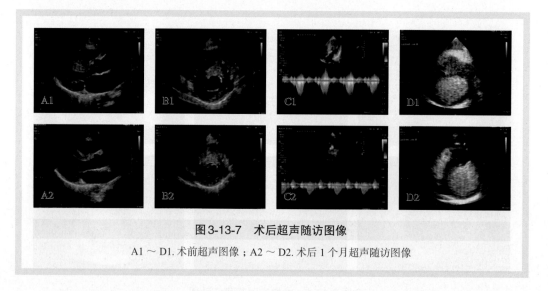

图3-13-7　术后超声随访图像

A1～D1. 术前超声图像；A2～D2. 术后1个月超声随访图像

度≥30mm）的患者室间隔酒精消融效果欠佳。Liwen术式对其行室间隔扩大消融，可有效解除梗阻，改善微循环，心肌声学造影可以清晰显示术后消融范围及后期随访消融范围变化情况。

（朱晓丽）

参考文献

［1］中华医学会超声医学分会超声心动图学组. 中国心血管超声造影检查专家共识［J］. 中华超声影像学杂志，2016（25）：277-293.

［2］中华医学会超声医学分会超声心动图学组. 中国心血管超声造影增强检查专家共识［J］. 中华医学超声杂志（电子版），2015（9）：667-680.

［3］Elliott PM，Gimeno Blanes JR，Mahon NG，et al. Relation between severity of left-ventricular hypertrophy and prognosis in patients with hypertrophic cardiomyopathy［J］. Lancet，2001，357：420-424.

第二节　心肌声学造影评估HCM粗大间隔支1例

心肌声学造影（myocardial contrast echocardiography，MCE）是指从外周静脉注入微泡造影剂，微泡通过肺循环到达左心室腔，并进一步进入冠状动脉微循环，使得心肌对比性增强，从而改善心血管系统超声图像的显像技术。由于造影剂微泡大小及变形性与红细胞相当，且始终保持在血管内，故可视作红细胞示踪剂，因而常被用于评估心肌、心脏肿块的血流灌注状况，并进一步达到诊断及估计预后的作用。HCM的室间隔肥厚心肌主要由左前降支发出的间隔支动脉供血，而MCE可在显示心肌灌注情况同时显示间隔支血管走行和分布，因此西京医院肥厚型心肌病诊治中心在行Liwen术式治疗HCM时，采用MCE在术前定位间隔支血管，预测消融范围，术后评估消融范围并判断间隔支消融情况，极大地保证了手术的成功率和有效性。本节介绍1例伴多发粗大间隔支行Liwen术式的HCM患者。

一、病史简介

患者男性，35岁。2014年因体检心电图异常于当地医院确诊"肥厚型心肌病"，无明显症状。2019年起出现饱食后胸闷、胸痛，症状逐渐加重，2019年5月开车途中发生1次黑矇。规律服用琥珀酸美托洛尔、曲美他嗪和地尔硫䓬，治疗效果欠佳，为求进一步治疗来西京医院肥厚型心肌病诊治中心就诊。否认高血压、糖尿病、高脂血症及冠心病病史。否认家族性遗传病史。入院诊断：非对称性梗阻性肥厚型心肌病；NYHA心功能分级Ⅰ级。

二、术前超声检查

1. 超声心动图

（1）二维超声：室壁非对称性增厚，以室间隔及左心室壁中部为著，基底部及心尖部未见明显增厚，前间隔中部厚度为34mm，后间隔中部厚度为28mm，前壁中部厚度为21mm，侧壁中部厚度为18mm，后壁中部厚度为16mm，下壁中部厚度为18mm；左心房大小正常（左右径38mm，前后径33mm）；各室壁运动搏幅未见明显异常；左心室射血分数57%（图3-13-8A、B）。

（2）M型超声：二尖瓣SAM征阴性（图3-13-8C）。

（3）彩色多普勒：左心室心腔内乳头肌水平收缩期血流呈五彩镶嵌的湍流信号；左心室流出道未见明显湍流信号（图3-13-8D、E）；各瓣膜未见明显病理性反流信号。

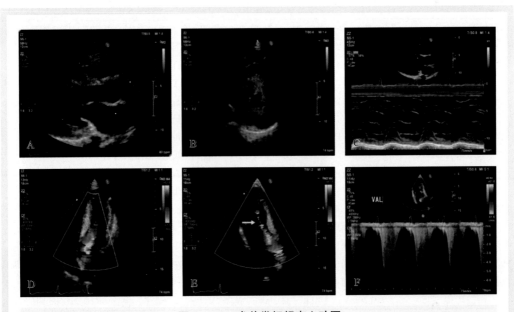

图3-13-8 术前常规超声心动图

A、B.室间隔中部及左心室壁中部普遍性肥厚；C.SAM征阴性；D.心尖五腔切面显示左心室流出道血流无明显梗阻；E.心尖三腔切面显示左心室腔内五彩镶嵌的湍流信号（细箭头标识）；F.连续多普勒显示左心室腔内梗阻处瓦氏动作激发后频谱

（4）连续波多普勒：左心室心腔内收缩期负向充填状射流，静息状态下最大压差：73mmHg（心率82次/分），瓦氏动作激发状态下最大压差82mmHg（心率76次/分）（图3-13-8F）；左心室流出道收缩期未见明显血流加快，静息状态下最大压差5mmHg（心率80次/分），瓦氏动作激发状态下最大压差6mmHg（心率75次/分）。

2.运动负荷试验所示　半仰卧位行踏车运动负荷试验4个阶段（100W）至患者体力极限，室壁运动普遍增强，运动负荷过程中，未诱发室壁运动异常。恢复期时，左心室流出道最大压差由5mmHg（心率85次/分）上升至17mmHg（心率121次/分），左心室心腔内最大压差由74mmHg（心率85次/分）上升至104mmHg（心率105次/分）（表3-13-3）。

表3-13-3　术前运动负荷试验

	LVOT-PG （mmHg）	LVC-PG （mmHg）	心率 （次/分）	血压 （mmHg）
静息状态	5	74	85	114/72
运动期1阶段（25W）	8	79	100	120/70
运动期2阶段（50W）	7	76	112	135/75
运动期3阶段（75W）	8	72	126	144/59
运动期4阶段（100W）	9	59	139	152/61
恢复期（1分钟）	17	102	121	151/56
恢复期（3分钟）	10	91	110	126/58
恢复期（6分钟）	7	104	105	130/57
恢复期（8分钟）	6	93	101	123/62
心电图				
静息状态	I、II、III、aVF、V_4～V_6导联ST段下移≤0.15mV，aVR、V_1导联ST段抬高≤0.20mV，I、II、III、aVF、V_4～V_6 T波倒置			
运动期1阶段（25W）	I、II、III、aVF、V_3～V_6导联ST段下移≤0.15mV，aVR、V_1～V_2导联ST段抬高≤0.20mV，I、II、III、aVF、V_3～V_6导联T波低平、倒置			
运动期2阶段（50W）	II、III、aVF、V_4～V_6导联ST段下移≤0.15mV，aVR、V_1～V_2导联ST段抬高≤0.20mV，I、II、III、aVF、V_3～V_6 T波低平、倒置			
运动期3阶段（75W）	II、III、aVF、V_4～V_6导联ST段下移≤0.20mV，aVR、V_1～V_2导联ST段抬高≤0.20mV，I、II、III、aVF、V_3～V_6 T波低平、倒置			
运动期4阶段（100W）	II、III、aVF、V_4～V_6导联ST段下移≤0.15mV，aVR、V_1～V_2导联ST段抬高≤0.20mV，I、II、III、aVF、V_3～V_6 T波低平、倒置			
恢复期（1分钟）	I、II、III、aVF导联ST段下移≤0.075mV，aVR、V_1、V_2导联ST段抬高≤0.20mV，I、II、III、aVF、V_3～V_6导联T波低平、倒置、双向			
恢复期（3分钟）	aVR、V_1导联ST段抬高≤0.15mV，I、II、III、aVF、V_3～V_6导联T波低平、倒置、双向			
恢复期（6分钟）	aVR、V_1导联ST段抬高≤0.20mV，I、II、III、aVF、V_3～V_6导联T波低平、倒置、双向			
恢复期（8分钟）	I、II、III、aVF、V_3～V_6导联ST段下移≤0.15mV，aVR、V_1导联ST段抬高≤0.20mV，I、II、III、aVF、V_3～V_6导联T波低平、倒置、双向			

3.心肌声学造影　室间隔心肌内可见多条粗大间隔支动脉穿行（图3-13-9）。

4.冠状动脉CT增强扫描　冠状动脉各支未见明确狭窄及斑块；左前降支可见数条间隔支动脉发出，与心肌声学造影显示基本一致（图3-13-10）。

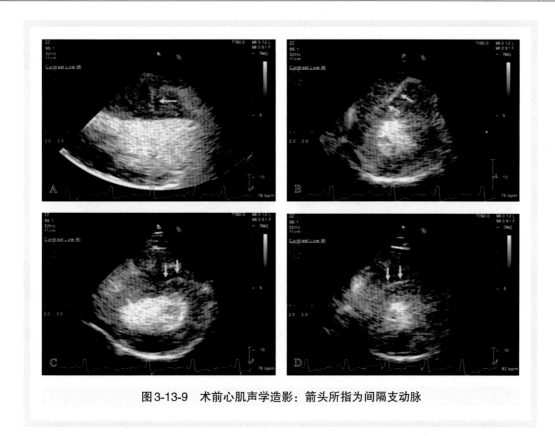

图3-13-9 术前心肌声学造影：箭头所指为间隔支动脉

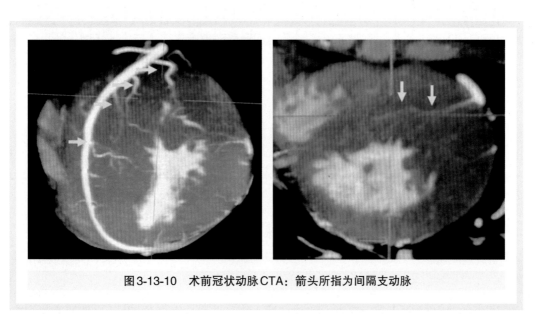

图3-13-10 术前冠状动脉CTA：箭头所指为间隔支动脉

5.心脏磁共振 室间隔、左心室中段-心尖部不同程度增厚、致左心室腔变窄，心脏电影示左室舒张功能受限，延迟增强扫描示室间隔及左心室中段-心尖部见斑片状明显异常强化影，考虑非对称性肥厚型心肌病伴部分心肌纤维化（图3-13-11）。

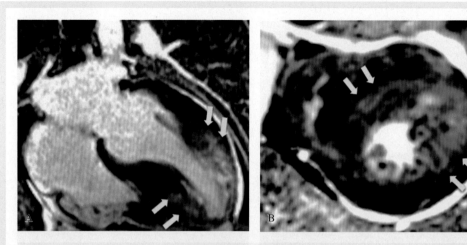

图3-13-11　术前心脏磁共振：室间隔及左心室中段-心尖部部分心肌纤维化（箭头处）

6.心电图　心率67次/分，窦性心律，左心室肥厚；Ⅰ、Ⅱ、aVF、V_3～V_6导联ST段下移0.05～0.40mV，Ⅰ、Ⅱ、Ⅲ、aVL、aVF、V_3～V_6导联T波倒置双向（图3-13-12）。

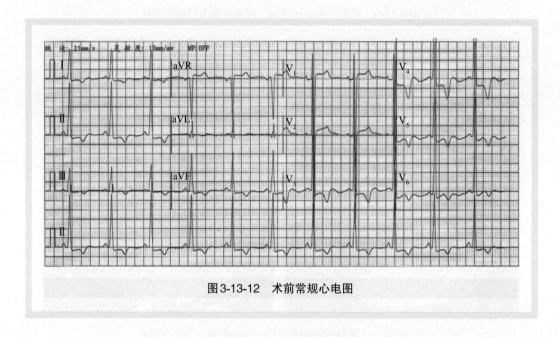

图3-13-12　术前常规心电图

7.24小时动态心电图　窦性心律伴结性心律、平均心率68次/分；房性期前收缩20次，其中1次成对发生；ST-T改变。

8.心肌损伤四项　NT-proBNP为3931.00 pg/ml（参考值范围：0～125 pg/ml）、CK-Mbmass为9.000 ng/ml（参考值范围：0.3～4.0 ng/ml）、肌钙蛋白Ⅰ为0.063 ng/ml（参考

值范围：0～0.03 ng/ml）、心脏型脂肪酸结合蛋白为2.09 ng/ml（参考值范围：0～6.20 ng/ml）。

9.基因检测和家系图　该患者携带 *MYH7-E1902Q* 位点突变，根据ACMG指南，该变异初步判定为致病性变异（图3-13-13）。

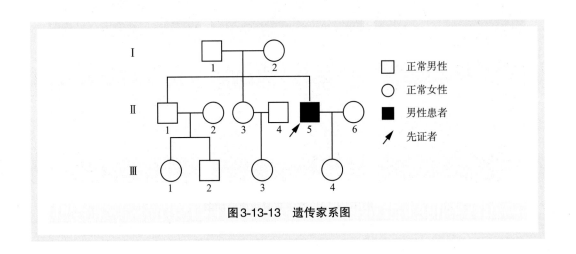

图3-13-13　遗传家系图

10.6分钟步行试验　该患者在试验中未出现明显胸闷、气短症状，试验结束呼吸困难和疲劳分级均为0级，步行总距离567.2m，根据评价标准诊断为心肺功能基本正常（评价标准：总距离＜150m 表示重度心肺功能不全；150～425m 为中度心肺功能不全；426～550m 为轻度心肺功能不全）。

11.5年SCD风险评分（SCDI）　3.36%，为低危患者。

三、手术过程

患者平卧位，采用全身麻醉，穿刺放置临时起搏电极，常规外科手术消毒、铺巾并连接心电监护仪、心电图、射频消融系统及超声仪器（Philips EPIQ 7C，S5-1探头），安装穿刺引导架及无菌保护套。超声选择非标准心尖五腔切面，在超声引导下，将Liwen RF可调式射频消融电极针沿心尖部室间隔长轴进针至后间隔Ⅲ区肥厚部位，注意穿刺时避开心尖部小血管，确认电极针位于Ⅲ区，启动射频仪，功率由10W逐渐提高至最大功率70W，依次消融Ⅲ区基底部至中部肥厚部位，后间隔治疗时间共62分钟；改针道至前间隔Ⅱ区肥厚部位，启动射频仪，最大功率90W，依次消融Ⅱ区基底部至中部肥厚部位，前间隔治疗时间共27分钟。术中超声实时探查可见射频针从针尖部位开始气化，气化范围逐渐扩大，治疗区域回声明显增强（图3-13-14A～C）。消融停止后即刻行超声心动图显示左心室心腔内压差降至49mmHg（心率80次/分）（图3-13-14D），行心肌声学造影显示消融区间隔支未显影，呈"黑洞样"改变（图3-13-14E、F）。治疗结束后撤除射频消融针，患者生命体征平稳，安返监护室。

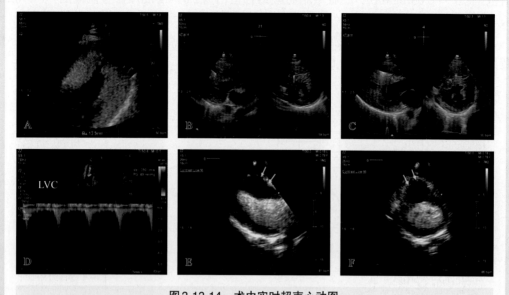

图3-13-14　术中实时超声心动图

A. 超声引导下进针；B. 消融后间隔Ⅲ区；C. 消融前间隔Ⅱ区；D. 术后即刻左心室心腔内压差；E、F. 术后即刻心肌声学造影，"黑洞"（充盈缺损）区域为消融范围（细箭头标识）

四、术后随访

目前患者随访至术后7个月，恢复良好，胸闷、胸痛症状基本消失，无黑矇发生。室壁明显变薄，静息状态、瓦氏动作激发状态和运动负荷激发状态下左心室心腔内压差均明显下降，手术效果良好（表3-13-4和图3-13-15A～C）。心肌声学造影显示消融区范围较前明显变小，间隔支未见显影（图3-13-15D、E）。冠状动脉CT增强扫描显示消融区间隔支血管未见显影（图3-13-16）。

表3-13-4　术后超声随访数据

随访时间		术前	术后1周	术后7个月
最大室间隔厚度（mm）		34	27	21
静息状态	LVOT-PG（mmHg）	5（80 bpm）	3（63 bpm）	7（70 bpm）
	LVC-PG（mmHg）	73（82 bpm）	61（67 bpm）	19（71 bpm）
瓦氏动作激发状态	LVOT-PG（mmHg）	6（75 bpm）	8（64 bpm）	8（73 bpm）
	LVC-PG（mmHg）	82（76 bpm）	71（61 bpm）	35（66 bpm）
运动负荷	LVOT-PG（mmHg）	17（121 bpm）	-	13（96 bpm）
	LVC-PG（mmHg）	104（105 bpm）	-	45（114 bpm）
左心房内径（左右径/前后径，mm）		38/33	39/32	38/33
二尖瓣反流（cm²）		无	无	无
SAM征分级		0级	0级	0级

注：括号内为测量压差时的实时心率（bpm：次/分）

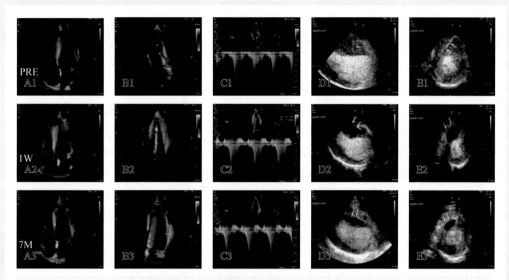

图3-13-15 术后随访常规超声及MCE图像

A1～E1. 术前图像（箭头所示为粗大间隔支）；A2～E2. 术后1周图像（箭头所示为消融区）；A3～E3. 术后7个月图像（箭头所示为消融区）

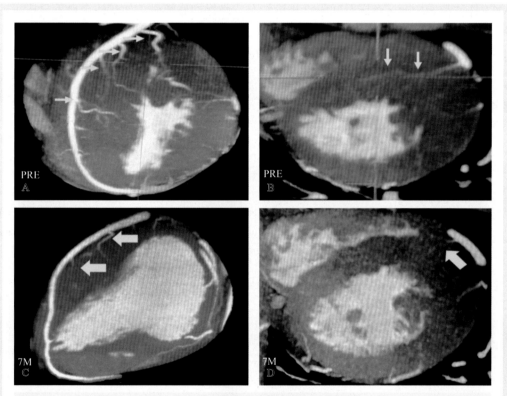

图3-13-16 术后随访冠状动脉CTA图像

A～B. 术前图像，可见多条粗大间隔支血管（细箭头标识）；C～D. 术后图像，消融区内未见间隔支显影，仅见间隔支起始段残端（粗箭头标识）

五、心得体会

HCM患者心肌间隔支动脉具有较大解剖变异性，MCE可以清晰显示其数量、位置及走行及其供血区域心肌灌注情况。本例患者为室间隔和左心室壁中部肥厚引起的左心室腔内梗阻行Liwen术式治疗，术中对肥厚心肌和间隔支动脉进行了消融。术后即刻MCE可见消融区心肌内无明显灌注、间隔支未显影，提示该患者间隔支血供已被阻断。随访7个月时症状基本消失，静息状态下左心室心腔内最大压差由术前73 mmHg（心率82次/分）降至19mmHg（心率71次/分），瓦氏动作激发状态下由术前82 mmHg（心率76次/分）降至35mmHg（心率66次/分），运动负荷激发状态下由术前104mmHg（心率105次/分）降至45mmHg（心率114次/分），激发后压差较术前降半，手术效果良好。目前随访时间较短，后续仍需持续药物控制心室率，同时定期随访流出道压差动态变化。由于Liwen术式室间隔减容的原理包括消融异常肥厚心肌和阻断肥厚心肌组织血供两方面，因此，MCE对Liwen术式的消融区定位和间隔支评估具有重要意义。术前行MCE明确间隔支起始位置和分布情况，有助于术前拟定室间隔预消融靶区及消融范围，使其消融宽度和厚度尽量包括间隔支走行区域，达到更好的消融效果。术中行射频针穿刺和改针道操作时有可能会损伤间隔支血管，需要实时关注和监测消融区情况，MCE可帮助术者了解有无室间隔假性动脉瘤或血肿的形成，以便及时处理。消融完成即刻行MCE评估消融坏死区范围及间隔支显影情况，确保彻底消融，如有残余血管显影可适当补充消融，保证手术效果。随访期间也应定期行MCE动态观察消融区范围变化和心肌显影，以便评价消融疗效及心肌微循环功能改善情况，进一步判断预后。

（左　蕾　姚　璐）

参考文献

[1] 中华医学会超声医学分会超声心动图学组. 中国心血管超声造影增强检查专家共识［J］. 中华医学超声杂志（电子版），2015，12（9）：667-680.

[2] 朱天刚，靳文英，张梅，等. 心脏超声增强剂临床应用规范专家共识［J］. 中华医学超声杂志（电子版），2019，16（10）：731-734.

[3] Porter TR，Mulvagh SL，Abdelmoneim SS，et al. Clinical Applications of Ultrasonic Enhancing Agents in Echocardiography：2018 American Society of Echocardiography Guidelines Update.［J］. Journal of the American Society of Echocardiography：official publication of the American Society of Echocardiography，2018，31（3）：241-274.

附录

附录A　Liwen术式标准化超声心动图录图规范

空军（第四）军医大学第一附属医院（西京医院）超声医学科是肥厚型心肌病中心的超声核心实验室。本规范包含获取HCM患者及其家系成员的高质量研究超声心动图所需的关键信息。

一、操作说明

1.患者信息　依次录入患者的编号（按照患者不同情况进行分组和编号）、出生年月日、性别（M/F）、血压、身高及体重，按下"store"键存储此界面，系统自动随机生成患者ID号，再进入检查界面进行超声图像存储（附图A-1）。

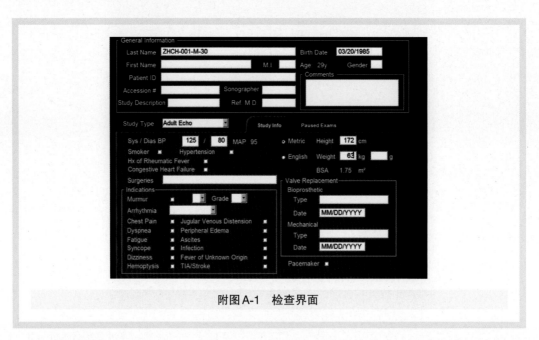

附图A-1　检查界面

2.仪器准备

机型：超声诊断仪

探头：S5-1（1-5 MHz），X5-1（1-6 MHz）

条件：Adult

3.连接心电图和患者准备　在进行超声心动图检查前，患者应休息5分钟，然后测量血压；在基线时测量双侧肱动脉血压，记录最高值。连接同步心电图监护电极，确保超声图像下方记录到清晰可辨的QRS波ECG信号，以及整个检查期间均可显示ECG信号。建议以心电图T波终点定义心室收缩末期，QRS波R波峰尖定义心室舒张末期，并结合房室瓣和心室壁运动状态进一步确定心室和瓣膜运动时相。

患者应采用左侧卧位作为超声心动图胸骨旁和心尖切面检测体位；采用平卧位作为胸骨上窝切面检测体位。超声心动图检查要采取患者最合适的方式，包括患者的舒适度，然后才能考虑我们的研究。事实上，患者的合作和舒适度对于获得高质量的超声图像极为重要。为排除呼吸对测值的影响，获取图像前应尽可能将呼吸控制在呼气末并暂时屏气。

二、图像优化指南

1.需要采集的切面和图像（附图A-2）

切面	图像	备注
胸骨旁长轴	2D M型：心底波群、MV波群、心室波群 CDFI：AV、MV	2D帧频： ＞50帧/秒
大动脉短轴	2D：AV局部放大 CDFI：RVOT、PA PW：RVOT、PA前向血流频谱	
左心室短轴 　基底部 　中间部 　心尖部	 2D（二尖瓣腱索水平） 2D（乳头肌水平） 2D（心尖水平）	TDI帧频： ＞100帧/秒
胸骨旁四腔	CDFI：TV PW：TV前向血流频谱	CDFI量程： 50～70 cm/s
心尖四腔	2D：左心室/左心室局部放大、右心室/右心室局部放大 TDI：左心室/左心室局部放大、右心室/右心室局部放大 TDI-PW：RV侧壁TV瓣环，LV后间隔和侧壁MV瓣环 CDFI：MV、TV PW：MV、TV前向血流频谱，肺静脉血流频谱 CW：MR、TR频谱 3D：左心室/左心室局部放大、右心室/右心室局部放大	扫查速度： 75～100 mm/s 动态图像均存为至少3个心动周期 （心房颤动患者记录至少10个）
心尖五腔	2D：LVOT、AV CDFI：LVOT、AV PW：LVOT血流频谱 CW：LVOT、AV瓣上血流频谱	
心尖二腔	2D：左心室和左心室局部放大 TDI：左心室和左心室局部放大 TDI-PW：LV前壁和下壁MV瓣环	PW/CW多普勒频谱存为静态图像
心尖三腔	2D：左心室和左心室局部放大 TDI：左心室和左心室局部放大 TDI-PW：LV前间隔和后壁MV瓣环	
胸骨上窝	CDFI：主动脉弓、降主动脉 PW：降主动脉血流频谱	

注：
1）所有频谱多普勒成像（PW和CW）的关键原则是让超声束与所关注的血流或组织运动方向尽量平行，两者间夹角应＜20°
2）建议采用PW多普勒检测特定位点的腔内血流速度，优化增益从而能很清楚地看到包络线，并有尖锐的峰，中心透明；建议采用CW多普勒检测各瓣口和心腔内正向和（或）负向的最大峰值血流速度及其相关参数并计算瞬时峰值压力阶差，CW多普勒取样线上的聚焦点应放置于检测血流束缩窄颈部
3）无论是PW、CW多普勒还是组织多普勒都需要优化基线位置和速率范围，从而频谱包络线占据约3/4的显示界面

附图A-2　需要采集的切面和图像

2.图像范例

（1）胸骨旁长轴切面理想取样窗（附图A-3～附图A-7）

➢ 近端室间隔水平位与主动脉根部连续。

➢ MV前瓣与后瓣、AV右冠瓣与无冠瓣均可见。

➢ LV心尖不可见。

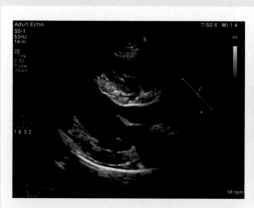

附图A-3　胸骨旁长轴2D

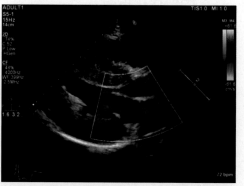

附图A-4　胸骨旁长轴CDFI

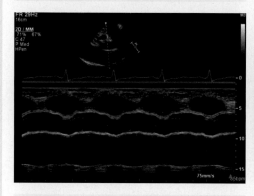

附图A-5　胸骨旁长轴M型：心底波群

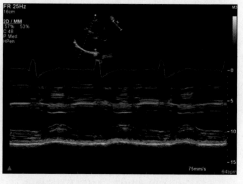

附图A-6　胸骨旁长轴M型：心室波群

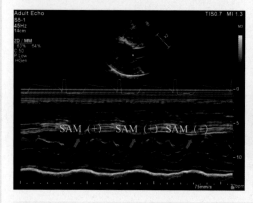

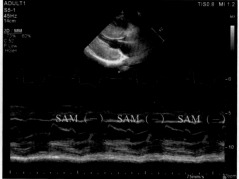

附图A-7　胸骨旁长轴M型：MV波群

（2）大动脉短轴切面理想取样窗（附图A-8～附图A-11）

➢ 在AV水平，RV和PA可见。

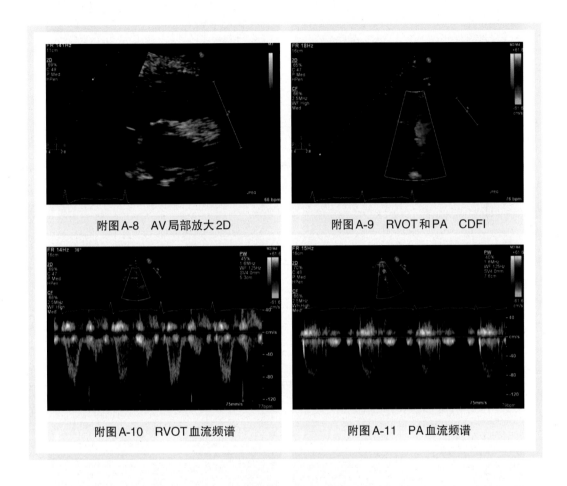

附图A-8　AV局部放大2D

附图A-9　RVOT和PA　CDFI

附图A-10　RVOT血流频谱

附图A-11　PA血流频谱

（3）左心室短轴切面理想取样窗（附图A-12～附图A-14）

➢ 如果没有既往心肌梗死，在短轴上左心室应为环形。

➢ 使用左心室内部标记物以确保短轴上成像平面一致：基底水平二尖瓣前叶和后叶可见；乳头肌水平上两个乳头肌均可见；心尖水平心腔可见，右心室不可见。

➢ 分别在基底部、中间部和心尖部测量舒张末期/收缩末期左心室16节段的室壁厚度。

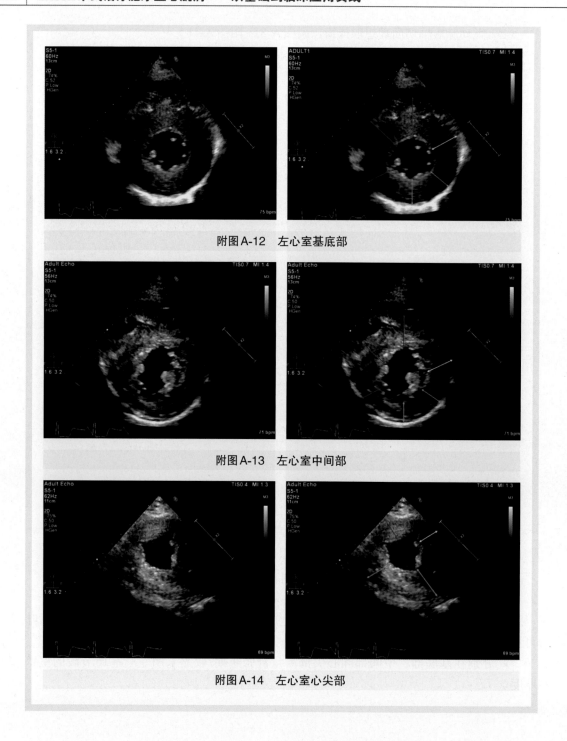

附图A-12 左心室基底部

附图A-13 左心室中间部

附图A-14 左心室心尖部

（4）胸骨旁四腔切面：胸骨左缘第3、4肋间，声束指向右胸锁关节。室间隔由心尖向心底延伸，与三尖瓣隔瓣、二尖瓣前叶及房间隔交汇，形成十字交叉（附图A-15）。

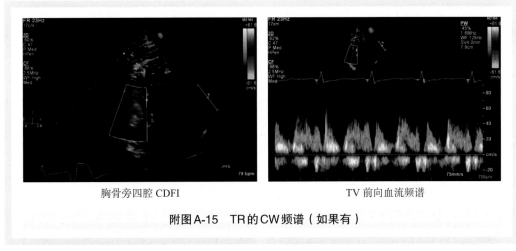

| 胸骨旁四腔 CDFI | TV 前向血流频谱 |

附图 A-15　TR的CW频谱（如果有）

（5）心尖四腔切面理想取样窗（附图A-16～附图A-40）

➤ 仔细调整探头位置和角度以获得LV最大长轴内径的左、右心房或左、右心室的腔室显示，注意避免人为LV长轴缩短效应，确保MV、TV清晰可见。

➤ 舒张末期和收缩末期整个LV心内膜必须在成像扇区内，特别注意心尖和LV游离壁，不要遗漏。

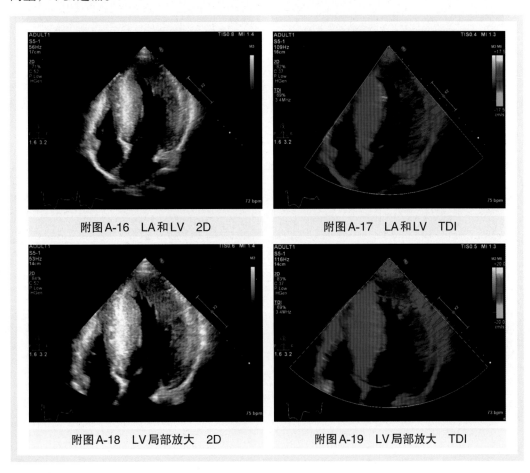

| 附图 A-16　LA和LV　2D | 附图 A-17　LA和LV　TDI |
| 附图 A-18　LV局部放大　2D | 附图 A-19　LV局部放大　TDI |

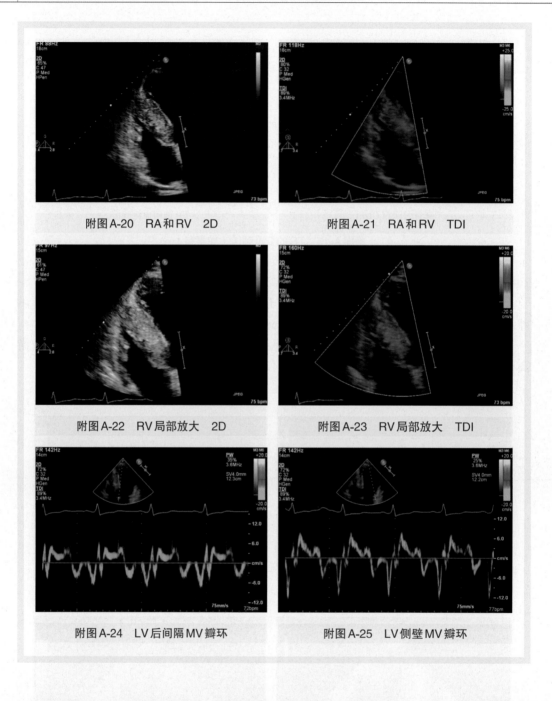

附图A-20　RA和RV　2D

附图A-21　RA和RV　TDI

附图A-22　RV局部放大　2D

附图A-23　RV局部放大　TDI

附图A-24　LV后间隔MV瓣环

附图A-25　LV侧壁MV瓣环

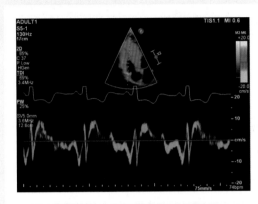

附图A-26 RV侧壁TV瓣环

TDI模式下将取样容积置于瓣环与室壁连接处取PW，平静呼吸期间（最好在呼气末屏气期间）记录瓣环TDI频谱

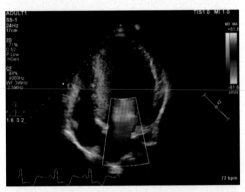

附图A-27 MV血流CDFI

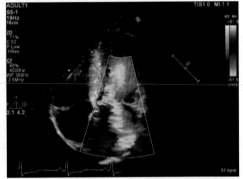

附图A-28 MR CDFI

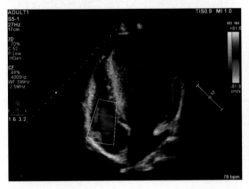

附图A-29 TV血流CDFI

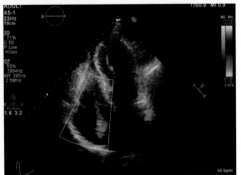

附图A-30 TR CDFI

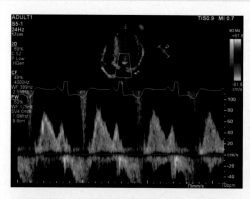

附图A-31　MV前向血流频谱（瓣尖）

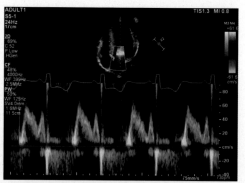

附图A-32　MV前向血流频谱（瓣环）

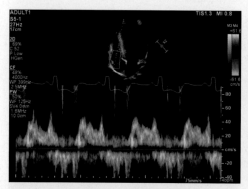

附图A-33　TV前向血流频谱

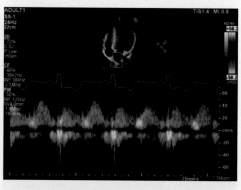

附图A-34　肺静脉血流频谱

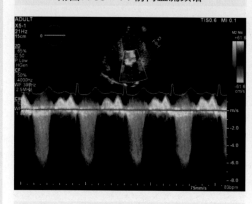

附图A-35　MR频谱

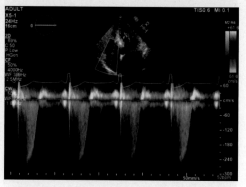

附图A-36　TR频谱

LV/LV 局部放大的 3D 全容积成像★

　　采用 3D 成像探头（X5-1），于心尖四腔切面仔细调整探头，将理想的 LV 图像置于中央，按"X-plane"键，屏幕上出现左右排列的两幅互为正交的 2D 图像，使二者均包含整个 LV，嘱受检者暂时屏气，启动"full volume"功能键，采集 4 个心动周期的 3D 图像重建，包容整个左心室的"金字塔"形图像，避免拼接错位；调整深度、扇角及探头模式，保证 3D 图像帧频至少>心率×60%；获得满意的图像后按"acquire"键进行图像采集

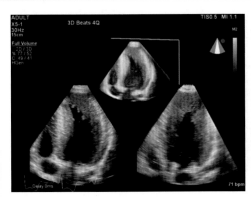

附图A-37　LV的3D全容积成像

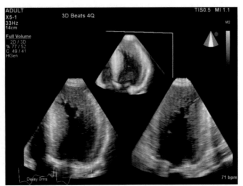

附图A-38　LV局部放大的3D全容积成像

RV/RV 局部放大的 3D 全容积成像★

　　将探头位置调整至更靠近胸骨，得到清晰的 RV 图像并置于中央，按"X-plane"键，屏幕上出现左右排列的两幅互为正交的 2D 图像，使二者均包含整个 RV，嘱受检者暂时屏气，启动"full volume"功能键，采集 4 个心动周期"金字塔"形三维图像，避免拼接错位；调整深度、扇角以及探头模式，保证 3D 图像帧频至少＞心率 ×40%；获得满意的图像后按"acquire"键进行图像采集

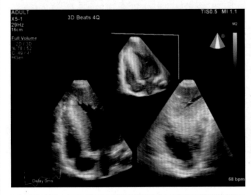

附图A-39　RV的3D全容积成像

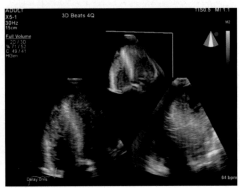

附图A-40　RV局部放大的3D全容积成像

　　（6）心尖五腔切面：显示LVOT/主动脉根部、AV且声束与LVOT平行，对测量LVOT、跨主动脉瓣血流速度和跨瓣压差极为重要（附图A-41～附图A-46）。

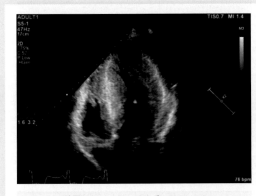

附图A-41　LVOT和AV　2D

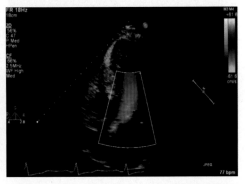

附图A-42　LVOT和AV　CDFI（非梗阻性）

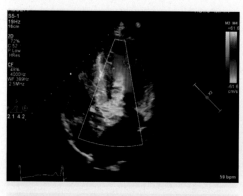

附图A-43　LVOT和AV　CDFI（梗阻性）

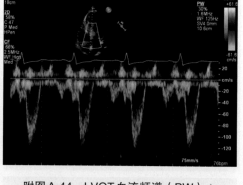

附图A-44　LVOT血流频谱（PW）★

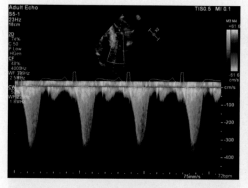

附图A-45　LVOT血流频谱（CW）★

采用PW/CW将取样容积置于LVOT最窄或血流速度最快处（若患者伴有MR，取样线应尽量靠近室间隔，以避开MR血流干扰）

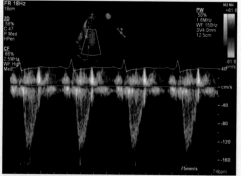

附图A-46　AV瓣上血流频谱

取样线横穿主动脉瓣，尽可能与主动脉口平行

（7）心尖两腔切面（附图A-47～附图A-52）

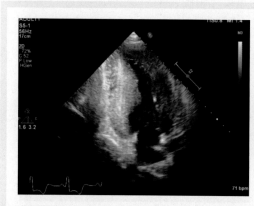

附图A-47　LV　2D

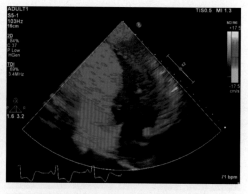

附图A-48　LV　TDI

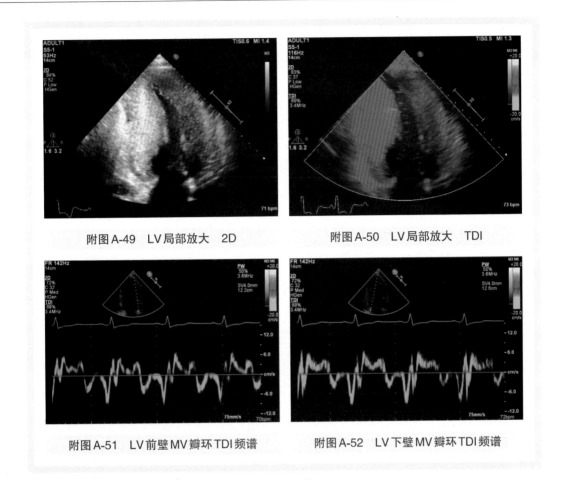

附图A-49 LV局部放大 2D

附图A-50 LV局部放大 TDI

附图A-51 LV前壁MV瓣环TDI频谱

附图A-52 LV下壁MV瓣环TDI频谱

（8）心尖三腔切面（附图A-53～附图A-58）

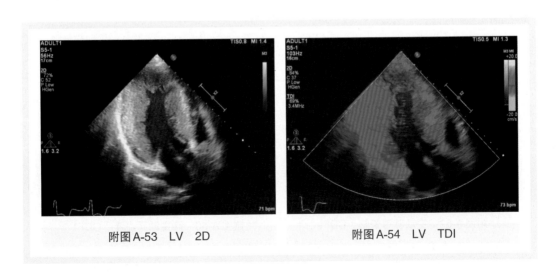

附图A-53 LV 2D

附图A-54 LV TDI

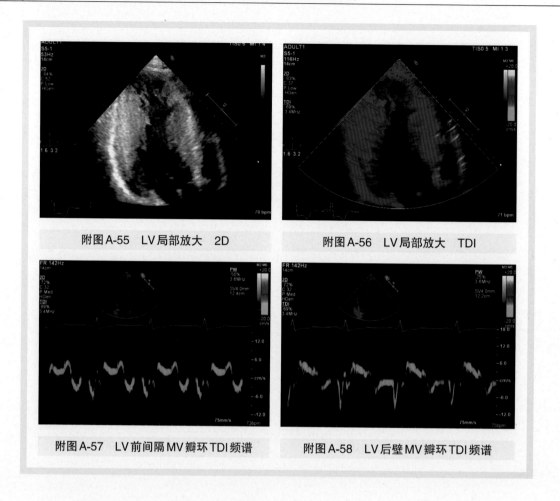

附图A-55　LV局部放大　2D

附图A-56　LV局部放大　TDI

附图A-57　LV前间隔MV瓣环TDI频谱

附图A-58　LV后壁MV瓣环TDI频谱

（9）胸骨上窝切面（附图A-59～附图A-61）

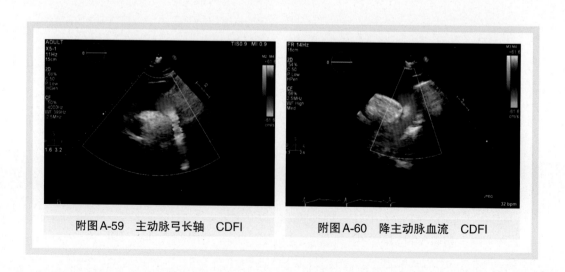

附图A-59　主动脉弓长轴　CDFI

附图A-60　降主动脉血流　CDFI

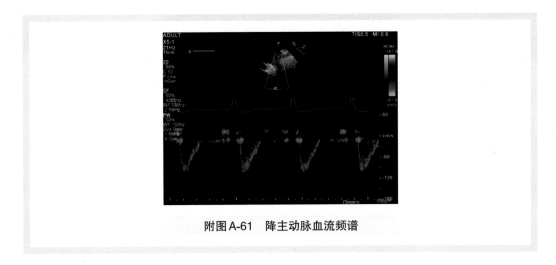

附图A-61 降主动脉血流频谱

（10）剑下切面（附图A-62）

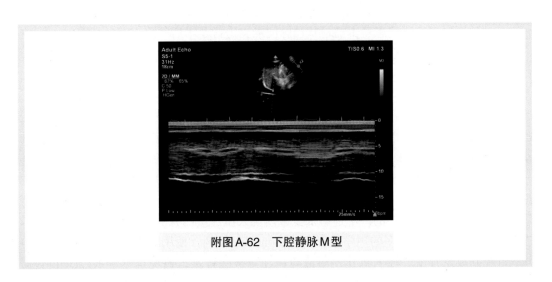

附图A-62 下腔静脉M型

（王 静）

附录B　Liwen术式标准化心肌造影图像采集

　　心肌超声造影（myocardial contrast echocardiography，MCE）可实时显示微气泡在心肌内充盈分布过程，显示心肌微循环动态变化，为临床提供了重要的心肌灌注信息。

一、Liwen术式心肌超声造影目的

1.评估肥厚型心肌病患者术前、术后心肌灌注情况。

2.评估肥厚型心肌病患者术前冠状动脉间隔支走行及术后间隔支消融情况。

3.评估肥厚型心肌病患者术后消融范围及后期随访消融范围变化情况。

二、造影的流程

　　1.检查前医师准备：超声医师检查前向患者及其家属交代检查的必要性和可能存在的风险，询问有无相关禁忌证（禁忌证为对磷脂或白蛋白过敏以及过敏体质者和重度肺动脉高压患者），并签署知情同意书。

　　2.检查前左心声学造影剂准备：目前我国国家药品监督管理局批准临床使用的声学造影剂为SonoVue，Definity也已经在中国完成Ⅲ期临床试验，正在申请国家药品监督管理局的药物注册。国产的声学造影剂全氟丙烷人血白蛋白微泡注射液也已应用于临床多年。目前我国使用较多的声学造影剂为SonoVue粉剂，使用前需注入0.9%氯化钠溶液5ml配制成悬浮液，注入氯化钠溶液时需注意拔除针头，避免空气进入。Definity需要在机械振摇装置振荡45秒后活化，成为乳白色悬液，其可直接静脉推注或稀释后静脉输注。按不同造影剂相应要求准备好造影剂备用，造影剂及其注射准备工作应于检查前数分钟时进行。

　　3.检查前左心声学造影仪器设置：MCE选择低机械指数（mechanical index，MI），即MI < 0.2。声学造影前，需提前将超声造影所需仪器的参数设置好（包括谐波成像、增益和噪声抑制）。不同厂家的超声仪器所用技术不同，造影参数的设置也不同，造影成像的图像质感也有较大区别。

　　4.检查前抢救设备和药品准备：声学增强剂的使用相对安全，但全程需要心电监护，备好抢救设施，包括0.9%氯化钠溶液、0.1%肾上腺素、治疗过敏反应的药品以及心肺复苏抢救设备。

　　5.检查前护士准备：建立肘正中静脉通路（其他静脉通路亦可，但肘正中静脉的效果最佳）。

6.左心声学造影检查操作流程：①常规超声心动图检查，优化图像参数。②激活低MI（MI＜0.2）实时超声造影检查模式。③将聚焦点置于二尖瓣环水平，调节增益使图像有轻的噪声背景，调节扇区大小和深度，保持图像帧频＞25Hz，尽可能最大范围地将左心室心腔完整置于扇形中部。④抽取0.5～1.0 ml配制好的SonoVue悬浮液经静脉缓慢推注，然后用0.9%氯化钠溶液缓慢冲洗（3～5 ml在20秒内推完），或用输液泵经静脉持续输入声学增强剂。⑤观察声学增强剂在左心室和心肌内完全充填后，在持续输注声学增强剂的同时，选择左心室收缩末期触发"Flash"（通常帧频为5～15帧/秒，MI为0.8～1.2），采集"Flash"之前至少一个心动周期和"Flash"之后连续15个心动周期的心尖四腔心、两腔心、三腔心切面，胸骨旁左室长轴及左心室系列短轴切面再灌注图像。

7.造影完成后根据不同患者临床诊断和治疗情况中断或保留静脉通路。

三、造影过程中可能出现的问题及注意事项

1.评价心肌血流灌注时应避免输入造影剂浓度过高或过低而出现假阴性和假阳性。

2. MI设置过高或声学增强剂不足引起声学增强剂涡流现象，此时需调节合适的MI，声学增强剂不足时及时补充。声学增强剂输注过快或浓度过高，大量的声学增强剂充填在图像的近场及感兴趣区域，强的声波回声造成下方的声学衰减现象。此时可等待片刻，随时间的推移声学增强剂在左心室腔的浓度逐渐减低，待衰减伪像消失且声学增强剂均匀填充左心室后获取图像，也可以反复使用"Flash"，爆破过多的微气泡。

3.胸骨旁左心室长轴切面时右心室声学增强剂填充对下方左心室的遮挡或肋骨的遮挡会造成衰减伪像。此时心尖长轴三腔心切面可作为更好的观察切面，或可通过调整探头角度、图像位置等方法使感兴趣区域位于扇形图像的中间位置，从而避免伪像，必要时可采用非标准切面。

4.高MI爆破。MCE时"Flash"的力度以刚好破坏心肌的微泡而不破坏心腔微泡为宜，"Flash"后瞬间，心肌内应无声学增强剂残留而心腔内有声学增强剂保留。"Flash"不充分时可增加MI和持续时间，如果左心室腔内太多微泡破坏，应缩短"Flash"持续时间，高血流动力学状态如负荷超声时，可增加"Flash"间期。

5.心尖四腔心切面的侧壁基底段和心尖两腔心切面的前壁基底段与声束的夹角较小，易出现"回声失落"的伪像，可调整图像，增大前壁或侧壁与声束的夹角，减少伪像。

（朱晓丽）

参考文献

［1］中华医学会超声医学分会超声心动图学组．中国心血管超声造影检查专家共识［J］．中华超声影像学杂志，2016，25（4）：277-293.

［2］中华医学会超声医学分会超声心动图学组．中国心血管超声造影增强检查专家共识［J］．中华医学超声杂志（电子版），2015，12（9）：667-680.

［3］朱天刚，靳文英，张梅，等．心脏超声增强剂临床应用规范专家共识［J］．中华医学超声杂志

（电子版），2019，16（10）：731-734.

[4] Roberto M. Lang Steven A.Goldstein，Itzhak Kronzon，ASE心脏超声诊断图谱［M］. 智光，译. 北京：科学出版社，2020.

[5] Senior R，Becher H，Monaghan M，et al. Clinical practice of contrast echocardiography：recommendation by the European Association of Cardiovascular Imaging（EACVI）2017［J］. Eur Heart J Cardiovasc Imaging，2017，18（11）：1205-1205.

附录C　经皮经心尖心肌内穿刺技巧

一、术前超声定位

1.超声条件的选择　使用经胸S5-1探头，选择条件为Biopsy（附图C-1，附图C-2）。

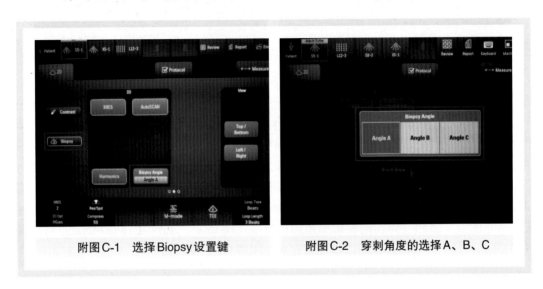

附图C-1　选择Biopsy设置键　　　　附图C-2　穿刺角度的选择A、B、C

2.切面的选择　在非标准心尖五（或四）腔切面，依据超声引导线（Biopsy）选择经室间隔心尖部到基底部的穿刺路径（附图C-3）。

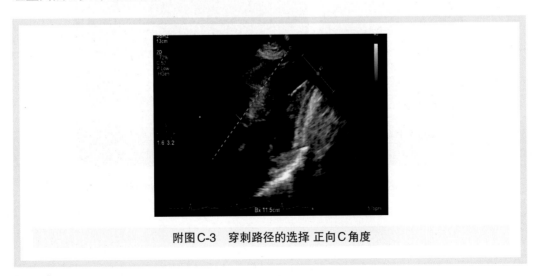

附图C-3　穿刺路径的选择 正向C角度

3.图像深度的要求　心尖五腔切面包括左心室、房室瓣环、主动脉瓣环、主动脉瓣叶以及部分左心房；心尖四腔切面包括左心室、房室瓣环、部分左心房（附图C-4，附图C-5）。

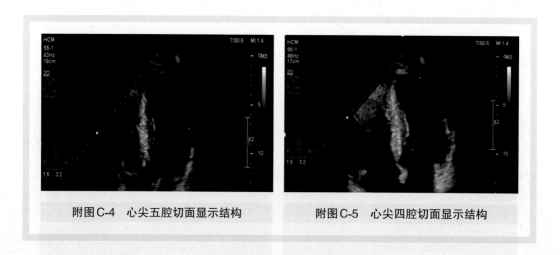

| 附图C-4　心尖五腔切面显示结构 | 附图C-5　心尖四腔切面显示结构 |

4.角度的选择　从A、B、C三个角度分别进行筛选，最好选择引导线（Biopsy）是从心尖部室间隔到基底部室间隔，且走行在中部心肌内的穿刺路径（不宜偏左心室或右心室，有效避免两侧心内膜下传导束的损伤）。

若正向图像无合适穿刺角度，则可将屏幕显示进行左右反转（left-right），与此同时，手持探头也要进行左右反转，确保探头指示标（深蓝色竖条）与超声屏幕指示标（深蓝色圆形）方向一致，同样依据超声引导线（Biopsy）选择经室间隔心尖部到基底部的穿刺路径。尽量选择正向图像进行穿刺（附图C-6，附图C-7）。

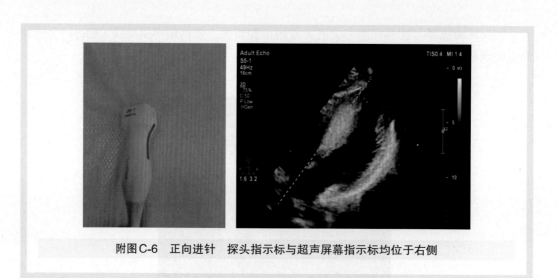

附图C-6　正向进针　探头指示标与超声屏幕指示标均位于右侧

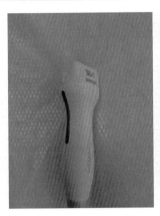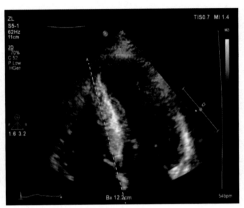

附图C-7 反向进针 探头指示标与超声屏幕指示标均位于左侧

5.避免心脏表面血管损伤的技巧 尽量选择经心尖部裸区的最佳穿刺路径（可有效避免损伤冠状动、静脉）。同时采用低速度标尺（15cm/s）的CDFI显像，将取样框位于心尖部穿刺部位，避免穿刺引导线经过或靠近心脏表面冠状动静脉。再轻轻转动探头方向，仔细观察穿刺部位心脏表面是否存在冠状动静脉（附图C-8）。

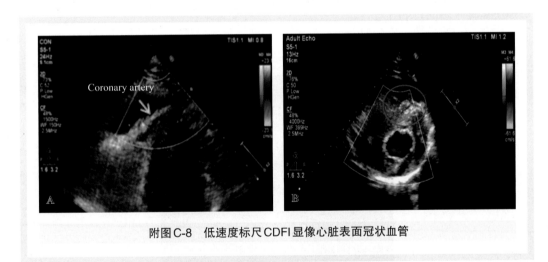

附图C-8 低速度标尺CDFI显像心脏表面冠状血管

6.肋间的选择 选择肋间隙宁下勿上，避免损伤肋间动脉。

7.合并心尖部室壁瘤穿刺路径的选择 可选择避开心尖部、上移一个肋间隙的穿刺路径，应避免经过室壁瘤进行穿刺，同时采用低速度标尺（15cm/s）的CDFI显像来避免穿刺到位于心包脂肪垫下的冠状动静脉（附图C-9）。

若正向图像欠佳，可采取图像左右翻转，选择反向进针，避免穿刺到室壁瘤（附图C-10）。

8.注意事项 尽量避免穿刺进针位置太靠近左心室前壁或下壁，从而加大转换针道至后间隔或前间隔的难度。

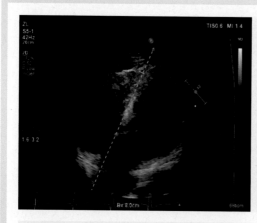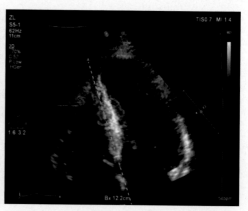

| 附图C-9　正向、上移一个肋间穿刺路径 | 附图C-10　反向避开心尖部的穿刺路径 |

二、术中超声穿刺定位注意事项

1.探头的安装　安装探头穿刺架、涂抹耦合剂后，安装探头无菌保护套，包括S5-1、X5-1探头。在穿刺架上方安装相对应的穿刺镶嵌件，安装后进行测试确保穿刺引导架不松动（附图C-11）。

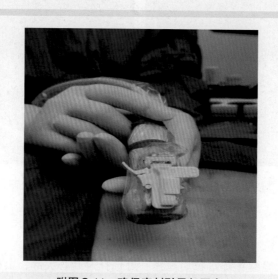

附图C-11　确保穿刺引导架固定

2.穿刺角度核对　选择好进针角度后，调节穿刺引导架角度，确保所选角度和超声屏幕穿刺引导线（Biopsy）所选角度一致（附图C-12，附图C-13）。

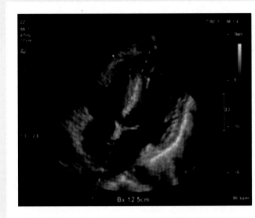
附图C-12　Biopsy引导线为B角度

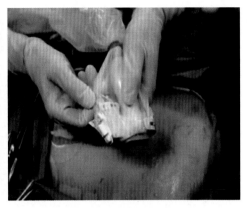
附图C-13　穿刺引导架为B角度

3.超声探头位置的固定　无论正向或反向进针，可双手固定探头，确保探头与患者皮肤组织贴合紧密，不留空隙，否则针尖会偏离引导线的角度和方向（附图C-14）。

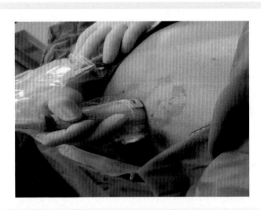
附图C-14　探头与患者皮肤组织贴合紧密，不留空隙

（刘丽文　左　蕾）

附录D　Liwen术式物品清单

类型	名称	数量	优选方案
射频消融设备	主机	1台	Liwen RF 射频消融系统及配件
	系统泵	1台	
	电极	1套	
	中性电极片	2片	
	水箱或类似容器	1个	
	制冷剂	若干	
超声引导及配套设备	心脏彩色多普勒超声诊断仪	1台	EPIQ 7C，Philips
	超声探头	2把	S5-1/X5-1，Philips
	穿刺引导架[①]	1个	Ultra-pro Ⅱ™ needle guidance system，CIVCO /一次性穿刺针及附件（B型），立普
	无菌穿刺套包	2包	Tracking bracket with Ultra-pro Ⅱ™ needle guidance system，CIVCO/一次性穿刺针及附件（G型），立普
	ECG信号输出线[②]	1根	6.5mm大三芯插头连接线
	超声检查造影剂	1盒	SonoVue，Bracco
心电图准备设备	12导联心电图机/多导电生理记录仪	1台	
	无菌心电图导联线[③]	1套	
	无菌电极片	10片	Blue Sensor，VL
	心电图打印纸	若干	
急救设备耗材	体外除颤仪	1台	
	临时起搏器	1个	
	临时起搏器导丝	1个	
	临时起搏器鞘管	1个	
	穿刺针	1个	
	中心静脉导管及附件	1个	
	无菌引流袋	1个	

续表

类型	名称	数量	优选方案
其他物品	三角形体位枕	1个	
	24小时动态心电记录器	1台	
	24小时动态血压记录器	1台	
	监护仪	1台	

物品准备注意事项：

①穿刺引导架需与S5-1探头适配，X5-1探头无须适配穿刺引导架

②当术中所使用的监护仪品牌与心脏彩色多普勒超声诊断仪优选方案品牌一致时，可通过使用优选方案的ECG信号输出线将监护仪ECG信号传输至超声引导设备；若术中使用其他监护仪时，优选方案的ECG信号输出线可能不适用，此时可通过粘贴无菌电极片，为超声引导设备获取ECG信号

③无菌心电图导联线，需提前进行无菌处理，术中一端与12导联心电图机或多导电生理记录仪相连，另一端通过粘贴无菌电极片，来获取术中实时12导联心电图情况

（胡　芮）

附录E 西京医院肥厚型心肌病诊治中心发表相关参考文献

英文发表

[1] Fu JL, Sun C, Liu F, et al. Transthoracic echocardiography guided percutaneous laser ablation of the interventricular septum: a successful sheep model for septal thickness reduction and one year follow-up [J]. International Journal of Cardiology, 2019.

[2] Guo LY, Zhang MX, Hu MY, et al. Prevalence of subcutaneous implantable cardioverter-defibrillator based on template ECG screening and ineligible surface ECG predicting factors in patients with hypertrophic cardiomyopathy in China [J]. Heart and Vessels, 2019, 34（5）: 851-859.

[3] Han C, Zhou MY, Hu R, et al. Trans-septal myocardial biopsy in hypertrophic cardiomyopahty using the Liwen Procedure: an introduction of a novel technique [J]. Journal of Interventional Cardiology, 2021.

[4] He GB, Sun C, Zhang XK, et al. Echocardiography-guided percutaneous per-ventricular laser ablation of ventricular septum: in vivo study in a canine model [J]. Lasers in Medical Science, 2016, 31（4）: 645-651.

[5] Hu D, Hu D, Liu LW, et al. Identification, clinical manifestation and structural mechanisms of mutations in AMPK associated cardiac glycogen storage disease [J]. EBioMedicine. 2020, 54: 102723.

[6] Lei CH, Zhu, X, Hsi, D. H. et al. Predictors of cardiac involvement and survival in patients with primary systemic light-chain amyloidosis: roles of the clinical, chemical, and 3-D speckle tracking echocardiography parameters [J]. BMC Cardiovasc Disord, 2021, 21; 21（1）: 43.

[7] Liu F, Fu JL, Hsi D, et al. Percutaneous intramyocardial septal radiofrequency ablation for interventricular septal reduction: an ovine model with 1-year outcomes [J]. Cardiology, 2019, 145（1）: 53-62.

[8] Liu LW, Li J, Zuo L, et al. Percutaneous intramyocardial septal radiofrequency ablation for hypertrophic obstructive cardiomyopathy[J]. Journal of the American College of Cardiology,2018,72(16): 1898-1909.

[9] Liu LW, Liu B, Li J, et al. Percutaneous intramyocardial septal radiofrequency ablation of hypertrophic obstructive cardiomyopathy: a novel minimally invasive treatment for reduction of outflow tract obstruction [J]. EuroIntervention, 2018, 13（18）: 2112-2113.

[10] Liu LW, Tuo SJ, Zhang JL, et al. Reduction of left ventricular longitudinal global and segmental systolic functions in patients with hypertrophic cardiomyopathy: study of two-dimensional tissue motion annular displacement [J]. Experimental & Therapeutic Medicine, 2014, 7（6）: 1457-1464.

[11] Liu LW, Zhou MY, Zuo L, et al. Echocardiography guided Liwen Procedure for the treatment of obstructive hypertrophic cardiomyopathy in a patient with prior aortic valve replacement surgery:

Liwen Procedure for intramyocardial radiofrequency ablation［J］. Echocardiography, 2018, 35（8）: 1230-1232.

［12］Ren SH, Wang YB, Hu R, et al. Antomatod segmentation of left ventricular myocardium using Cascading Convolutional Neural Netuorvs based on Echocardiography［J］. AIP Advances, 2021, 11（4）: 045003.

［13］Wang B, Guo RQ, Wang J, et al. The cumulative effects of the MYH7-V878A and CACNA1C-A1594V mutations in a Chinese family with hypertrophic cardiomyopathy［J］. Cardiology, 2017, 138: 228-237.

［14］Wang B, Wang J, Wang LF, et al. Genetic analysis of monoallelic double MYH7 mutations responsible for familial hypertrophic cardiomyopathy［J］. Molecular Medicine Reports, 2019, 20（6）: 5229-5238.

［15］Wang J, Guo RQ, Guo JY, et al. Investigation of myocardial dysfunction using three-dimensional speckle tracking echocardiography in a genetic positive hypertrophic cardiomyopathy Chinese family ［J］. Cardiology in the Young, 2018: 1106-1114.

［16］Wang LF, Zuo L, Hu J, et al. Dual LQT1 and HCM phenotypes associated with tetrad heterozygous mutations in KCNQ1, MYH7, MYLK2, and TMEM70 genes in a three-generation Chinese family［J］. Europace, 2016, 18（4）: 602-609.

［17］Wang XY, Wang B, Zhu XL, et al. Clinical and molecular characterization of seven patients uith Danon disease［J］. Experimental and Therapeutic Medicine, 2021, 21（4）.

［18］Wu GX, Liu LW, Zhou ZY, et al. An East Asian-specific common variant in TNNI3 predisposes to hypertrophic cardiomyopathy［J］. Circulation, 2020, 142（21）: 2086-2089.

［19］Xu L, Sun C, Zhu XL, et al. Characterization of left ventricle energy loss in healthy adults using vector flow mapping: preliminary results［J］. Echocardiography, 2017, 34（5）: 700-708.

［20］Yang QL, Bian YY, Wang B, et al. Novel phenotype-genotype correlations of hypertrohpic cardiomyopathy caused by mutation in α-Actin and myosin-binding protein genes in three unrelated Chinese families［J］. Journal of Cardiology, 2019, 73: 438-444.

［21］Yang QL, Zuo L, Ma ZL, et al. Gender-and age-related differences in distinct phenotypes of hypertrophic cardiomyopathy associated mutation MYBPC3-E334K［J］. Heart and Vessels, 2021, 36: 1525-1535.

［22］Zhao XL, Luo W, Hu J, et al. Cardiomyocyte-targeted and 17β-estradiol-loaded acoustic nanoprobes as a theranostic platform for cardiac hypertrophy［J］. Journal of Nanobiotechnology, 2018, 16（36）: 1-14.

［23］Zhao XL, Wang XY, Wang J, et al. A peptide-functionalized magnetic nanoplatform-loaded melatonin for targeted amelioration of fibrosis in pressure overload-induced cardiac hypertrophy［J］. International Journal of Nanomedicine, 2020, 15: 1321-1333.

［24］Zheng MJ, Yang J, He GB, et al. Percutaneous radiofrequency ablation of obstructive right ventricular giant myxoma［J］. The Annals of Thoracic Surgery, 2018, 105（4）: 159-161.

［25］Zhu XL, Xu L, Zuo L, et al. Quantitative analysis of left ventricular flow dynamics in latent obstructive hypertrophic cardiomyopathy using vector flow mapping［J］. Cardiology, 2020, 145（4）: 227-235.

［26］Zuo L, Hsi D. H, Zhang L, et al. Electrocardiographic QRS voltage amplitude improvement by intramyocardial radiofrequency ablation in patients with hypertrophic obstructive cardiomyopathy and one year follow up［J］. Journal of Electrocardiology, 2020, 61（164-169）.

［27］Zuo L, Sun C, Yang J, et al. Percutaneous trans-apex intra-septal radiofrequency ablation of hypertrophic cardiomyopathy [J]. Minim Invasive Ther Allied Technol，2017：1-4.

中文发表

[28] 常康，王静，杨帆，等. 经皮心肌内室间隔射频消融术治疗梗阻性肥厚型心肌病患者心脏功能的全面评估：六个月的随访研究 [J]. 中华医学超声杂志，2020，17（5）：409-415.

[29] 范泽政，王静，杨帆，等. 三维斑点追踪技术在鉴别心脏淀粉样变与肥厚型心肌病和高血压心脏病中的应用 [J]. 中国超声医学杂志，2019，35（7）：604-607.

[30] 付建莉，刘芳，孙超，等. 超声引导下经胸激光消融室间隔的实验研究 [J]. 中华超声影像学杂志，2019，28（11）：999-1003.

[31] 付建莉，孟欣，张金洲，等. 二维斑点追踪成像评价改良 Morrow 术后肥厚型心肌病患者左心室收缩功能的短期改变 [J]. 中国超声影像学杂志，2017，26（2）：98-102.

[32] 康楠，马志玲，王静，等. 不同类型肥厚型心肌病患者左心室功能的超声定量评估 [J]. 中华超声影像学杂志，2019，28（10）：829-836.

[33] 康楠，王静，刘丽文，等. 运动负荷超声心动图评估肥厚型心肌病患者心肌收缩力和心脏-血管耦联的研究 [J]. 中国超声医学杂志，2020，36（11）：998-1002.

[34] 雷常慧，刘丽文，纳丽莎，等. 三维斑点追踪技术评价肥厚型心肌病患者左心室整体应变的研究 [J]. 中华超声影像学杂志，2014，23（5）：377-382.

[35] 雷常慧，朱晓丽，刘丽文，等. 超声心动图结合血清学指标在高危原发性轻链型心肌淀粉样变中的预后分析价值 [J]. 中国超声医学杂志，2019，35（11）：1703-1704.

[36] 雷常慧，左蕾，王妍，等. 三维斑点追踪技术在诊断左心室射血分数正常的轻链型心肌淀粉样变中的应用研究 [J]. 中华超声影像学杂志，2020，48（4）：287-293.

[37] 李静，刘丽文，纳丽莎，等. 三维斑点追踪技术评价 MYBPC3 基因突变所致家族性肥厚型心肌病患者左室收缩功能的早期改变 [J]. 中国超声医学杂志，2016，32（8）：707-710.

[38] 李静，刘丽文，纳丽莎，等. 心脏肌球蛋白结合蛋白 C 基因 P1208fs 突变与家族性肥厚型心肌病的关系 [J]. 中华心血管病杂志，2016，44（4）：321-326.

[39] 李文霞，刘丽文，王静，等. 2014 年欧洲肥厚型心肌病诊断和管理指南心脏性猝死风险评估模型临床应用评估及心血管不良事件危险因素的预测分析 [J]. 中华心血管病杂志，2017，045（012）：933-938.

[40] 李文霞，王静，杨帆，等. 心电图和超声心动图对肥厚型心肌病钆延迟强化的预测研究 [J]. 中华超声影像学杂志，2018，27（8）：645-649.

[41] 刘丽文，李静，鲁孝楠，等. 梗阻性肥厚型心肌病治疗的新进展 [J]. 中华医学超声杂志，2021，18（1）.

[42] 刘丽文，王静. 肥厚型心肌病超声心动图检查规范专家共识 [J]. 中华医学超声杂志，2020，17（5）：394-408.

[43] 刘丽文，左蕾，周梦垚，等. 经胸超声心动图引导下经皮心肌内室间隔射频消融术治疗梗阻性肥厚型心肌病的安全性和有效性 [J]. 中华心血管病杂志，2019，47（4）：284-290.

[44] 刘丽文. 超声心动图在肥厚型心肌病临床管理中的应用现状与思考 [J]. 中华医学超声杂志，2020，17（5）：385-390.

[45] 刘敏，刘丽文，曹洪艳，等. 肥厚型心肌病患者左心室舒张同步性的二维斑点追踪成像研究 [J]. 温州医科大学学报，2014，44（03）：166-168，172.

[46] 刘敏，刘丽文，左蕾，等. 超声二维斑点追踪技术评估肥厚型心肌病左心室纵向舒张功能及舒张同步性 [J]. 医学研究杂志，2014（02）：65-68.

[47] 刘敏，田新桥，左蕾，等. 二维斑点追踪成像评价肥厚型心肌病左心室短轴舒张功能及同步性临床研究 [J]. 浙江医学，2014，36（6）：459-462.

［48］刘雪云，雷常慧，刘丽文，等. 三维斑点追踪技术评价肥厚型心肌病患者左心室收缩不同步性
［J］. 中华超声影像学杂志，2014，23（10）：835-841.

［49］刘缨，雷常慧，刘丽文，等. 三维斑点追踪技术评价MYH7 His1717Gln基因突变所致家族性肥
厚型心肌病患者左室早期局部收缩功能［J］. 中国超声医学杂志，2016（02）：147-150.

［50］鲁孝楠，何金，赵家，等. 超声引导下经皮心肌内室间隔冷冻消融离体猪心可行性研究［J］.
中华超声影像学杂志，2021，30（05）：436-440.

［51］马志玲，邵虹，刘丽文. 负荷超声心动图在丽文术式治疗肥厚型心肌病术前、术后的作用［J］.
实用心电学杂志，2019，28（1）：57-60.

［52］马志玲，邵虹，耶俊康，等. 体表心电图在丽文术式治疗肥厚型心肌病中的作用观察1例［J］.
心脏杂志，2019，31（6）：737-741.

［53］纳丽莎，雷常慧，刘丽文，等. 三维斑点追踪技术评价早期肥厚型心肌病患者左心室局部收缩
功能［J］. 中华超声影像学杂志，2014，23（7）：562-567.

［54］邵虹，张艳敏，刘丽文，等. 肥厚型心肌病心电图表型与MYH7-H1717Q、MYLK2-K324E和
KCNQ1-R190W基因突变的关系初探［J］. 中华心血管病杂志，2016，44（1）：50-54.

［55］拓胜军，刘丽文，周梦垚，等. 超声引导下经皮心肌内室间隔射频消融术治疗梗阻性肥厚型
心肌病不增加心律失常风险：小样本一年随访研究［J］. 中华医学超声杂志，2020，17（5）：
416-420.

［56］王博，郭瑞琪，左蕾，等. 肥厚型心肌病家系MYH7-V878A突变与临床表型的关系［J］. 中华
医学遗传学杂志，2017，34（4）：514-518.

［57］徐磊，刘丽文，朱晓丽，等. VFM技术评价四例梗阻性肥厚型心肌病患者行改良Morrow术后
左室能量损耗变化［J］. 中国临床医学影像杂志，2018，29（4）：254-257.

［58］许丹，刘丽文，邵红，等. 家族性肥厚型心肌病肌小节基因突变携带者早期心电图特征［J］.
中华实用诊断与治疗杂志，2017，31（40）：372-375.

［59］许丹，刘丽文，王玉，等. 三维斑点追踪技术对家族性肥厚型心肌病基因突变携带者的早期识
别［J］. 中华超声影像学杂志，2016，25（10）：834-839.

［60］许丹，赵丹，刘丽文. 多模态超声技术在肥厚型心肌病早期诊断中的应用［J］. 中华实用诊断
与治疗杂志，2019，33（3）：302-305.

［61］杨帆，刘丽文，王静，等. 轻链型心肌淀粉样变患者化疗前后左心室功能及血清标记物的改变
［J］. 中华超声影像学杂志，2017，26（11）：928-933.

［62］杨帆，王静，王博，等. 肥厚型心肌病患者中Fabry病发生情况和临床、超声心动图及基因突变
特点的分析［J］. 中国超声医学杂志，2018，34（3）：231-234.

［63］杨倩利，王博，王静，等. 一个汉族肥厚型心肌病家系中MYH7-D554Y新发突变的基因型与表
型的研究［J］. 中华医学遗传学杂志，2018，35（5）：667-671.

［64］张娟，王静，朱晓丽，等. 三维斑点追踪技术联合常规超声心动图评估肥厚型心肌病肌小节
突变基因携带者左室心功能早期改变的研究［J］. 中华超声影像学杂志，2020，29（2）：104-
109.

［65］张娟，徐磊，李静，等. 心电图对家族性肥厚型心肌病肌小节突变基因携带者早期诊断的价值
［J］. 实用心电图杂志，2018，27（06）：386-391.

［66］张相空，刘丽文，孙超，等. 超声引导激光消融犬室间隔的实验研究［J］. 中华超声影像学杂
志，2015，24（11）：996-999.

［67］张相空，纳丽莎，刘丽文，等. 三维斑点追踪技术评价肥厚型心肌病MYBPC3基因截短突变患
者左室收缩功能和同步性的早期改变［J］. 中国超声医学杂志，2017，33（03）：228-230.

［68］赵丹，刘丽文，纳丽莎，等. 三维斑点追踪技术评价家族性肥厚型心肌病MYBPC3基因突变携
带者左心室功能的早期改变［J］. 中国超声医学杂志，2017，33（9）：783-786.

［69］赵丹，纳丽莎，刘丽文，等．常规超声心动图联合三维斑点追踪显像技术构建多参数模型对家族性肥厚型心肌病MYH7基因突变携带者的早期识别［J］．中华超声影像学杂志，2018，15（09）：734-741.

［70］赵洁，王静，刘丽文，等．三维斑点追踪技术对于携带MYH7基因突变的肥厚型心肌病患者预后评估的价值［J］．中华心血管病杂志，2020，48（4）：287-293.

［71］赵洁，王静，刘丽文，等．三维斑点追踪技术在肥厚型心肌病危险分层和预后评估中的应用［J］．中华超声影像学杂志，2018，27（10）：829-835.

［72］赵永峰，王静，左蕾，等．彩色多普勒超声评价肥厚型心肌病颈部和颅脑动脉血流动力学改变的临床研究［J］．河北医科大学学报，2020，41（1）：61-65，71.

［73］郑红，李静，闫瑞玲，等．心脏肌球蛋白结合蛋白C3基因突变致肥厚型心肌病的研究进展［J］．中华实用与诊断杂志，2018，15（09）：1135-1137.

［74］朱晓丽，刘丽文，雷常慧，等．儿童梗阻性肥厚型心肌病外科手术疗效评估的初步研究［J］．中国心血管病研究，2020，18（9）：802-805.

［75］朱晓丽，徐磊，刘丽文，等．VFM评价Ⅰ级舒张功能减低左室舒张期能量损耗的初步研究［J］．中国临床医学影像杂志，2017，28（11）：802-804，809.

［76］左蕾，王静，刘丽文，等．运动负荷超声心动图对肥厚型心肌病患者隐匿性梗阻的预测研究［J］．中国超声医学杂志，2018，4（10）：884-887.

［77］左蕾，王静，孟欣，等．隐匿梗阻性肥厚型心肌病患者左心室扭转功能改变的超声心动图研究［J］．中华超声影像学杂志，2019，28（4）：277-282.